はじめ方から
トラブル対応
まで

精神科リエゾンチーム ガイドブック

秋山 剛・宇佐美しおり 編

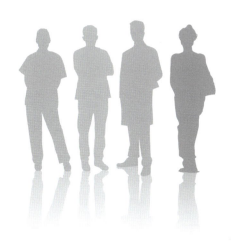

医歯薬出版株式会社

執筆者一覧

●編集

秋山　剛	NTT東日本関東病院精神神経科
宇佐美しおり	熊本大学大学院生命科学研究部

●執筆（五十音）

赤穂　理絵	東京女子医科大学神経精神科		白井　教子	北里大学病院看護部
秋山　剛	編集に同じ		高橋　香織	NTT東日本関東病院精神神経科
荒井　宏	あらいクリニック		高橋　結花	東京女子医科大学病院薬剤部
五十嵐友里	埼玉医科大学総合医療センターメンタルクリニック		寺岡征太郎	和洋女子大学
石飛マリコ	日本赤十字九州国際看護大学		富安　哲也	亀田総合病院臨床心理室
岩蕗かをり	神戸市立医療センター西市民病院精神・神経科		花村　温子	JCHO埼玉メディカルセンター心理療法室
			早坂　友成	杏林大学保健学部作業療法学科
宇佐美しおり	編集に同じ		福岡　敦子	大阪市立総合医療センター看護部
河野佐代子	慶應義塾大学病院看護部		福嶋　好重	横浜市立市民病院看護部
河野　伸子	横須賀共済病院看護部		松田　充子	NTT東日本関東病院看護部
窪倉　正三	NTT東日本関東病院心療内科		山内　典子	東京女子医科大学八千代医療センター看護局
小林　清香	埼玉医科大学総合医療センターメンタルクリニック		山本　沙織	NTT東日本関東病院看護部
佐藤　寧子	国立病院機構東京医療センター看護部			

This book was originally published in Japanese
under the title of :

SEISHINKA RIEZON TĪMU GAIDO BUKKU-HAJIMEKATAKARA TORABURUTAIOUMADE
(Guidebook for Liaison Psychiatric Team Approach-From Beginning to Troubleshooting)

Editors :

AKIYAMA, TSUYOSHI
　Director of Department of Neuropsychiatry and Psychosomatic Medicine, NTT Medical Center Tokyo

USAMI, SHIORI
　Professor, Department of Mental Health and Psychiatric Nursing, Graduate School of Life Sciences, Kumamoto University

Ⓒ　2017　1st ed.

ISHIYAKU PUBLISHERS, INC.
　7-10, Honkomagome 1 chome, Bunkyo-ku,
　Tokyo 113-8612, Japan

はじめに

　厚生労働省の患者調査によると、2014（平成26）年の精神および行動障害の患者数は、入院患者26万5500人、外来患者25万700人と推計され、なかでもうつ病を含む気分障害圏の患者数は平成26年には11万2,200人と増加しており、2万8,000人が入院加療をしている。日本においてうつ病の生涯有病率は6.7％であり、うつ病は発症頻度の高い疾患である。うつ病は、内分泌系の変化により2型糖尿病の発症を2倍ほど高めることや、動脈硬化を進行させて冠動脈虚血性疾患の発症率が1.2〜3.9倍になるという報告がなされ、身体疾患を契機に発症する。また1998（平成10）年以降3万人を超える自殺者の多くは、うつ病が原因であることが報告され、うつ病に特化した治療やケアの必要性が社会的な課題となっている。さらに、国民全体の健康上の問題として認知症もあげられ、高齢者のうつ病は認知症に発展しやすいこと、認知症そのものに罹患する患者数も増えていることから、患者および家族を地域で包括的に支える仕組みづくりが政府主導で急速に進められている。そして、超高齢社会において、認知症、うつ病の早期発見と早期介入、さらに予防は、重要な社会的課題となってきている。

　このような時代背景をもとに、身体疾患による精神状態の悪化を予防し、うつ病や認知症を早期発見して介入し、早期回復を目指すため、2012（平成24）年度に精神科リエゾンチーム加算が診療報酬に設定され、医師、精神看護専門看護師もしくは認知症認定看護師、看護師、臨床心理士、精神保健福祉士、薬剤師、作業療法士など多職種チームから構成される精神科リエゾンチームが誕生した。この精神科リエゾンチームは、総合病院・一般科の病院における精神医療のニーズの高まりを踏まえ、一般病棟に入院する患者に対してより質の高い精神科医療を提供する場合に評価されることとなった。さらに2016（平成28）年度には、診療報酬上の点数、精神科リエゾンチームの要件、施設基準が見直されて盛り込まれ、精神科リエゾンチームがさらに全国に広がることとなった。

　そこで、精神科リエゾンチームの基本的な考え方、総合病院での精神科リエゾンチームが有効に活用されるための方法について、事例や実践を通じて具体的に示し、精神科リエゾンチームの医療の質向上を目指すことのできるガイドブックを作成した。

　本書では、総合病院・一般科の病院で精神科リエゾンチームをどう始めるのか、また精神科リエゾンチームの介入方法、各職種の役割、病棟・他職種間との連携の方法、など組織全体を視野におきながら、具体的な展開が可能であるよう事例や実践活動を紹介して同時に課題も提示した。本書が精神科リエゾンチームの発展をさらに促進し、精神科リエゾンチームを展開する人々、そしてその支援を受ける患者・家族に有効であることを願っている。

　本書の作成において、熊本地震をあいだに挟んでしまい、完成が非常に遅れてしまい、著者の皆様、出版社の皆様にお詫びとお礼を申し上げます。そして何より共同編者の秋山　剛先生の忍耐と創造性に感謝いたします。

2017年9月

編者を代表して　宇佐美しおり

目次 CONTENTS

精神科リエゾンチームガイドブック
はじめ方からトラブル対応まで

第1章　精神科リエゾンチームの経緯　（宇佐美 しおり）
1) 精神科リエゾンチームの歴史 …… **1**
2) 精神科リエゾンチームの支援の必要性 …………………………… **1**
3) 精神科リエゾンチームの支援の対象 ……………………………… **2**
4) 精神科リエゾンチームの効果 …… **2**
5) 精神科リエゾンチーム加算 ……… **3**
6) 精神科リエゾンチーム加算後の研究の動向 ……………………… **4**

第2章　精神科リエゾンチームの病院のなかでの機能
（秋山 剛）
1) はじめに ……………………… **6**
2) 特別なケアチームの意義 ………… **6**
3) 精神科リエゾンチームに特有の事情 ………………………………… **7**
4) 精神科リエゾンチームの位置づけ… **8**
5) 精神科リエゾンチームのリーダーの機能 ………………… **10**
6) おわりに ……………………… **11**

付録：拘束回診と救急入院患者精神症状確認
（山本 沙織、高橋 香織、窪倉 正三、松田 充子、秋山 剛）
Ⅰ. 拘束回診 ………………… **13**
Ⅱ. 救急入院患者精神症状確認 … **19**

第3章　精神科リエゾンチームのはじめ方
（福嶋 好重）
1) 病院システムでの位置づけ …… **22**
2) 精神科リエゾンチームの活動の使命、目的 …………………………… **23**
3) 精神科リエゾンチームのメンバーの職種 ………………………… **23**
4) 精神科リエゾンチームのメンバーの役割分担と協働 …………………… **24**
5) 精神科リエゾンへの依頼方法 … **24**
6) 精神科リエゾンチームのPRとアウトリーチ ……………………… **25**
7) 精神科リエゾンチームによるコンサルテーション、エンパワーメント、支援者支援、直接ケア ………………… **25**
8) 精神科リエゾンチームの職種による特徴 ……………………………… **26**
9) おわりに ……………………… **27**

第4章　精神科リエゾンチームの介入　（宇佐美 しおり）
1) 介入の対象となる患者 ………… **28**
2) 依頼、アセスメント、支援、フォロー、終結 ……………………………… **29**

第5章　精神科リエゾンチームにおける各職種の役割とチームの調整

1. 医師の立場から　（荒井 宏・秋山 剛）
1) 精神科リエゾンチームにおける精神科医の役割 ………………… **37**
2) 精神科リエゾンチームに提供できる情報の内容 ………………… **41**
3) 事例 …………………………… **41**

2. 精神看護専門看護師の立場から
（福嶋 好重・秋山 剛）
1) 精神科リエゾンチームにおける精神看護専門看護師の役割 …… **44**
2) 精神科リエゾンチームに提供できる情報の内容 ………………… **46**
3) 事例 …………………………… **46**

v

CONTENTS 目次

3. 臨床心理技術者（臨床心理士）の立場から　（高橋 香織・秋山 剛）
1) 精神科リエゾンチームにおける臨床心理士の役割 …………… 50
2) 精神科リエゾンチームに提供できる情報の内容 …………… 52
3) 事例 ……………………………… 52

4. 精神保健福祉士の立場から　（岩蕗 かをり・秋山 剛）
1) 精神科リエゾンチームにおける精神保健福祉士の役割 ………… 55
2) 精神科リエゾンチームや入院病棟に提供できる情報の内容 ……… 57
3) 事例 ……………………………… 60

5. 薬剤師の立場から　（髙橋 結花・秋山 剛）
1) 精神科リエゾンチームにおける薬剤師の役割 ………………… 63
2) 精神科リエゾンチームに提供できる情報の内容 …………… 64
3) 事例 ……………………………… 65

6. 作業療法士の立場から　（早坂 友成・秋山 剛）
1) 精神科リエゾンチームにおける作業療法士の役割 …………… 67
2) 精神科リエゾンチームに提供できる情報の内容 …………… 69
3) 事例 ……………………………… 70

7. チームで意見が食い違ったとき
1) チームの意見のまとめ方（山内 典子） ……………………………… 73
2) チームの管理医師への相談（赤穂 理絵） ……………………………… 76

第6章　他科スタッフとの協働

1. 他科スタッフへの周知、PR　（佐藤 寧子・秋山 剛）
1) 他科スタッフへの周知、PRの方法 ……………………………… 83
2) 重要な点 ……………………… 85
3) 事例 ……………………………… 87

2. 他科の看護師に対するスクリーニングの研修　（佐藤 寧子）
1) 認知症を含む精神疾患の既往歴… 89
2) 抗精神病薬、気分安定薬、抗うつ薬、抗認知症薬、抗てんかん薬の服用歴 …………………………… 90
3) 興奮を伴う意識障害（せん妄）… 91
4) 身体疾患に伴う不安、抑うつ状態… 92
5) 自殺企図・希死念慮 …………… 93
6) 身体拘束の施行 ………………… 93
7) 興奮を伴わない意識障害および診断を受けていない軽度の認知症 …… 94

3. ケアプラン展開への他科看護師の研修　（福岡 敦子・山本 沙織）
1) せん妄 ………………………… 95
2) 認知症 ………………………… 98
3) 認知症以外の精神疾患の既往歴… 99
4) 身体疾患に伴う不安、抑うつ状態… 99
5) 自殺企図・希死念慮 …………… 100
6) 身体拘束 ……………………… 101
7) 興奮を伴わない意識障害および診断を受けていない軽度の認知症 …… 103

4. 他科医師への支援に関する資料　（赤穂 理絵）
1) 支援資料の概要 ……………… 104
2) 重要な点 ……………………… 105
3) 支援資料の実際例 …………… 106

精神科リエゾンチームガイドブック
はじめ方からトラブル対応まで

5. **患者に応じた担当診療科・病棟の検討**
   （福嶋 好重・秋山 剛）
   1) コンフリクトの解決に向けて … 108
   2) 重要な点 …………………… 108
   3) 事例 ………………………… 108

6. **他科の医師・看護師の関係がよくない場合の対応－その1**（赤穂 理絵・秋山 剛）
   1) 精神科リエゾンチームの医師が他科の医師を支援する ………… 111
   2) 介入例 ……………………… 112

7. **他科の医師・看護師の関係がよくない場合の対応－その2**（福嶋 好重・秋山 剛）
   1) 精神科リエゾンチームとしての支援は、他科の看護師を中心に行う …… 114
   2) 事例 ………………………… 115

第7章　トラブル時の対応

1. **他科の医師の拒否・抵抗**
   （富安 哲也・秋山 剛）
   1) 事例の概要 ………………… 120
   2) アセスメント ……………… 120
   3) トラブルへの対応 ………… 121
   4) 重要な点 …………………… 123

2. **精神科医からの依頼がない、拒否・抵抗がある**　（五十嵐 友里・秋山 剛）
   1) 事例の概要 ………………… 125
   2) アセスメント ……………… 126
   3) トラブルへの対応 ………… 126
   4) 重要な点 …………………… 127

3. **病棟看護師からの依頼が少ない**
   （寺岡 征太郎・秋山 剛）
   1) 事例の概要 ………………… 130
   2) アセスメント ……………… 132
   3) トラブルへの対応 ………… 133
   4) 重要な点 …………………… 134

4. **病棟看護管理者からの依頼がない、拒否・抵抗がある**
   （寺岡 征太郎・秋山 剛）
   1) 事例の概要 ………………… 135
   2) アセスメント ……………… 137
   3) トラブルへの対応 ………… 138
   4) 重要な点 …………………… 139

5. **患者の拒否・抵抗**
   （白井 教子・秋山 剛）
   1) 事例の概要 ………………… 141
   2) アセスメント ……………… 143
   3) トラブルへの対応 ………… 143
   4) 重要な点 …………………… 145

6. **家族の拒否・抵抗**
   （宇佐見 しおり・秋山 剛）
   1) 事例の概要 ………………… 147
   2) アセスメント ……………… 148
   3) トラブルへの対応 ………… 148
   4) 重要な点 …………………… 150

7. **患者の不安への対応**
   （花村 温子・秋山 剛）
   1) 事例の概要 ………………… 151
   2) アセスメント ……………… 152
   3) トラブルへの対応 ………… 154
   4) 重要な点 …………………… 155

8. **抑うつへの対応**　（花村 温子・秋山 剛）
   1) 事例の概要 ………………… 157
   2) アセスメント ……………… 157
   3) トラブルへの対応 ………… 160
   4) 重要な点 …………………… 161

CONTENTS 目次

9. 低活動型せん妄で意識障害がある患者への対応　〈河野 佐代子・秋山 剛〉
1) 事例の概要 ……………… 163
2) アセスメント ……………… 164
3) トラブルへの対応 ……………… 166
4) 重要な点 ……………… 167

10. 怒り、担当科スタッフへの威嚇・攻撃への対応　〈河野 伸子・秋山 剛〉
1) 事例の概要 ……………… 171
2) アセスメント ……………… 173
3) トラブルへの対応 ……………… 174
4) 重要な点 ……………… 175

11. 特別扱いを要求する患者への対応　〈河野 伸子・秋山 剛〉
1) 事例の概要 ……………… 177
2) アセスメント ……………… 180
3) トラブルへの対応 ……………… 181
4) 重要な点 ……………… 182

12. 既往の精神障害のある患者への対応　〈石飛 マリコ・秋山 剛〉
1) 事例の概要 ……………… 184
2) アセスメント ……………… 185
3) トラブルへの対応 ……………… 187
4) 重要な点 ……………… 189

13. 患者の病状進行が受け入れられず一過性に操作的になった家族への対応　〈宇佐見 しおり・秋山 剛〉
1) 事例の概要 ……………… 190
2) アセスメント ……………… 191
3) トラブルへの対応 ……………… 192
4) 重要な点 ……………… 194

14. 患者・家族の意思決定能力に問題がある場合の対応　〈小林 清香・秋山 剛〉
1) 事例の概要 ……………… 197
2) アセスメント ……………… 197
3) トラブルへの対応 ……………… 198
4) 重要な点 ……………… 198

第1章
精神科リエゾンチームの経緯

1）精神科リエゾンチームの歴史

　精神科リエゾンチームの活動は、コンサルテーション・リエゾン精神医学（Consultation Liaison Psychiatry；CLP）を基盤としている。CLPは、世界的には、1902年、ニューヨークAlbany総合病院に精神科が創設されたのが起源といわれている。そして1939年にBillingsがliaisonという用語を考案し、さらに「A Handbook of Elementary Psychobiology and Psychiatry」というテキストを出版した。1945年にMt.Sinai病院のKaufmanにより一般病院に精神科医が配属され、CLPの基本的な形をつくったとされている[1]。1960年代後半にはLipowskiが最初のまとまったレビュー論文を発表している[2〜4]。

　わが国では、1968年に大阪大学病院に救急部が創設され、ICU入院患者の不眠、不穏、せん妄などの治療に、精神科が協力したのがリエゾン精神医学の起源とされている[5]。リエゾン精神医学はやがて国内に広まり[6]、1988年には、日本総合病院精神医学会が創立された。また、リエゾン精神医学の目的を遂行するためには、精神科医だけではなく、多職種チームによる支援が欠かせないことが認識されるようになった[7]。

　医中誌で「リエゾン・チーム」で検索すると、1993年に東京慈恵会医科大学のグループによって発表された論文が最も古いものである[8]。しかし、その後の論文発表はあまり活発ではなく、2012年に精神科リエゾンチームへの診療報酬加算がなされるようになった頃から論文数が急増している。

　看護の領域では、1996年に認定が開始された精神看護専門看護師の直接介入による患者の心身の問題改善[9]、せん妄マニュアルの作成とケアによるせん妄の早期改善[10]、精神看護専門看護師による介入で精神症状が改善する可能性[11]などの報告が積み重ねられた。

2）精神科リエゾンチームの支援の必要性

　身体疾患で入院しているときに、抑うつ、不安、適応障害などを呈し、早期の精神的支援が必要な患者が、悪性腫瘍で20〜40％、冠動脈疾患で16〜23％、糖尿病で8.5〜27.3％、血液透析で6〜34％、全身性エリテマトーデス（SLE）で20〜25％、慢性関節リウマチで13〜20％存在するといわれている。身体疾患患者（悪性腫瘍や血液疾患、腎・肝疾患など）の60％に中等度のうつ状態や不安がみられたという報告もある[12〜14]。また、うつ状態やうつ病になる契機の第1位は身体疾患、次いで生活上の出来事であることが報告されている。身

体疾患を契機とする適応障害やうつ病に対する早期発見・早期介入は、非常に重要な問題である。

患者の精神症状の悪化の兆候は、24時間患者のケアにあたっている看護師によって把握されることが多いが、医療の高度化・複雑化、平均在院日数の減少に伴い、ケアをする看護師にゆとりがなくなってきており、患者の精神症状の悪化を早期に把握し、適切な精神的ケアを提供することが困難になってきている[15]。すなわち、患者の変化を早期に把握し、適切なケアへつなげ、不安や抑うつを呈する患者に精神的ケアを提供できるエネルギーや精神的余裕が少なくなっていることが、患者の精神症状の悪化の早期発見を遅らせる要因となっている[16]。

このような状況のなかで精神科リエゾンチームの支援が必要とされている。

3）精神科リエゾンチームの支援の対象

コンサルテーションとは、単にアドバイスをするだけでなく、相談者（コンサルティ）の内的な力（知識や技能、自律性）と外的な力（社会資源や人的資源）を用いて直面している問題を解決していく過程を指す[17]。コンサルテーションの対象は個人のこともあるし、カンファレンスなどグループを対象とする場合もある。

精神科リエゾンチームの支援はカウンセリングや精神療法とは異なる。カウンセリングや精神療法は人格の成長や自己実現を目的とするが、精神科リエゾンチームの支援では、心理的な問題や精神症状がある患者が身体疾患の治療を受けるときのケアに関する助言を提供する。

精神科リエゾンチームの支援は、
①身体疾患への治療中にしばしば発生するせん妄
②身体疾患の心理的な影響、すなわち突然の病気の発症によるトラウマ、身体機能や臓器の喪失、身体疾患の治療で仕事ができなくなることによる経済的負担、家族関係・職場関係・今後の生活設計の変化に対する不安、悲しみや抑うつ
③認知症を含む精神疾患を有する患者が身体疾患の治療を行う場合に必要とされる精神症状のコントロール（向精神薬の種類や量の調整）および認知機能の低下に対応するケア
④身体疾患（内分泌疾患、甲状腺機能亢進症・機能低下症、SLE、脳卒中、糖尿病や心筋梗塞など）、身体疾患の治療薬剤（ステロイド、インターフェロンなど）によっておこる精神症状
⑤精神症状による迷惑行為や暴言
⑥希死念慮や自殺企図
の患者および患者にケアを提供する医療スタッフを対象とする。

4）精神科リエゾンチームの効果

総合病院で身体疾患の治療を受けている患者（急性骨髄性白血病、悪性リンパ

腫、SLEなど）で適応障害、うつ状態を呈した30名の患者に対し、精神看護専門看護師、医師、看護師、精神保健福祉士による精神科リエゾンチームが介入し、介入前後の比較を行ったところ、患者の症状、身体に関連した生活の満足度、日常生活機能が改善したことが報告されている[18]。

この研究では、身体疾患で精神症状が悪化した患者に対し精神科リエゾンチームが介入することで、患者の多様な医療ニーズに応え、患者の怒りや悲しみの表現を促進しながらうつや不安などの精神症状のコントロールを図り、日常生活の再構築を支援できることが明らかとなった。一方、在院日数が短くなっていることから外来での継続的な支援が必要であること、また精神科リエゾンチームを構築するうえで、適切なマネジメントが必要であることも指摘されている[18]。

5）精神科リエゾンチーム加算

日本総合病院精神医学会では診療報酬問題委員会の藤原修一郎を中心に活動を進め、日本精神保健看護学会（当時委員長は野末聖香）と合同で要望書を提出した。その後、一般病棟における精神科医療のニーズの高まりを踏まえ、多職種で連携して質の高い精神科医療を展開することを目的として、精神科リエゾンチーム加算が平成24（2012）年度に診療報酬上新設され、精神科リエゾンチームの制度発足により精神科リエゾンチームを設置する病院が増えた。

日本総合病院精神医学会では、厚生労働省平成24年度障害者総合福祉推進事業指定課題25「精神科リエゾンチーム活動ガイドラインの作成について」に応募し（事業責任者：小石川比良来、事業担当者：見野耕一、大上俊彦ら）、精神科リエゾンチーム活動ガイドライン試案をまとめ、平成27（2015）年6月に精神科リエゾンチームの活動実態の全国調査を行った。

これらの動きを踏まえて、加算算定件数の増加、看護師や精神保健福祉士などの要件緩和などについて、日本精神保健看護学会、日本総合病院精神医学会それぞれが平成27（2015）年度に要望を提出し、その結果、1回に算定できる点数が200点から300点へ、看護師の経験年数が「精神科等の経験を5年以上有する、所定の研修を修了した専任の常勤の看護師」から「精神科等の経験を3年以上有する、所定の研修を修了した専任の常勤の看護師」へ、精神保健福祉士の要件は「専従の常勤精神保健福祉士等については、当該精神科リエゾンチームが週に15人以内の患者を診療する場合には、専任の常勤精神保健福祉士等とすることができる」と変更になった。

さらに平成28（2016）年度には、精神科リエゾンチーム加算を算定すると急性期加算体制など体制の検討ができるようになった。精神科リエゾンチーム加算がチームの医療提供体制と連動したことは精神科リエゾンチームの発展にとって大きな飛躍といえる。しかしながら、精神科リエゾンチームの質の担保、従事者のトレーニングが欠かせないことなどが継続的な課題となっている。

6）精神科リエゾンチーム加算後の研究の動向

　精神科リエゾンチーム加算が診療報酬で設定されてから、精神科リエゾンチームに関する研究は増えつつある。

　山田は、精神科リエゾンチームにおける精神看護専門看護師の役割・機能について質的研究を行い、精神看護専門看護師がチームの機能を促進することを報告している[19]。また野田らは、精神科リエゾンチームに関する活動のニーズと今後の課題に関するアンケート調査を行い、精神科リエゾンチームの介入の要素として、「橋渡し機能」「情緒的サポート」「精神医学および臨床心理学に関する介入」をあげ、それらの介入は「患者の精神症状の改善」「医療スタッフの心理的変化」「医療スタッフの支援の質の向上」「病棟の精神科的知識の蓄積」に効果があったことを報告している[20]。さらに白井は、精神科リエゾンチームによる、せん妄患者や悪性腫瘍患者への早期介入と精神症状の悪化予防、他科との協働による患者への介入について紹介している[21]。

　これらの研究から、身体疾患を有する患者の精神症状が悪化する可能性がある場合、精神科リエゾンチームが早期介入を行うことで、患者の多様なニーズへの支援、うつや不安状態、適応障害など患者の精神症状の改善に寄与できることが明らかとなっている。

　今後は、チーム医療を推進するために、病院システムにおける位置づけ、適切なタイミングでの精神科リエゾンチームへの支援要請、精神科リエゾンチームによる他科スタッフへのエンパワーメント、他科スタッフへの支援者支援（コンサルテーションの展開の仕方）、精神科リエゾンチームのグループダイナミクス、精神科リエゾンチーム内における各職種の役割、患者の精神症状悪化予防のための介入技法などについての検討を進めることが必要と考えられる。

（宇佐美しおり）

謝辞
　日本総合病院精神医学会の動きについては、亀田総合病院の小石川比良来先生より情報をいただいた。

〈文献〉

1) 大西秀樹：コンサルテーション・リエゾン精神医学（CLP）．「専門医をめざす人の精神医学」．山内俊雄・他編，第3版，pp.576-577，医学書院，2011．
2) Lipowski, Z.J.：Review of consultation psychiatry and psychosomatic medicine．Ⅰ．General principles. Psychosom Med, 29（2）：153-171, 1967.
3) Lipowski, Z.J.：Review of consultation psychiatry and psychosomatic medicine．Ⅱ．Clinical aspects. Psychosom Med, 29（3）：201-224, 1967.
4) Lipowski, Z.J.：Review of consultation psychiatry and psychosomatic medicine．Ⅲ．Theoretical issues. Psychosom Med, 30（4）：395-422, 1968.
5) 金子仁郎：コンサルテーション・リエゾン精神医学と組織上の諸問題．「精神科MOOK

コンサルテーション・リエゾン精神医学」．島岡安雄・他編，pp.159-166，金原出版，1991．
7) 岩崎徹也・他編：コンサルテーション・リエゾン精神医学の課題．東海大学出版会，1989．
7) 吉邨善孝・他：精神科リエゾンチーム医療の現状と課題．総合病院精神医学，25（1）：2-15，2013．
8) 篠崎　徹・他：新設大学附属病院における精神科開設初期のコンサルテーションの特徴－入院依頼と外来依頼の対比．総合病院精神医学，5（1）：67-75，1993．
9) 野末聖香・他：精神看護専門看護師の直接ケア技術の開発及び評価に関する研究．平成13年度厚生科学研究費補助金医療技術総合研究事業報告書，2002．
10) 宇佐美しおり・他：精神看護専門看護師の活動成果に関する研究－直接ケア技術とコンサルテーションの機能に焦点をあてて－．臨床看護，31（11）：1622-1631，2005．
11) 野末聖香・他：精神看護の看護技術評価－介入効果とコスト評価の視点から－．平成17～19年度文部科学基盤研究（B）研究成果報告書，2008．
12) 白川裕一・他：K県内の身体疾患を有する入院患者の不安・抑うつ状態と関連要因，精神的ケア・ニーズとケア満足度，看護師の精神的ケアの実態．熊本大学医学部保健学科紀要，(7)：33-49，2011．
13) 千田要一・他：「うつ」と身体疾患．臨床精神医学，35（7）：927-933，2006．
14) 秋月伸哉・他：がん患者の精神症状とその早期発見．医学のあゆみ，25（12）：898-902，2003．
15) 前掲論文12），p.33．
16) 前掲論文12），p.34．
17) 宇佐美しおり，野末聖香編：精神看護スペシャリストに必要な理論と技法．pp.268-274，日本看護協会出版会，2009．
18) 宇佐美しおり・他：慢性疾患で精神症状を呈する患者への地域精神科医療モデル事業およびその評価．熊本大学医学部保健学科紀要，(5)：9-18，2009．
19) 山田顕子：精神科リエゾンチームにおける精神看護専門看護師の実践．第35回日本看護科学学会学術集会講演集．p.511，2015．
20) 野田香織・他：精神科リエゾンチームの活動へのニーズと今後の課題（2）―医療スタッフへのアンケート調査を元に―．心身医学，54（6）：612，2014．
21) 白井教子：リエゾン精神看護専門看護師と精神科リエゾンチームでの活動について．日本精神保健看護学会誌，23（2）：114-120，2014．

第2章
精神科リエゾンチームの病院のなかでの機能

1) はじめに

　入院中の患者が、入院の目的である身体疾患の治療やケアの他に、特別なケアを必要とすることがある。通常の病棟スタッフだけでは対応できない特別なケアを提供するために、多職種協働チームが設けられる。特別なケアチームの例は、栄養サポートチーム（NST）、褥瘡チーム、緩和ケアチーム、認知症ケアチームなどである。これらのチームが病棟スタッフを支援することによって、低栄養、褥瘡、終末期、精神症状、認知症症状などへの特別なケアを、病院全体で適切に行うことができる。

　精神科リエゾンチーム（以下リエゾンチーム）の価値が認められる過程では、精神看護専門看護師の直接ケアの効果が大きな力となった。精神看護専門看護師は病棟のケアのなかで精神症状や日常生活動作（ADL）の低下、QOLの低下、退院ができない、病棟スタッフの陰性感情が強い、などの問題を有しているケア困難患者に対して患者の精神症状・日常生活機能・ケア満足度・QOLの改善のために直接ケアを行う。さらに病棟スタッフのケア意欲・ケアの臨床能力の改善を行い、リエゾンチームの多職種協働チームとはその目的、展開の方法など異なる側面をもつ。

　軽度のものを含めれば、身体疾患をもつかなり多数の患者に精神症状、心理的な問題が発生している。この状況を踏まえて、リエゾンチームは上記の精神看護専門看護師の特徴も含めた特別なケアを行う多職種協働チームのひとつとして、精神科以外の病棟で患者に精神症状が発生して病棟スタッフだけでは十分なケアが行えない場合、コンサルテーションや直接ケアを行うことが使命とされる。

　特別なケアを担当する多職種協働チームが機能できるためには、病棟スタッフが患者の状態を確認し、ある基準に照らして特別なケアの必要があると判断（一次スクリーニング）すればケアチームに連絡し（支援要請）、ケアチームが患者をアセスメントし（二次アセスメント）、病棟スタッフの対応をねぎらった後（エンパワーメント）、どういうケアを行えばよいかコンサルテーションする（支援者支援）、という流れが必要である。

2) 特別なケアチームの意義

　特別なケアチームの意義は何であろうか？　医療の進歩に伴って、以前よりも高齢で、複数の疾患を併発し、より重症な患者に対しても治療を行うことができるようになっている。言い換えれば、より脆弱性が高い患者が治療の対象となっ

ており、脆弱性が高い患者には、低栄養、褥瘡、終末期、精神症状、認知症症状などの特別なケアへのニーズが生じる。

こういったニーズに対応できなければ、病院は入院の目的である身体疾患への治療やケアを十分に行うことができない。特別なケアを担当する多職種協働チームには、「病院が身体疾患への治療能力を十分に発揮できるように、患者に生じがちなニーズを支える」という「重要な脇役」としての役割がある。これは、リエゾンチームも同様である。リエゾンチームがなければ、精神症状が発生した場合、精神科以外の病棟スタッフが戸惑い、患者への治療の継続が困難、不可能になってしまう。

3）精神科リエゾンチームに特有の事情

このようにリエゾンチームは、特別なケアチームを担当する多職種協働チームのひとつととらえられるが、リエゾンチームに特有の事情もある。それは、ケアの対象が「精神症状」であって、評価やケアに関して、明確な基準やガイドラインをつくりにくいことである。

特別なケアチームによる支援の基本的な流れは、
① 病棟スタッフの判断（一次スクリーニング）→ケアチームへの支援要請
② ケアチームによるアセスメント（二次アセスメント）とケアプランの提案
③ 病棟スタッフによるケアプラン作成、ケアチームによるコンサルテーション（支援者支援）
④ （必要時には）ケアチームによる直接ケア
である。

つまり、病院において特別なケアチームがうまく機能するためには
① 病棟スタッフが一次スクリーニングを行える能力
② ケアチームがアセスメントを行える能力
③ ケアチームと病棟スタッフが協働でコンサルテーションを活用できる能力
④ 必要時にケアチームが直接ケアを行える能力
が必要である。

「精神症状」への評価やケアに関して、明確な基準やガイドラインをつくりにくいために、①の病棟スタッフによる一次スクリーニングが適切に行われないことがある。現状では、多くの病院で、「病棟スタッフが困ったらリエゾンチームに連絡する」という基準になっているのではないだろうか？　もしそうであると、「病棟スタッフの判断によって、適切に支援要請してくる病棟とそうでない病棟がある」というように、患者の精神症状へのケアにばらつきが出る可能性がある。

リエゾンチームは精神症状の評価について訓練、研修を受けたスタッフによって構成されており、②のケアチームのアセスメント能力自体に、大きな問題がみられることはないと考えられる。ただし、現状、①が「病棟スタッフが困ったらリエゾンチームに連絡する」という基準で運用されている場合は、「病棟スタッフが困っている」ことが前提であり、アセスメントの前に、病棟スタッフの困難をねぎらうエンパワーメントが必要である。

③のコンサルテーションを活用できる能力（支援者支援）については、高度な検討を要する。対象となる患者の精神症状、コンサルテーションを受ける治療・病棟スタッフの臨床能力、コンサルテーションを行うリエゾンチームの力量には幅があり、その組み合わせは無限ともいえる。コンサルテーションが機能するためには、病棟スタッフがリエゾンチームのアドバイスを理解し、実際のケアを行える能力がどの程度備わっているかを、リエゾンチームが適切にアセスメントできなければならない。「他科スタッフの技量の評価」には、「患者の精神症状のアセスメント」より、はるかに高度な判断が要求される。低栄養や褥瘡については、病棟スタッフが、ケアチームのアドバイスを理解できない、施行できないという事態は、通常発生しないであろう。しかし、リエゾンチームや緩和ケアチームが精神症状や心理的葛藤に関するコンサルテーションを行う際には、こういった状況がおこりうる。「ケアチームは正しいアドバイスをしたが、他科のスタッフが実行しなかった」ではなく、「他科のスタッフが実行できるアドバイスを提供する」必要がある。

　④の直接ケアについては、リエゾンチームのメンバーがケアを行う能力自体には問題はないと思われる。しかし、ケアを行う対象は、「他科病棟で身体疾患への治療を受けなければいけない患者」の精神症状である。つまり、精神症状の改善は、それ自体が最終的な目的ではなく、他科のスタッフによる身体疾患への治療を円滑にすることに結びつかなければならない。

4) 精神科リエゾンチームの位置づけ

　リエゾンチームの業務については、特別なケアを担当する多職種協働チームのなかでも困難度が高く、病院システムのなかで適切に位置づけてもらう必要がある。

　リエゾンチームについては、
　①病棟スタッフによる精神症状の評価、スクリーニングが十分でない
　②看護師がリエゾンチームの介入を必要だと思っても、主治医が必要性を認めない
　③リエゾンチームがケアプランを示しても病棟スタッフが協力しない、あるいは主治医などがリエゾンチームのケアプランに反対する
といったトラブルが、発生しがちではないだろうか？

　これらのトラブルを防ぐためには、組織上の位置づけとして、リエゾンチームを診療部長、副院長、院長などの病院管理責任者の直轄とすることが望ましい。精神科と他の診療科の関係が良好で、精神症状に関するケアについて精神科部長の意見が他の診療科部長に円滑に受け入れられる場合でも、精神科部長の管轄という形はなるべく避けたほうがよい。リエゾンチームが活動を行っていると、例外的にではあるが、「身体疾患、精神疾患両方が重度である患者」への治療を行わなければいけない事態が発生する。この場合、患者の治療を身体疾患担当科の病棟、精神科病棟、ハイケア病棟のどこで行うかについて、部長のあいだで意見が対立することがある。精神科部長がリエゾンチームを管轄していると、こういっ

た状況で、「リエゾンチームは精神科部長の言いなり」とみなされてしまい、必要とされる支援や機能を提供できなくなってしまう恐れがある。

　また、リエゾンチームを病院管理責任者の直轄とすることには、以下のようなメリットがある。
　①「リエゾンチームは病院全体の支援をする」という位置づけが明確になる
　②「リエゾンチームが打ち出した方針には、（他科の医師を含めて）病棟スタッフが従う」というチームの権限を明確にしやすい
　③さまざまな部署と接触があり、つまり、さまざまな部署とトラブルが生じうるリエゾンチームの「相談役」になってもらうことができる
　④「精神症状の基本評価や支援要請の基準について病院全体での研修を行う」「向精神薬の投薬について病院全体で標準化する」というようにリエゾンチームの役割を拡大していくときの調整役になってもらえる
などである。

　こういった課題について、「病院管理責任者の権威構造に頼るのではなく、他の部署のスタッフとの会話や人間関係を通じて、こつこつと状況を改善していきたい」と考えるリエゾンチームのスタッフも存在し、そのこと自体は重要ではあるが推奨できない。リエゾンチームは、病院の精神科以外のすべての診療科、すべての病棟において、精神症状へのケアを行うための適切なコンサルテーションや直接ケアを行う、という非常に高度で複雑な業務に従事する。このときに、システムを整えずに、自らの努力だけで状況を改善しようとすることには、無理がある。

　サッカーに喩えよう。サッカーには、「個人技を頼るサッカー」と「組織的なサッカー」がある。日本人のように体格や体力に劣るチームが「個人技に頼るサッカー」をすれば、連戦連敗だろう。しかし、組織的なサッカーをすれば、強い相手に対しても、きちんと戦いを進めることができる。「組織的なサッカー」をする場合でも、最後にゴールを決めるには「個人技」が必要である。リエゾンチームの活動においても、ケアの現場において個人技や個人的な努力が必要であることは言うまでもない。しかし、組織を整えて対応を進め、そのなかで個人的な努力が最大限の効果を発揮できるようにする必要がある。そういう体制の整備なく、個人技や「こつこつとした個人の努力」だけに頼れば、「情熱をもってリエゾンチームの仕事を始めたものの、さまざまな理不尽な出来事に見舞われて、3年もしたら燃え尽きてしまった」というスタッフが後を絶たないであろう。

　さらに病院管理責任者、看護部管理責任者としての看護部長の役割も大きい。リエゾンチームの支援の多くの部分は、病棟看護師に向けられている。リエゾンチームが機能できるためには、リエゾンチームの機能について看護部長が理解し、その理解を病棟師長に伝え、病棟師長が病棟看護師に伝えるといった流れが必要である。また、精神看護専門看護師は、病棟看護師のケアを改善・向上していくうえでアドバイザーのような役割をとる。精神看護専門看護師が病棟師長と円滑にコミュニケーションし、病棟看護師を支援できるためには、看護部長がリエゾンチームおよび精神看護専門看護師の役割・活動について保証を与えることが不可欠である。

精神症状へのケアのニーズに病院としてきちんと応える体制を考えると、
①一次スクリーニングが病棟スタッフによって行われている
②リエゾンチームへの支援要請に関する判断が適切に病棟スタッフによって行われる
③他科病棟スタッフの精神症状へのケア能力・ケア方法を改善する

という体制を整えることが必要である。

　リエゾンチームの役割が、病院のなかで少し定着したら、病棟スタッフが精神症状に関する基本的な評価を行えるための研修を、看護部と協力して進めるとよい。例えば、「患者につじつまが合わない言動がみられる」ときに、シリアルセブンや3〜4桁の数字の逆唱を用いて意識障害の簡易評価をしている他科病棟の看護師は、ほとんどいないのではないだろうか。2016年度より認知症ケアチームが診療報酬で認められ、開始された。したがって、認知症のケアナースが「改訂長谷川式簡易知能評価スケール」を用いて評価できるようにリエゾンチームが教育、研修に協力すればよいと思われる。そうすれば、病棟の患者に認知症や意識障害の疑いがあるときに、認知症のケアナースが自分で評価できるし、同僚の看護師への教育を行うこともできる。

　精神科の既往歴、向精神薬の服薬状況、興奮、希死念慮、抑うつ、意識障害、不安などの症状について、どういう状況で、リエゾンチームに依頼することが望ましいかについても、病棟スタッフが理解できるような基準を示す必要がある。「困ってから初めてリエゾンチームに連絡」という基準をあらためることができれば、他科病棟の看護師の負担やリエゾンチームが他科病棟の看護師の苦労をねぎらう必要が軽減するばかりでなく、リエゾンチームによる予防的介入が可能になり、患者へのケアの質が向上する。

5) 精神科リエゾンチームのリーダーの機能

　リエゾンチームは、精神科医、看護師、精神看護専門看護師、臨床心理士、精神保健福祉士、薬剤師、作業療法士などの多職種からなる。医局、看護部、薬剤部というように、グループがひとつの職種でできている組織は、誰に経験や能力があるかがわかりやすいが、異なる職種が集まってチームをつくるときには、こういう判断が難しくなる。

　日本の医療では、ほとんどすべての診療行為について医師が最終的な決定権限と責任をもつように法的に定められているので、リエゾンチームでも、医師が「リーダー」になることも多いであろう。一方、医師の知識や経験が浅く、リーダーシップを発揮できない場合は、経験豊かな精神看護専門看護師、他の職種のスタッフがチームのリーダーシップをとることもあるだろう。誰がリーダーになるにしても、リーダーはどういう役割をとるのかについて、チームのなかで話し合いをもつとよい。

　リーダーの機能として必要なのは、以下のようなものである。
①話し合いの司会
②意見のまとめ役

③チームの牽引役
④チーム外の組織との接点

　リーダーの機能で、絶対に必要なのはまず「話し合いの司会」である。どのようなことについて、どのような順番で話し合うか、誰かが取り仕切らないと話が進まない。ときには、複数の人が一度に話そうとするのをコントロールする必要がある。「話し合いの司会」は、チームのメンバーで持ち回りにしてもよいだろう。

　2番目の役割として、「意見のまとめ役」も欠かせない。リエゾンチームの話し合いでは、「職種を異にするメンバーが多様な意見を提出する」ことが、生命である。もし、あるメンバーに遠慮して、他のメンバーが意見を控えるような状況があれば、そのようなチームは役に立たない。しかし、話し合いの結論として、チームとしての見解を示さなければならないので、誰かが意見を取りまとめる必要がある。患者の状況によってチームのメンバーの誰が主にかかわるかが違ってくるので、この役割は患者によって違っていてもよいであろう。

　3番目に、リーダーには「自分の考えでチームを引っ張る」という役割もありうる。ただ、こういうリーダーシップは、グループ全体が同じ職種で同質性が高い場合のほうが機能しやすく、メンバー一人ひとりの職種が異なるリエゾンチームでは、役割が異なる他のメンバーを「自分の考えで引っ張る」ことは、やや難しい。また、「自分の考え」を主張し過ぎると、「話し合いの司会」や「意見のまとめ役」の役割と相反がおきる。

　リーダーシップには、ひとりの人が集中的にリーダーシップを取るモデルと複数の人がリーダーシップを分担するモデルがある。戦争、消防、飛行機や船の操縦といった、瞬時に重大な判断を下さなければいけないことがある場合は、ひとりの人が集中的にリーダーシップを取らなければならない。リエゾンチームの場合、瞬時に判断を下さなければいけない状況は、あまりおきないと考えられるし、このモデルには、「他のメンバーがリーダーに依存してしまう」というマイナス面がありうる。リエゾンチームを立ち上げるときには、経験と熱意があるメンバーがリーダーシップを独占するというモデルもよいが、基本的にはリーダーシップが共有されていくことのほうが望ましい。リーダーシップを複数の人が分担するモデルは、最初、意見の競い合いがおこるなど非効率な面があるが、長い目でみると、さまざまな意見が出て、メンバーの積極性、自主性が育まれていく。

　4番目に、チームを代表して、チーム外の組織との接点になるという役割がある。「位置づけ」のところでも書いたが、リエゾンチームには、メンバーとして治療にかかわっている医師のほかに、管理的な立場から相談にのってくれる医師がいたほうがよい。チーム内の対立、他部署との調整が必要になる状況があれば、チームのリーダーが管理医師と相談し、管理医師のアドバイスを得て、対応を進めればよい。

6）おわりに

　「自分の努力で何とかしよう」と考える良心的なリエゾンチームスタッフがたくさんいるようにも思われるが、リエゾンチームという、非常に高度で複雑な業

務を遂行するには、病院システムとの関係を整えておくことが必要である。リエゾンチームにかける読者の思いが無駄にならないように、病院システムとの関係が整備されることを願う。

(秋山　剛)

付録：拘束回診と救急入院患者精神症状確認

　総合病院におけるリエゾンチームの寄与として、「他科スタッフから依頼を受ける」という形のほかに、リエゾンチームや精神科から介入していく方法が考えられる。ここでは、NTT東日本関東病院で試みられている「拘束回診」と「救急入院患者精神症状確認」について紹介する。

I．拘束回診

(1) 身体拘束とは

　身体拘束とは、「医療的な配慮がなされた拘束用具により体幹や四肢の一部あるいは全部を種々の程度に拘束する行動の制限」（日本総合病院精神医学会、2012）とされている。身体拘束をする際には、本人の理解力に問題があり、安全に問題が生じている一方、身体拘束は患者の人権を侵害する処遇であるため、慎重な検討および最小化かつ最適化された実施が求められる。

　NTT東日本関東病院では、2015年4月から品質保証室の指示のもと、身体拘束が医療的な配慮をもって、最小かつ最適に行われているかを確認するために、リエゾンチームが中心となって週に1回拘束回診を行っている。

(2) 拘束回診の目的

　拘束回診の目的は、身体拘束が適切な手順、判断、方法に基づいて施行され、患者の人権が侵害されていないかを確認し、また身体拘束を施行しているスタッフへの支援を行うことである。具体的には下記の5点について確認を行う。
　①身体拘束の必要性
　②院内のガイドラインの遵守
　③身体拘束方法の妥当性
　④スタッフの心理的負担感
　⑤身体拘束にかわるケア方法の検討

❶身体拘束の必要性

　身体拘束の施行には以下の必要性が要請される。
　①切迫性：患者または他人の生命・身体が危険にさらされる可能性が著しく高い
　②非代償性：身体拘束以外に代償する方法がない
　身体拘束は、本人の理解力に問題があり、具体的には主に下記の4点がみられる場合にやむを得ず必要とされる。
　①付属物の自己抜去予防
　②転倒・転落予防
　③治療的安静保持

④自傷・他害予防

　これらはいずれも患者や他者の生命・身体に危険を及ぼす要因であり、薬物による鎮静だけでは確実に事態の発生を防ぐことができない場合に、やむを得ず身体拘束が適用となる。
　また、身体拘束が必要となる患者の理解力が低下している病態、状況として、以下があげられる。
　①せん妄など、意識障害や意識変容
　②認知症・高次脳機能障害に伴う認知機能の低下
　③術後麻酔から覚醒していない挿管中など意識朦朧状態
　④ドレーンルート自己抜去や転倒による致死性

❷院内のガイドラインの遵守

　身体拘束の施行については、各施設でガイドラインが定められていると思われる。NTT東日本関東病院の身体拘束ガイドラインでは、医師が患者の状態を評価し、身体拘束が必要であると判断した場合、患者・家族に同意を取り、身体拘束指示を電子カルテに入力することになっている。さらに医師は1日に1回、必ず身体拘束の必要性について検討を行い、やむを得ず身体拘束を継続する必要がある場合に、日ごとの身体拘束指示を電子カルテに入力する。
　NTT東日本関東病院の身体拘束指示では、身体拘束の理由を記載し、身体拘束の部位を指示することになっている。看護師は、身体拘束開始時の状態を評価し、医師が身体拘束の必要性を検討するための資料として下記についてカルテ記載を行う。
　①身体拘束開始時の患者の言動
　②患者の身体的・精神的状態、患者の理解力
　③医師からの身体拘束についての説明の有無
　④身体拘束部位
　⑤拘束用具

　そして、身体拘束開始後72時間以内に身体拘束の解除可能性を検討し、カルテに記載する。その後も身体拘束を継続している場合には、患者の状態が変化したとき、または7日以内ごとに身体拘束の解除可能性の検討を実施することが定められている。さらに身体拘束を終了する際には、終了時の評価を行いカルテに記載する。

❸身体拘束方法の妥当性

　身体拘束方法の妥当性に関しては、適切な用具を用いて、適切な個所に、安全に、身体拘束による副作用が最小限になるよう身体拘束が行われているかどうかについて検討を行う。

❹スタッフの心理的負担感

　身体拘束は患者の人権を侵害する行為であり、やむを得ず身体拘束が必要な患者は、病院のなかでも高度なケアを必要としている患者である。そのため、ケア

にあたるスタッフの負担感は大きい。直接ケアにあたるスタッフの心理面のサポートを行うことも、拘束回診チームの役割のひとつである。

❺身体拘束にかわるケア方法の検討

現在は身体拘束中であるが、精神状態をみながら身体拘束を解除するタイミング、身体拘束にかわる向精神薬投与の可能性、身体拘束解除に向けてのケア方法と身体拘束解除の可能性について、常に検討し続けることも重要である。

(3) 拘束回診チームの構成と役割

拘束回診チームのメンバーは当初、精神神経科・心療内科医師、精神神経科に配属されている初期研修医、リエゾンチームの精神看護専門看護師および臨床心理士、看護部患者安全委員会に所属する看護師であった。現在は、身体拘束が施行されている患者に適切なリハビリテーションが行われていることを確認するために、理学療法士もチームに加わっている。

❶精神神経科・心療内科医師の役割

精神神経科・心療内科医師の役割は、当初の身体拘束の必要性に関連する精神症状の評価と向精神薬の使用によって身体拘束の非代償性を低下できるかの検討である。回診時には、意識障害の有無、認知機能の程度を中心とした精神症状の評価を行う。さらに、現在処方されている向精神薬について検討を行い、薬剤調整によって身体拘束の解除を試みることができる可能性について検討を行う。

❷精神神経科に配属されている初期研修医の役割

精神神経科に配属されている初期研修医の役割は、身体拘束の重大性、意識障害の評価方法、せん妄の状態の評価方法を学ぶことである。さらに、院内のガイドラインを含めた身体拘束の手続きについて他の初期研修医に周知、伝達することも重要な役割である。

❸リエゾンチームの精神看護専門看護師の役割

精神看護専門看護師は、拘束回診において下記の6つの役割を担っている。
①身体拘束の必要性について、患者の理解力、身体状況や身体拘束の必要性を、安全という視点から評価を行う
②身体拘束が適切な手順に沿って行われているかどうかを確認する
③拘束用具が適切に使用されているか、統一されたメーカーの物が使用されているか確認する

例えば、体幹抑制と抜け防止帯が異なるメーカーの物だとサイズが合わず、患者に不適切な負担がかかってしまう。それぞれの拘束用具が適切な部位に使用されているか、拘束用具の使用方法についても確認する。また、拘束されている患者の精神状態の観察、日常生活援助、環境調整を含めたケアプランについて支援する。

④スタッフの心理面をサポートする

　スタッフの心理面について積極的に支援を行い、今は身体拘束が必要な状況であること、身体拘束を施行しないとより重大な事故がおこる可能性があるという評価を共有し、自分たちが行っている身体拘束処遇の妥当性についてスタッフに安全感を提供する。患者の不穏行動に対応することの大変さをねぎらい、スタッフの心理的・身体的負担感の軽減に努める。身体拘束を行うスタッフは身体拘束を行いたくて行っているわけではない。ずっと患者に付き添うことができないため、身体拘束しなければ患者の安全が守れないといった感情的なわだかまりや罪悪感を抱えている。そうしたスタッフの心理面へのサポートに焦点を当てることも、精神看護専門看護師の重要な役割である。さらに身体拘束は病棟スタッフの罪悪感も強化するので、身体拘束の必要性と「これでいい」ことを伝えながら、身体拘束にかわるケア方法、身体拘束を解除するタイミングを検討し、身体拘束中のケアの充実を図りながら、病棟スタッフの罪悪感を減らしていくことが重要である。

⑤身体拘束にかわるケア方法（例えば家族の付き添い，頻回な訪室・声かけなど）がないかを常に検討し続ける

⑥身体拘束による拘縮・副作用を常にモニタリングする

❹臨床心理士の役割

　臨床心理士の役割としては、下記の3つがあげられる。

①身体拘束の必要性を評価するために、必要に応じて心理検査を組み合わせて認知機能および心理面のアセスメントを行う

②精神看護専門看護師と同様に、直接ケアを行っている病棟スタッフの心理面のケアにあたる

③情報整理を担当する

　NTT東日本関東病院では、臨床心理士が拘束回診チームのなかで唯一の専従職種であるため、情報システムから抽出されたカルテ情報を整理し、回診当日までにリスト化し、拘束回診終了後にはデータ整理をすることを、臨床心理士の役割としている。

❺看護部患者安全委員会の看護師の役割

　看護部患者安全委員会の看護師の役割としては、下記の2点があげられる。

①身体拘束が院内のガイドラインに沿って行われているかを確認する

　身体拘束を継続している場合、医師が毎日診察し身体拘束指示を診療記録に記載しているか、看護師が身体拘束開始時の状態や日々の観察、身体拘束の解除の可能性の検討をガイドラインに沿って実施している記録があるかを確認する。

②身体拘束の妥当性を評価する

　適切な拘束用具が選択されているか、適切に拘束用具が装着されているかを判断する。また看護師が1時間ごとに観察をしている拘束部の皮膚障害、循環障害、神経圧迫障害、体幹拘束時の呼吸状態や腹部症状を実際に観察し、

障害がおこらない身体拘束になっているかを確認し、必要があればスタッフに指導を行う。

(4) 拘束回診の実際

1週間に一度、前の週に身体拘束が発生した患者について、回診を行う。NTT東日本関東病院ではリエゾンチームが頻回に対応できないことから、現在のところ身体拘束を開始した初回週のみの回診となっている。

❶患者についての抽出情報

拘束回診日の前週木曜日から水曜日までのあいだに一度でも身体拘束が行われた患者に関して、毎週木曜日の時点で情報システム部門がカルテ情報から患者情報を抽出し、チームメンバーに送付する。抽出項目は、表の「抽出情報」のとおりである。

❷事前確認情報

情報システムから抽出された情報に加えて、拘束回診メンバー（NTT東日本関東病院では臨床心理士）が、直近1週間のカルテを参照し、向精神薬の内服状況、以前の拘束回診訪問日、拘束の根拠となるカルテ記載、付属物の有無をリストに追記している。

❸回診時評価

情報システムからの抽出情報、事前確認情報を踏まえて、拘束回診を、毎週月曜日14時から行う。回診日には身体拘束を解除されている場合もあるが、解除後の精神症状の評価（意識障害の遷延がないか、身体拘束はすでに解除されてい

表　当院における拘束回診リスト情報一覧

抽出情報														事前確認情報							回診時評価			
患者番号	患者氏名	生年月日	年齢	入院日	病棟	部屋	拘束部位	診療科	入院病名	拘束開始日	拘束指示の入力回数*	身体拘束開始時の状態の入力回数*	身体拘束の解除検討に関する記載の入力回数*	向精神薬の内服状況	以前の拘束回診訪問日	拘束の根拠となるカルテ記載	点滴の有無	尿道カテーテルの有無	酸素マスク／酸素カニューレの有無	胃管の有無	拘束の必要性	院内ガイドラインの順守	拘束方法の妥当性	スタッフの心理的ケア

*定められた頻度で記載されているか

るがリスク管理の点からかかわりに注意をする点がないか）を行っている。回診時には、以下の4点を確認している。

①身体拘束の必要性
- a 意識レベルの評価：意識レベルの評価は、JCS・GCSで行っている。
- b 見当識障害の評価：日時や場所に加えて、入院の理由についても尋ねている。
- c 注意・記憶障害の評価：注意・記憶障害の評価は、シリアルセブン、数字の逆唱、100から順に1ずつ引くなどを実施している。
- d せん妄リスク評価：せん妄のリスク評価は、疼痛の有無、睡眠リズムの障害の有無について行っている。
- e 向精神薬：適切な向精神薬が使用されているかについて確認している。
- f 療養環境の評価：昼夜のリズムをつけ、夜間の睡眠を十分に確保することで、身体拘束の最小化を目指し療養環境の調整を行っている。カレンダーや時計、場所および入院理由を記載したシートを目に見える場所に置き、見当識を補完できるような工夫を推奨している。また、リハビリテーションの実施、院内デイケアへの参加、日中はできるだけ陽のあたる場所で覚醒して過ごせるような療養環境になっているかを確認する。
- g 理解力の評価：患者が自分で危険から身を守る方法を説明し、どの程度理解できているのかを確認する。

②院内のガイドラインの遵守

抽出情報から、院内ガイドラインを遵守しているかを確認し、適切な手続きが取られていない場合には、回診時にスタッフに声をかけている。

③身体拘束方法の妥当性

拘束部位、拘束用具の使用方法、拘束技法の妥当性について確認し、必要があれば、スタッフに声をかけている。

④スタッフの心理的負担感

患者へのケアのために、スタッフにどのような心理的負担感が生じているか把握し、サポート、エンパワーメントを行う。

⑤身体拘束にかわる治療方法・ケア方法の検討

身体拘束をすることはスタッフの罪悪感も助長するため、身体拘束を解除するタイミング、身体拘束中のケアの重要性、身体拘束にかわる方法を常に検討し続けることでスタッフの罪悪感を減らすことができると考えられる。

(5) 拘束回診の意義

NTT東日本関東病院における2015年度の拘束回診の対象件数は344件であった。拘束回診の意義としては、下記の3点を考えている。

①身体拘束全容の把握

リエゾンチームの拘束回診データによって病院全体で行われている身体拘束の件数と状況について初めて把握することができた。

②身体拘束手順の適正化

看護部患者安全委員会看護師との協働で、拘束手順の適正化が進められている。

③身体拘束への意識向上

　　拘束回診について、手順の適正化をはじめとするスタッフの意識が向上しているように思われる。脳神経外科病棟では拘束回診後、週に一度身体拘束の見直しについてカンファレンスが行われるようになっている。

(6) 課題

　NTT東日本関東病院では、現在、リエゾンチームが対応できる依頼件数の関係で、身体拘束施行初回にしか回診を行っていない。今後はリエゾンチームが対応できる依頼件数を院内のどの課題に優先的に振り向けるのが適切であるか、という包括的な検討を行いながら、初回回診後も2～4週間に1回程度の頻度で定期的なフォローを行うことが可能か検討する予定である。

〈文献〉

1) 日本総合病院精神医学会教育・研究委員会・編：日本総合病院精神医学会治療指針3　身体拘束・隔離の指針．星和書店，2012．

II. 救急入院患者精神症状確認

(1) 救急入院患者精神症状確認とは

　平成28年度診療報酬改定における精神科急性期医師配置加算の要件のひとつとして、「救急車や救急ヘリコプターで搬送され、身体疾患又は負傷とともに精神疾患又はせん妄・抑うつを有する患者を、当該保険医療機関到着後12時間以内に毎月5人以上（直近3カ月間の平均）診察していること」という項目があげられた。

　NTT東日本関東病院では、これをきっかけに、救急センターから入院した患者の精神症状、あるいは精神症状を発現するかもしれないリスク要因の確認を精神科医が行う体制を試みている。

(2) 救急入院患者精神症状確認の目的

救急入院患者精神症状確認の目的として下記の3点があげられる。
①救急入院患者の精神症状について、他科スタッフによるスクリーニングをカルテ診察で確認する
②リスク要因がみられる場合は他科スタッフに注意喚起し、必要時にリエゾンチームへの連絡を促す
③危険行動がみられたら、リエゾンチームのスタッフが状況確認を行う。これによって、「他科のスタッフがリスク要因を見逃し対応が遅れる」「リエゾンチームへの連絡をためらう」といった事態の発生を予防する

(3) 救急入院患者精神症状確認の担当者

救急入院患者精神症状確認の担当者は、平日は精神神経科部長、土日休日は精神神経科当番医師である。

(4) 救急入院患者精神症状確認の方法

救急入院患者精神症状確認は以下の方法で行われている。
①対象患者：救急センターからの、精神科病棟、緩和ケア病棟以外の病棟への入院患者全例
②タイミング：朝9：00と夕方16：00を目安に確認を行う
③リスト確認：電子カルテで、前日～当日にかけて救急センターから精神科病棟、緩和ケア病棟以外の病棟へ入院した患者のリストを確認する
④カルテ診察：医師カルテから、救急外来の主訴、現病歴、既往歴、常用薬を確認する。救急センター看護師カルテから、来院時意識状態（JCSスコアなど）、病棟看護師カルテから、入院後の診療・療養上の指示の理解度、危険行動の有無、意識状態に関する記載を確認する
⑤転倒の恐れがある行動、ルートの自己抜去など危険行動がある場合は病棟往診を行う
⑥精神症状発現のリスク要因を、「意識障害（幻覚、興奮、不穏を伴うもの）（幻覚、興奮、不穏を伴わないもの）」「精神疾患の既往（認知症の疑いを含む）」「抗うつ薬、抗精神病薬、気分安定薬、抗認知症薬、抗てんかん薬の服薬歴」「抑うつ」「早急な自殺企図の有無」「ケアに影響を及ぼすその他の精神症状」とする
⑦リエゾンチームの介入が必要と判断された場合は、リエゾンチームに介入を依頼し、主治医からもリエゾンチームへの依頼を行うように依頼する
⑧身体拘束施行が確認された場合は、拘束回診チームに状況確認を依頼する
⑨カルテ診察の結果、リスク要因が確認された場合は、他科スタッフの注意を喚起するために「XXがみられますので、懸念される状態が出現したら、リエゾンチームまでご連絡ください」とメッセージを残す
⑩カルテ診察の結果、リスク要因（意識障害、精神疾患の既往、抗うつ薬などの服薬歴）がまったく確認されない場合は「リスク要因は特に確認されませんでした。当面精神科のフォローは不要と思われます」と記載する

(5) 救急入院患者精神症状確認の意義

救急入院患者精神症状確認の意義は、以下のように考えられる。
①救急入院患者の精神症状、精神症状発現のリスク要因について、他科スタッフによるスクリーニングを精神科スタッフが確認しているという安心感を他科スタッフに与える
②リスク要因情報を共有し、必要時に遅滞のないリエゾンチームへの連絡を依

頼することで、精神科医、リエゾンチームが、問題事態予防のために、他科スタッフと協働する姿勢を明確に伝える
③精神症状発現のリスク要因に関する他科スタッフへの啓発をカルテ記載を通して行うことができる

　NTT東日本関東病院では、以前から、他科と精神科のあいだの協働に大きな問題はみられなかったが、救急入院患者精神症状確認を開始してから、救急入院患者に限らず、精神科医、リエゾンチームへの介入依頼には、ほとんど遅れがみられなくなっている。これは、救急入院患者精神症状確認の大きな成果であると考えられる。

(6) 課題

　救急入院患者精神症状確認を行ってみると、他科スタッフが入院直後すぐに、判断や対応に困る例はそれほど多くはなく、おそらく20例に1例程度と思われる。精神症状発現のリスク要因の確認を他科スタッフ自身が行えるようになれば、精神科医がカルテ診察を行う負荷が軽くなる。リスク要因のなかで最も気づかれている要因は、せん妄（幻覚、興奮、不穏を伴う意識障害）であり、最も見過ごされがちな要因は「幻覚、興奮、不穏を伴わない意識障害」「軽度の認知症・記憶障害」である。このような課題に対応するためには、他科スタッフのアセスメント能力への研修を行う必要があると考えられる。

（山本沙織、高橋香織、窪倉正三、松田充子、秋山　剛）

第3章
精神科リエゾンチームのはじめ方

1）病院システムでの位置づけ

　精神科リエゾンチーム（以下リエゾンチーム）をはじめる際、病院管理責任者がリエゾンチームの結成を指示する場合と、診療報酬への加算のないなかで精神科リエゾン活動を行ってきたメンバーが正式なリエゾンチーム結成を提案する場合がある。それまで精神科リエゾン活動を行ってきた熱意のあるメンバーがリエゾンチームの結成を提案する場合、なるべく早く病院管理責任者と相談したほうがよい。それは、病院システムでの位置づけを明確にするためである。

　リエゾンチームは、精神症状のケアに必要な専門知識や経験が少ない他科のスタッフを支援して、一般病棟で精神症状のケアを行ってもらうという、複雑で高度な業務にかかわる。また、院内の非常に多くの部署と接触するので、リエゾンチーム管理責任者は、診療部長、副院長、院長、看護部長といった病院管理責任者が望ましい。その理由として、例えば身体疾患と精神疾患の両方が重度である患者が発生すると、「どちらの診療科が主治医になるか」「どちらの病棟で治療するか」について、精神科と身体疾患担当科のあいだで、利益が対立することがあり、リエゾンチームの活動にマネジメント上の支障が生じる可能性があるからである。

　スタッフが提案して、病院管理責任者にリエゾンチーム結成を働きかける際は、平成28（2016）年度の診療報酬改定により、リエゾンチーム加算が200点から300点に増えたこと、新設された総合入院体制加算2および3のなかの施設基準のひとつに組み込まれたこと、リエゾンチームとのかかわりで、救急患者精神科継続支援料が新設されたことなどを説明する。

　また、病院内の各病棟の患者や治療スタッフにおいて精神症状についてのニーズがあることを説明する。看護部と一緒に説明できれば、なおよい。リエゾンチームの効果についてのランダム化比較試験（RCT）による研究は少ないが、入院期間の短縮、在宅移行の推進、再入院の減少などの医療経済効果だけではなく、精神症状の改善、QOLの向上などの患者への効果、ケア能力の向上、医療スタッフ間の協調性やコミュニケーションの改善、医療チームの連携体制の改善などの医療スタッフへの効果が報告されている[1]。

　細かいことであるが、リエゾンチームの活動の拠点となるような部屋が確保できると、病院から認められている部門であるという意識が、メンバーの士気を高め、チームを活性化し、チームのコミュニケーションを円滑にする。

2）精神科リエゾンチームの活動の使命、目的

　リエゾンチームの使命、目的は、院内の他科病棟で発生する精神症状について、他科のスタッフがよりよくケアでき、身体疾患への治療が円滑に進むように支援することである。リエゾンチームがかかわる事例には、おおむね以下のような要因があると考えられる。
　①認知症を含む精神疾患の既往歴
　②抗精神病薬、気分安定薬、抗うつ薬、抗てんかん薬の服用歴
　③興奮を伴う意識障害（せん妄）
　④迷惑行為・暴言・暴力
　⑤身体疾患に伴う不安、抑うつ状態
　⑥自殺企図・希死念慮
　⑦行動化・身体化
　⑧身体拘束の施行
　⑨興奮を伴わない意識障害
　⑩診断を受けていない軽度の認知症
　院内の他科病棟では、上記のようなさまざまな心理的問題や精神症状に関連した事態が発生しうるので、これらへの対応全般がリエゾンチームの使命となる。この認識は、リエゾンチームのメンバー間で、十分に共有しておく必要がある。

3）精神科リエゾンチームのメンバーの職種

　診療報酬加算算定の条件を満たすリエゾンチームを開始・運営するにあたっては、以下の3人以上でチームを構成する必要がある。
　①5年以上の勤務経験を有する専任の精神科の医師
　②精神科等の経験を3年以上有する、所定の研修を修了した専任の常勤の看護師
　③精神科病院または一般病院での精神医療の経験を3年以上有する専従の常勤精神保健福祉士等
　平成28（2016）年度診療報酬の改定によって、②については経験年数が5年以上から3年以上へ、③については当該リエゾンチームが診察する患者が週に15人以内である場合には、専任の常勤精神保健福祉士、常勤臨床心理技術者、常勤作業療法士または常勤薬剤師のうち、いずれか1名でも差し支えないこととなり、要件が緩和された。
　メンバーの職種については、患者・スタッフサポートの面からは、多様な職種がそろっているほど、ケア・サポートの多様性が増す。しかし、上記の全職種がそろっているリエゾンチームはまれである。それぞれの職種の役割を理解し、各病院の特性を踏まえ、どのような職種でチームを組めば、自施設の患者・スタッフのニーズに対応できるかについて検討する。専従職種が何であり、チームを構成するメンバーの職種がどのようなものであっても、「2）精神科リエゾンチー

ム活動の使命、目的」で述べたような患者の精神症状や心理状態に派生する事態全体に対応しなければいけないことに変わりはないので、チーム結成後にそのような事態に対する役割分担について話し合う。

各職種の役割とチームの調整については、第5章で詳しく説明している。

4) 精神科リエゾンチームのメンバーの役割分担と協働

リエゾンチームは非常に複雑な業務に従事する。やりがいのある仕事であるが、乗り越えなければならない困難も多い。チームは多職種で構成されるので、自分の職種とは異なる感じ方、考え方、行動の仕方を理解しなければならない。リエゾンチームには苦労もあるが、1＋1＋1＝3以上のメリットがあるという、柔軟な考え方ができるチームメンバーを集めたい。「他科病棟で発生した精神症状への対応を改善させる」というリエゾンチームの使命や目的を理解し、苦労を乗り越える体験から自分の業務、技能あるいは人格の幅を広げられるメンバーが集まって、チームを結成できれば理想的である。

リエゾンチーム活動に要する業務として、対象患者のリスト作成、回診記録のカルテ記載、診療実施計画書の作成・評価書への記載、カンファレンス記録の作成、診療報酬加算取得手続きの実施、チーム宛ての併用用紙への返書の作成など事務的な作業量も多い。特定のチームメンバーに事務作業の負担が偏らないように、役割分担を決めてからチーム活動を始めるのが望ましい。

また、週に1回程度、定期的なチームカンファレンスを行う。チームカンファレンスには事例のリストが必要であろう。第4章で述べるように、チームカンファレンス前の決定についての報告、初診事例についての検討、継続事例で問題がおきているものについての検討、週間レビューなどを行う。

リエゾンチームの担当医師が複数いる場合、すべての医師を集めて週1回のカンファレンスを行っている施設もあるし、担当医師ごとに分けて、チームカンファレンスを行っている施設もある。理想を言えば、すべての医師が集まったチームカンファレンスが望ましいが、これは、担当医師がリエゾンチーム活動にどの程度専任しているかによる。

5) 精神科リエゾンチームへの依頼方法

医師から医師への併診依頼のシステムは、どの医療機関でも整っているであろう。しかし、他科病棟で患者に心理的な問題や精神症状が発生した場合、その情報をより早期により的確に把握するのは看護スタッフであると考えられる。リエゾンチームへの依頼システムについては、医師以外の看護師などの職種が依頼できる経路が確立されていることが極めて重要である。この経路が確立されているかどうかで、リエゾンチームの活動の有用性に大きな影響が生じる。

6) 精神科リエゾンチームのPRとアウトリーチ

　リエゾンチームの院内へのPRについては、第6章で詳細に述べるが、院内全体への周知は、部長会議や看護師長会議での発表、病院広報への掲示、その他に利用できるさまざまな方法を用いる。「リエゾンチームは、他科スタッフに有用な支援を、病院横断的に展開する」というメッセージを伝える。チーム立ち上げ後も、チームのPRやアウトリーチを継続しなければならない。院内の職員には常に異動があり、他院から異動してきたスタッフがリエゾンチームについて知らないこともある。リエゾンチームでも、メンバーが異動になることがある。そのため、リエゾンチームの活動目的、活用方法、アクセス方法など、毎年PRすることが望ましい。

　病棟スタッフが、一度でもリエゾンチームとうまく協働できた体験がもてると、次回からの円滑な依頼につながるであろう。また、チームメンバーが病棟スタッフと顔なじみになると依頼を受けやすくなる。

　リエゾンチームの活用法が院内で十分浸透していない場合は、次のような方法を行う。

①病棟回診：リエゾンチームメンバーが病棟に出向いて、情報収集し、リエゾンチームに依頼するべき事例を掘りおこし、支援を行ったうえで、次回以降は、同様の事例について早期に依頼がされるように教育を行う
②せん妄カンファレンス：せん妄が多く発生する病棟で、せん妄のケアについてのカンファレンスを病棟の看護スタッフと行い、必要な事例にリエゾンチームが介入する
③拘束回診：身体拘束が施行されている患者にはリエゾンチームが介入すると院内で取り決める。拘束回診の詳細については、第2章の付録で説明している

　患者や家族に対する説明は、まず、入院パンフレットに書いておくとよい。これは、リエゾンチームに限らず、NST、褥瘡チーム、緩和ケアチームなど、多職種による特別ケアチームが活動していることや、その目的について紹介する。

　依頼を受けた患者のもとへリエゾンチームのメンバーが訪室する際には、患者の身体疾患への治療を円滑に進めるためにリエゾンチームがあり、気持ちのつらさを和らげたり、睡眠薬を処方したり、経済的な心配の相談などの対応を多職種連携で行っていくことを説明する。

7) 精神科リエゾンチームによるコンサルテーション、エンパワーメント、支援者支援、直接ケア

　リエゾンチームは、依頼を受けた後、他科スタッフへのコンサルテーションとエンパワーメント、支援者支援を行わなければならない。

コンサルテーションは、病棟看護師が患者への思いを表出し、患者と相互作用し、ケアをしやすくする方法を精神看護専門看護師が助言していく過程を指す。
　エンパワーメントは、精神看護専門看護師と病棟看護師、精神科医と担当科の主治医というように同じ職種同士で、あるいは職種を超えて相手の苦労に共感し、行われているケアや治療への支持を行う。
　支援者支援はおおむね、下記のような形で行われる。
　①アセスメント情報の共有：リエゾンチームのメンバーが行った専門性が高いアセスメントの情報を他科スタッフと共有する
　②ケアプランへのコンサルテーション：アセスメントに基づいて、他科スタッフによるケアプランへのコンサルテーションを行う
　③直接ケアによる支援：患者が、リエゾンチームのメンバーによる直接ケアを必要としている場合には、直接ケアの内容、直接ケアによってどのように患者の問題が緩和され、他科スタッフの負担軽減につながるか、チームメンバーによる直接ケアをより効果的にするために他科スタッフに協力してほしいことなど、について情報を共有する
　第5章〜第7章の具体的な事例で、エンパワーメント、支援者支援のあり方についてコメントしている。

8）精神科リエゾンチームの職種による特徴

　最近さまざまな学会のワークショップやシンポジウムにおいて、多職種協働、特に近接領域の精神看護専門看護師と臨床心理士との協働がテーマに取り上げられている。近接領域であるということは、役割・技能が重複・共通している部分がある一方で、特有の専門的な役割・技能に分かれるということである。役割・技能が重複している部分については、負担を分かちあえばよい。相手にはない特有の専門的役割については、責任をもってしっかりと遂行し、チームの機能を助ける。
　山内ら[2]は、リエゾンチームの活動の実態から精神看護専門看護師と臨床心理士のアプローチの特徴を分析している。精神看護専門看護師、臨床心理士ともに直接介入を通して患者の精神状態を理解し、医療者に対しての教育的・情緒的な支援を行っているところが共通していた。しかし、患者の理解の仕方やアプローチには違いがあった。精神看護専門看護師は生活全般のセルフケアのアセスメントを重視し、適応障害の患者に対する積極的傾聴を中心とした保証や認知の気づきを促しているのに対し、臨床心理士は客観的ツールを加味した精神状態のアセスメント、より精神病理の重い患者に対する体系的な心理療法を行っていた。
　精神看護専門看護師の直接ケアに関する研究結果では、精神看護専門看護師にもちこまれる問題は、向精神薬が効かない、あるいは向精神薬の使用が制限される身体状態を伴う患者の問題に関するものがほとんどであった[3,4]。また、ケア・パッケージを用いた精神看護専門看護師による介入は、がん患者の抑うつ状態の改善度を高めることがRCTにより明らかになっている[5]。精神看護専門看護師は、身体疾患、慢性疾患をもちながら生活する人々を支援する、看護ならではの介入

を行うと同時に、「病棟看護師による患者へのケア」について助言や精神的支援を行う[6]。さらに、チームの構築や患者・家族の生活の質を高めることに重要な役割を果たすことが示唆されている[7]。

9) おわりに

　平成28年度の診療報酬改定により、厚生労働省が、総合病院におけるリエゾンチームの機能を重視し、診療報酬としての評価につなげる方向性がみえたので、病院管理責任者の理解や協力を得ることは、以前より容易になった。リエゾンチームを始めるときには、病院管理責任者とよく相談して、チームが動きやすいように活動の構造を定めてもらう必要がある。病院システムのなかできちんと位置づけてもらい、看護師から依頼がくるように方法を定め、周知を行い、依頼時にリエゾンチームが他科スタッフへのコンサルテーション、エンパワーメントや支援者支援をきちんと行えば、リエゾンチームは必ず成功する。より多くの病院で、リエゾンチームが、その使命や目的を果たしていくことが望まれる。

（福嶋好重）

〈文献〉

1) 野末聖香：精神科リエゾンチームによる介入の効果と課題．第108回日本精神神経学会学術シンポジウム，2012．
2) 山内典子・他：精神科コンサルテーション・リエゾンチームにおける各職種の役割構築に向けたパイロットスタディ－リエゾンナースと臨床心理士に焦点をあてて－．総合病院精神医学，25（1）：23-32，2013．
3) 福田紀子・他：精神看護専門看護師の直接ケア技術の開発および評価に関する研究（第4回）．看護，56（1）：86-94，2004．
4) 片平好重・他：精神看護専門看護師の直接ケア技術の開発および評価に関する研究　最終回．看護，56（2）：84-87，2004．
5) 野末聖香・他：がん患者の抑うつ状態に対する精神看護専門看護師によるケアの効果－無作為化比較試験による検討－．日本看護科学会誌，36：147-155，2016．
6) 宇佐美しおり・他：慢性の身体疾患を有する患者の精神状態を改善するリエゾン精神看護技術．EBNURSING，9（1）：34-42，2009．
7) 宇佐美しおり・他：慢性疾患で精神症状を呈する患者への地域精神科医療モデル事業およびその評価－精神看護専門看護師とリエゾン・チームの役割－．熊本大学医学部保健学科紀要，第5号：9-18，2009．

第4章
精神科リエゾンチームの介入

1）介入の対象となる患者

　精神科リエゾンチーム（以下リエゾンチーム）に依頼される対象患者は、下記のような場合が多い。
　①認知症を含む精神疾患の既往歴
　②抗精神病薬、気分安定薬、抗うつ薬、抗てんかん薬の服用歴
　③興奮を伴う意識障害（せん妄）
　④迷惑行為・暴言・暴力
　⑤身体疾患に伴う不安、抑うつ
　⑥自殺企図・希死念慮
　⑦身体拘束の施行
　⑧興奮を伴わない意識障害
　⑨診断を受けていない軽度の認知症

　認知症を含む精神疾患があると、入院という環境の変化に敏感に反応して症状が悪化する場合がある（妄想や徘徊などが激しくなることもある）。また、身体疾患が悪化した場合などに、不安が強まったり、パニックになったりすることがある。

　抗精神病薬、気分安定薬、抗うつ薬、抗てんかん薬を服用している場合は、精神疾患の既往を確認し、これまでの治療の経過や生活習慣を確認することで治療やケアを展開しやすくなる。

　また、せん妄は、悪性腫瘍、代謝性疾患、血液疾患、自己免疫疾患、脳血管疾患などのさまざまな身体疾患、認知症などを基盤に発現しやすくなり、迷惑行為・暴言・暴力は、意図的なものであれば治療の対象外になりえるが、ときに躁状態などの精神症状の影響を受けている場合もある。

　抑うつ、不安は、抗がん剤の投与、2型糖尿病、呼吸器疾患、自己免疫疾患などの身体疾患、あるいは治療から直接発現する場合がある。また身体的健康の喪失、生活上の危機、家族や職場との関係の変化、患者の役割変化から発現する場合もある。病棟では、「病室へのひきこもりが強い」「落ち込み・不安感が強い」「神経質で細かいことにこだわる」「看護師・医師への不信感が強い」「自分を責め続ける」「『死にたくなる、消えてしまいたい』と話す」「看護師に依存的で自分でやろうとしない」などといった状態として現れる。

　抑うつ状態が悪化すると、強い希死念慮、自殺企図の恐れがみられる。また、自殺企図などの行動化で、身体や生命への危険をきたし、救命救急センターを受診する患者もリエゾンチームの介入の対象となる。

身体拘束を施行する場合には、認知症やせん妄などのために治療に関する指示を記憶できないといった症状、興奮が存在することが多い。また、身体拘束は患者の人権を侵害している状況なので、身体拘束の必要性の評価、身体拘束中のケアが適正に行われるようにリエゾンチームが介入する必要がある。

　興奮を伴わない意識障害や診断を受けていない軽度の認知症は、他科の病棟看護師に見過ごされることが多く、患者は治療に関する指示を記憶できないために、転倒・転落や頻回な再入院のリスク要因となる。

　これらのリスク要因は日常生活や日々のケアを行う病棟看護師によって発見されることが多いので、病棟看護師から精神看護専門看護師に相談があったり、リエゾンチームに介入が依頼されたりすることが多い。

2) 依頼、アセスメント、支援、フォロー、終結

　リエゾンチームの介入への依頼、アセスメント、支援、フォローの流れは、おおむね以下のとおりである。
　①依頼と情報収集
　②チームカンファレンス
　③ニーズへのアセスメント
　④支援プラン
　⑤フォロー
　⑥終結、優先順位によるかかわる事例選択

(1) 依頼と情報収集

　他科のスタッフからのリエゾンチームへの依頼は、専従のメンバーが最初に受けることが多い。リエゾンチームが適正な支援を行うためには、患者の心理的問題や精神症状をケアしている病棟看護師が、リエゾンチームに直接依頼できる経路を設定しておく必要がある。依頼を受けたメンバーは情報収集を行い、事態の緊急性が高い場合はリエゾンチームのメンバー全体に連絡し、臨時のチームカンファレンスを開催する。

(2) チームカンファレンス

　リエゾンチームは、定期的なチームカンファレンスを週に最低1回開催しなければならない。緊急性が高い事例が発生した場合は、臨時にチームカンファレンスを行って、対応方針を決定する。

❶チームカンファレンス前の決定

　施設によっては、チームカンファレンス以前に、チームメンバーが対応を開始し、「このケースはチームへの介入ではなく、メンバーの担当でよい」と判断している場合があるかもしれない。こういった事例についてはメンバーからチームに簡単な報告をしてもらう必要がある。

❷初診事例
　前回のチームカンファレンス以降に依頼を受けた事例で、チームとしての支援が必要なものについて、事例の患者の精神症状・日常生活・治療状況のアセスメント、支援の方針、チームメンバー間の役割分担について検討する。

❸継続事例
　支援を継続している事例で、検討するべき問題がおきているものについて、支援方針や役割分担の見直しを行う。

❹週間レビュー
　時間に余裕があれば、チームが担当している全事例の現在の状況について簡単なレビューを行い、チームメンバー間で治療やケアの進捗状況と評価を共有し、治療やケアの方針が必要かどうかを検討する。

(3) ニーズへのアセスメント

　患者のニーズ、他科スタッフのニーズをアセスメントし、最後に包括的ニーズへのアセスメントを行う。

❶患者のニーズのアセスメント
　リエゾンチームに依頼がある場合、「1) 介入の対象となる患者」の①〜⑨にあげたような要因に基づいて、身体疾患への治療に支障が生じている。患者のニーズへのアセスメントとしては、どの要因がどのように発生しているかとともに、「患者はそれぞれの要因を主観的にどうとらえているか」「どうしてほしいと思っているのか」というアセスメントが重要である。
　①患者は精神疾患の既往や精神症状をどうとらえているか。ただし、精神症状は、身体疾患や治療に起因している場合がある
　②向精神薬を服用しているか、患者は向精神薬の服用をどうとらえているか、これまでの向精神薬の内服の仕方、今後向精神薬とどうつきあっていきたいかを把握する必要がある
　③せん妄は生じているか、患者はせん妄について何らかの認識があるか
　④迷惑行為・暴言・暴力が生じているか、患者はこれらの言動について認識があるか
　⑤抑うつ（落ち込み、意欲の低下）や不安（動悸、頭の中が真っ白になる、呼吸が時々苦しくなるなど）がみられるか。抑うつの程度、自殺企図や自傷行為のハイリスクアセスメント、抑うつや不安に派生する食欲の低下、夜間不眠、倦怠感、意欲の低下などの症状はみられるか、患者はこれらをどうとらえているか。身体疾患の予後、治療や生活の見通しについて不安があるか。抑うつや不安は心理社会的因子やストレスに起因することがある。心理社会的因子について把握するためには、患者の家族構成や生活歴、身体疾患による生活状況の変化、抑うつや不安の引き金となっている出来事について聴取

する
⑥自殺企図・希死念慮があるか
⑦身体拘束が施行されている場合、これをどうとらえているか
⑧興奮を伴わない意識障害や診断を受けていない軽度の認知症が疑われる場合、これらをどうとらえているか

さらに、
⑨これら①～⑧の要因が身体疾患の治療への支障をおこしていることをどのようにとらえているか
⑩身体疾患への治療意欲はもっているか
⑪おきている心理的問題や精神症状についてどうなりたいと思っているか
⑫治療意欲をもっているか

についてアセスメントを行う。コラムに「心理的問題、精神症状のアセスメント」「精神の健康度のアセスメント」について紹介しているので、適宜活用してほしい。

❷他科スタッフのニーズのアセスメント

次に、他科スタッフのニーズについてアセスメントする。リエゾンチームへの依頼は、ほとんどの場合「困ったら依頼する」という形になっていると思われるので、依頼があるときには、困っている点、すなわちニーズが存在する。一方、他の要因と同時に、興奮を伴わない意識障害や診断を受けていない軽度の認知症が存在する場合には、こういった潜在的リスク要因に、他科スタッフが十分に気づいていないこともある。顕在的なニーズへのアセスメントと同時に、予防的な介入として、これらの要因が「治療に関する指示を記憶できない」という形で将

コラム1　心理的問題、精神症状のアセスメント

心理的問題や精神症状のアセスメントには、下記の項目立てを参考にするとよい。
①外見：年齢に合った服装・態度・姿勢、言動が協力的か攻撃的かを把握する。
②行動：過活動かひきこもりがちか、行動のありようを把握する。
③気分：悲しい、うれしい、楽しい、つらいなど感情的側面を把握する。
④言語：話し方が早い、遅い、流暢か、つっかかったりするかを把握する。
⑤思考内容：抑うつがあるか、死にたい気持ちがあるか（希死念慮）、希死念慮はどういうときに強まるか、妄想があるか、あればその内容は何かなどが含まれる。また強迫的に同じことを考えていたり、頭の中を同じことがめぐっていたりするかどうかを把握する。
⑥思考過程：思考が緩慢か、止まってしまうか、次々と考えが浮かんでくるか、とんでしまうか、まとまらないかなどを把握する。
⑦認識：現実見当識（日時、場所、人がわかるかどうか）の有無、幻覚や妄想に支配されているか、を把握する。
⑧集中力、注意力：どの程度の時間、集中力や注意力が続くかを把握する。
⑨洞察と判断：1日のなかで自分を振り返ったり、日常生活のなかで食事や日中の過ごし方、人との付き合いなどいくつかの選択肢のなかから自己決定できるのかなどを把握する。
⑩衝動性：自傷・自殺、他者に対する暴言・暴力、器物損壊などについて、衝動のコントロール不全があるかを把握する。

> **コラム2　精神の健康度のアセスメント**
>
> 　最近の看護においては患者の精神の健康度に注目し、自我機能や人格機能の把握[1〜3]、レジリエンスやストレングス[4〜7]への働きかけが行われている。
> 　攻撃衝動と性衝動をコントロールし、欲求へと代え、欲求を願望にし、（欲求をかなえたいという）願望を意思にし、行動へと移す一連の自律的機能を人格という[7]。人格機能は、これらの一連の過程をマネジメントする機能であり、幼少児期に重要他者との関係で培われた自我機能がさらに恒常化されたものをいう。ストレスが加わったり人格や発達上の課題があるとこの人格機能が一部低下してしまい、自分の衝動や欲求のコントロールができにくくなり、攻撃的になったり意思決定したことと行動が異なることがおこる。このような場合には急激なストレスによって人格機能が一時的に低下しているのか、本来人格上の課題があってコントロールが悪くなっているのかを把握し、ケア展開を考えていくこととなる。
> 　レジリエンスは立ち直る自我の機能である。Ericksonは治療における「立ち直る力（レジリエンス）」を重視し、この考え方に基づいたストレングスモデルでは、「対象者のリカバリーを信じる」「不足ではなくストレングスに焦点を当てる」「その人が暮らす周囲を、資源のオアシスととらえる」「本人こそがリカバリーの旅の監督であると意識する」「看護師とその人の関係性を大切にする」「リカバリーの場は、その人自身が望む場である」を原則としている。
> 　リエゾンチームの介入においても、患者の健康な部分を強化するような支援プランを検討することが必要である。

来問題を引きおこす可能性についてアセスメントする。

　状況によっては他科スタッフのニーズの原因が、患者に関する要因だけでなく、医師と看護師の関係性、病棟看護師と看護師長の関係性といった、治療スタッフの関係性に起因する場合がある。これは、他科の治療チームの構造に関する要因であり、コンサルテーションの難度が高い。リエゾンチームのコンサルテーションによって事態が解決しない場合には、リエゾンチームの管理医師や看護部などに相談する。

❸包括的ニーズのアセスメント

　❶、❷に基づいて、包括的なニーズへのアセスメントを行う。包括的なニーズへのアセスメントでは、以下の点について整理する。
　①患者に生じている苦痛
　②他科スタッフに生じている苦痛
　③身体疾患の治療への支障
　④心理社会的因子またはストレス因子
　⑤エンパワーメントやコンサルテーションのみによる他科スタッフの対応の可能性
　⑥リエゾンチームによる直接ケアの必要性
　⑦リエゾンチームによる直接ケアと他科スタッフへのコンサルテーションの必要性、双方とも必要かどうかの判断
　⑧高度な精神科治療の必要性、積極的な精神科治療へのトリアージ
　⑨リエゾンチームの持続的な介入の必要性

アセスメントを行う際には、状況の経過を分析することが必要である。経過の分析によって、どの要因が強い影響を及ぼしているか、今後、どのような経過をたどる可能性があるかについての手がかりが得られる。

　心理社会的因子またはストレス因子は、身体疾患に伴う日常生活や社会生活の変化によっておこることがある。病気に伴う収入の変化、仕事や学校など社会生活上の変化、生活上の出来事、家族内の関係性の変化、役割の喪失などが考えられる。精神状態が悪化している場合にはストレスを減らし、患者本人の精神状態の回復を図る。ストレスが減らない場合にはサポートを強化し、患者のレジリエンスやストレングスを高め、自我機能が働くように支援することが必要となる。

(4) 支援プラン

　包括的ニーズのアセスメントに基づいて、支援プランをたてる。支援の形は以下の3つに分けられる。
　①コンサルテーションによる他科スタッフの対応
　②リエゾンチームによる直接ケアと他科スタッフとの協働
　③高度な精神科治療、積極的な精神科治療へのトリアージ

❶コンサルテーションによる他科スタッフの対応

　患者や他科スタッフに生じている苦痛・身体疾患の治療への支障が軽度な場合、他科スタッフにある程度の対処能力がある場合、リエゾンチームによる他科スタッフへのエンパワーメントやコンサルテーションで対応が可能である。精神看護専門看護師が病棟看護師の患者とのかかわりについてねぎらい、病棟看護師のケアでうまくいっていることについて肯定的なフィードバックを行い、病棟看護師のケア意欲を高める。その後、患者の精神症状のアセスメントを共有し、工夫が必要な点について話し合う。

　向精神薬の投薬が必要であれば、精神科・心療内科医が処方を調整する。精神科リエゾン領域の患者は向精神薬について抵抗感がある場合も多く、病棟看護師がそういう気持ちを聞くことが多い。このような場合には、不眠など患者にとって苦痛な症状を向精神薬が緩和することを説明し、患者の向精神薬への抵抗感を取り払いながら向精神薬の導入を行う必要がある。この過程を病棟看護師が支援できるようにケアのコンサルテーションを行っていく。

❷リエゾンチームによる直接ケアと他科スタッフとの協働

　患者や他科スタッフに生じている苦痛・身体疾患の治療への支障が中等度で、他科スタッフの対処能力を超えている場合は、リエゾンチームによる直接ケアが必要になる。リエゾンチームは包括的ニーズへのアセスメントを行い、治療目標を設定し、チームのなかでの役割分担を行う。チームによるアセスメント、チームの介入方針、他科スタッフが協働できることについて、他科スタッフに明確に伝える。また、ケアの展開、ケアに関する患者の反応について情報を共有する。

　食事や睡眠など患者の日常生活に支障がある場合は、精神看護専門看護師が、

食事や排泄、休息・活動の仕方、身体疾患やその治療との付き合い方、睡眠のとり方、症状コントロールの方法を病棟看護師と話し合い、患者のセルフケア上のニーズに対し支援していく。

精神症状が中等度の場合、患者の言動に、病棟看護師が理解できるところと理解できないところが混在している場合が多い。例えば、穏やかに話していたのに突然攻撃的に批判されることもあり、病棟看護師が戸惑ったりする。また患者は社会的にはかなり機能しているのに、病棟での言動とのギャップが激しいような場合（これまで仕事をしてきて病気のことも理解しているのに、身体疾患治療薬は内服しない、身体疾患の治療によくないといわれていることをあえてするなど）にも病棟看護師の理解が困難な場合が多い。このような場合には、精神看護専門看護師が病棟看護師の話を聞き、必要な場合は、患者の精神状態を改めてアセスメントし、ケアプランの修正をリエゾンチームに提案し、病棟看護師が安心して患者にかかわっていける支援方法をともに検討し、支援体制をつくっていく。

Bennerは臨床能力を、一応の業務ができてその病棟での典型的な患者をケアできる「一人前」、またさらに難しい患者に対するケアを展開し患者のケアのために病棟スタッフや治療チームを動かすことのできる「中堅」、予測や判断が適切な「エキスパート」に分けている[8]。精神看護専門看護師は、病棟看護師の臨床能力を把握し、直接的なケアを行う必要性について検討する。「中堅」以上の臨床能力がある看護師は、精神看護専門看護師のコンサルテーションで自らケアを行える可能性が高いし、「一人前」のレベルの場合には、精神看護専門看護師が患者への直接ケアを行いながら病棟看護師と協働する。

また、退院後、日常生活機能の低下への支援や経済的な支援が必要な場合、社会資源の検討を行う必要がある場合は、精神保健福祉士の介入が必要になる。

抑うつや不安など患者の心理的苦痛が高い場合、心理的苦痛に性格や対人関係が関係している場合などは、心理士が介入する。

支援プランの一部としてリエゾンチームが心理的な問題や精神症状と関連しているストレスが軽減するように支援したり、治療に関する患者の意思決定を支援したりすることもある。身体疾患への治療そのものがストレスになっている場合は、状況によって、担当科の医師に治療のペースの検討を依頼することもある。

❸高度な精神科治療、積極的な精神科治療へのトリアージ

患者の精神症状が強い場合、特に強い興奮、希死念慮や自殺企図がみられる場合には、高度な精神科治療が必要になる。医療施設に精神科病棟がある場合、患者を担当科の病棟で治療するのか、精神科病棟で治療するのかについて、担当科と精神科のあいだで見解が対立する場合がある。なぜならば、基本的に、身体疾患の担当科の病棟では、強い興奮、希死念慮や自殺企図に対しては、ケアを行う準備が不十分であり、精神科病棟には身体疾患に対する治療を行う準備が不十分な場合があるからである。どちらの病棟で治療、ケアを行うべきかについて、担当科の部長と精神科部長のあいだで話し合いがつかず、診療部長、副院長、院長、看護部長といった病院管理責任者の判断が必要になる場合もある。担当科の病棟で治療を継続する場合には、リエゾンチームは毎日患者の状態を確認し、患者や

医療スタッフの安全を確保しなければならない。患者に自殺企図や強い希死念慮がみられる場合は、タイダルモデル[9〜12)]と呼ばれる看護モデルの安全保障プランを、身体疾患担当科の病棟看護師に伝える必要がある。精神科病棟で治療を継続する場合は、実質的な主治医を担当科のままとして指示をわかりやすく出してもらい、精神科病棟の看護師が、担当科の病棟看護師からケアの方法について引き継ぎを行う。

　自施設に精神科病棟がなく、精神科病院に転院する場合は、身体疾患への治療が中断され、患者の健康や生命への影響が発生しうるので、患者や家族への説明が必要である。患者や家族になぜ精神症状が出たのか、どのような経過で治療がなされるのか、精神症状に関する見通し、生活の見通しを提示していく必要がある。

　高度な精神科治療としては、向精神薬の投与だけでなく、身体拘束の施行、持続鎮静、修正型通電療法などさまざまな治療・ケアの方法について検討しなければならない。また、患者の家族に、患者の治療が困難な状況にあることを十分に説明しておく必要がある。なぜなら、治療中にインシデント、合併症、病状の変化が発生するリスクが高いからである。

(5) フォロー

　リエゾンチームが支援を開始した後、他科スタッフの患者の心理的問題や精神症状に対応する能力、精神症状を有する患者の日常生活や症状管理に関するセルフケアへの支援方法、患者の状態や日常生活機能やセルフケアの改善について把握する。

　病棟看護師については、看護師が対象としている患者や家族のニーズが把握でき、ケア計画に反映できているのか、患者の精神症状や精神状態の程度に応じたケアになっているのか、ケア計画に沿ったケアが遂行できているのか、看護チーム全体の凝集性について把握する。病棟看護師が「患者の精神症状が自分たちのケア能力を超えている」と感じている場合は、精神看護専門看護師がケア方法に関するコンサルテーションを行うほか、患者への直接ケア、患者の精神状態やニーズに応じた支援を行う。そして、リエゾンチームによるアセスメント、治療目標、介入方法や役割分担、進捗状況を伝え、日々のケアにおける病棟看護師の協働を依頼する。

　向精神薬については、投薬による効果、副作用の出現について検討する。また退院後、社会資源・経済的支援の導入が必要な場合には、精神保健福祉士などが必要な介入を行っているかを確認する。

(6) 終結、優先順位によるかかわる事例の選択

　患者の問題が解決した場合、他科のスタッフだけで対応できるようになった場合は、リエゾンチームの介入を終結する。なおリエゾンチームの活動が病院内で定着していくと、リエゾンチームへの依頼が増加し、リエゾンチームが対応する

事例に優先順位をつけなければならなくなる可能性がある。リエゾンチーム介入の優先順位は、おおむね下記のようなものであろう。

　①高度な精神科治療が必要な事例（担当科の病棟にいる場合）
　②初回の依頼事例：前回のチームカンファレンス後に依頼された事例
　③直接ケア継続事例：リエゾンチームの直接ケアが継続して必要な事例
　④コンサルテーションをしていて、身体拘束状況にある事例
　⑤コンサルテーションをしている事例

リエゾンチームが対応できる範囲・依頼される数を超えた場合には、
　①リエゾンチームが回診する回数を減らす
　②リエゾンチーム全体ではなく個別のメンバーの担当とする
　③コンサルテーションによる他科スタッフの対応とする

といった対応が考えられる。

　リエゾンチームの介入を終結する場合は、精神看護専門看護師が中心となり、その後のケアはどのように行われるべきか、病棟看護師のかかわり方についてコンサルテーションを行う。また、精神状態が悪化した場合は、リエゾンチームに再度連絡するように依頼する。

　リエゾンチームは患者への直接ケア、他科スタッフへのコンサルテーションの双方を通じて、他科スタッフの心理的問題や患者の精神症状への対処能力が成長するように配慮する。ニーズへのアセスメント、介入方法を共有しながら、次に同じような事例が発生した場合に、他科スタッフの対処方法が改善していることが望ましい。

（宇佐美しおり）

〈文献〉

1) 森野貴輝、鈴木英子：精神看護における「自我」と「自己」についての概念検討〜看護援助の方法を導き出す一助として〜．長野県看護大学紀要，13：73-86，2011．
2) 宇佐美しおり編著：事例で読み解く対応に苦慮する人への関わり方．日総研，2015．
3) 小谷英文：現代心理療法入門．PAS心理教育研究所出版部，2010．
4) 大久保麻矢・他：看護学分野におけるレジリエンス研究の傾向分析―国内研究の動向―．目白大学健康科学研究，5：53-59，2012．
5) ダン・ショート・他著／浅田仁子訳：ミルトン・エリクソン心理療法―〈レジリエンス〉を育てる―．春秋社，2014．
6) チャールズ・A・ラップ，リチャード・J・ゴスチャ著／田中英樹監訳：ストレングスモデル―リカバリー志向の精神保健福祉サービス―．第3版，金剛出版，2014．
7) 萱間真美：リカバリー・退院支援・地域連携のためのストレングスモデル実践活用術．医学書院，2016．
8) Benner, P. 著, 井部綾子・監訳：ベナー看護論 新訳版―初心者から達人へ―．pp. 17-29, 医学書院，2005．
9) タイダルモデルウェブサイト　http://www.tidal-model.com/
10) 萱間真美：バーカー先生とタイダルモデル．精神看護，9（6）：94-99，2006．
11) 大木千春・他：タイダルモデル（安全保障プラン）の看護面接における満足度調査．総合病院精神医学，22（Suppl）：S.141，2010．
12) 秋山　剛・他：タイダルモデルで行なう院内自殺予防　NTT東日本関東病院の取り組みから．看護管理，23（6）：481-496，2013．

第5章
精神科リエゾンチームにおける各職種の役割とチームの調整

1. 医師の立場から

1）精神科リエゾンチームにおける精神科医の役割

　精神科リエゾンチーム（以下リエゾンチーム）における精神科医の役割は、
　①医師としての役割
　②チーム活動のコーディネーターとしての役割
に大別される（表）。
　コーディネーターとしての役割については他章で述べられるのでここでは詳しくは取り上げないが、チーム活動開始前はチームメンバーの選定、回診・ミーティングの日時の決定、チームへの依頼方法の決定、チームメンバーの役割分担や関連する文書の書式の作成など、チーム立ち上げの準備を行う。チーム活動が始まっ

表　リエゾンチームにおける精神科医の役割

① **医師としての役割**
　1　チームでかかわる必要性や目標の検討
　2　正確な精神科診断を下す
　3　精神科的治療方針を決定する
　4　診断や治療方針を患者本人・家族・主治医・病棟看護師に伝える
　5　精神科担当医として患者の治療をフォローアップする
　6　病棟看護師への教育的・啓発的働きかけを行う
　7　病棟看護師のメンタルヘルスサポートを行う
　8　チームメンバーでない精神科医との連携を図る

② **チーム活動のコーディネーターとしての役割**
　1　チーム立ち上げの準備
　・届け出に関する事務的な手続き
　・電子カルテシステムに対応する診療実施計画書・治療評価書の作成
　・チームメンバーの選定と回診・ミーティングの日時の決定
　・カンファレンスの進め方や役割分担、チームへの依頼方法などの具体的手順の決定
　2　チーム活動の維持・発展のための工夫
　・短時間で効率よくカンファレンスを行うための工夫
　・チームメンバーの交代への備え
　・リエゾンチーム活動の院内への周知
　・対象患者数の検討
　・他のチーム活動との連携

てからは対象の患者数の検討、チームメンバーの交代への備え、診療報酬やチーム構成条件の変更への対応など、事務的・経営的な内容へのかかわりも含めてチーム活動をリードしていくことが求められる。コーディネーターの業務を行うには他のチームメンバーよりも多くの労力と時間が必要であり、精神科医が非常勤の施設では他の職種のメンバーがコーディネーターの役割を担うべきであろう。

本節では、①の医師としての役割について解説する。

(1) チームでかかわる必要性や目標を検討する

リエゾンチームとしてかかわる必要性と目標について、他のチームメンバーと検討する。患者・家族・他科のスタッフのニーズの確認、精神科医が行うこと、他の職種が行う支援の内容などについて目標を立てると、メンバー同士の協働が円滑に進み、リエゾンチームで介入する期間の見通しもつきやすくなる。

(2) 正確な精神科診断を行う

正確な診断は治療方針の決定に不可欠である。リエゾンチームは身体疾患で入院中の患者の精神症状への治療やケアを行うので、身体疾患や治療薬物と精神症状との関連に精通している必要がある。身体疾患で入院中の患者には、全身状態の変化、治療薬物による副作用、主治医からの説明への感情的反応など、精神症状に影響を及ぼす多くの要因がかかわる。また、短時間のうちに精神症状が変わることがあるので一度診断を下したらそれで安心するのではなく、引き続き状態の変化を追う必要がある。

(3) 精神科的治療方針を決定する

精神科診断をもとに、
①精神科薬物療法
②精神療法
③環境調整
などについて治療方針を決定する。

精神科薬物療法については向精神薬の処方を行うだけでなく、身体疾患の治療薬について、減量・中止、他剤への変更などが望ましい場合には、主治医に検討を依頼する。

精神療法については、リエゾンチームが関与するのは入院期間中であることから、洞察的精神療法ではなく支持的精神療法が中心となる。支持的精神療法は患者本人だけでなく、患者の家族に対しても行われることがある。

環境調整については、入院中の環境調整(ベッドの位置、個室の適応、リハビリテーションの導入など)だけでなく、退院後の生活にかかわる調整として精神保健福祉士の積極的介入を促すなど、活用できる資源を考え提案していく。

(4) 精神科診断や治療方針を患者本人・家族・主治医・病棟看護師に伝える

　精神科診断と治療方針が決定したら、患者本人・家族・主治医・病棟看護師に伝える。この際、認知症のように入院前からすでにあった病態なのか、術後せん妄のように入院後に発症した病態なのか、症状がよくなる見込み（可逆性）があるのか、症状がよくなる見込みがあるとしてどの程度の期間を要するのか、身体疾患やその治療と精神症状との因果関係はどうなのか、といった点について、主治医や病棟看護師にわかりやすく説明し、理解を得る。

　主治医は他科の医師であり、日々患者と接するのは他科の病棟看護師である。診立てや今後の見通し、予測される症状などについて、精神科医がひとりでわかっていても何の役にも立たない。得られた知見をどれだけわかりやすく依頼元の主治医や病棟看護師に伝えられるかがポイントである。

(5) 精神科担当医として患者の治療をフォローアップする

　他科の治療を終えて退院した後も精神症状の治療が必要な場合は、外来治療を行い、必要に応じて社会資源の活用を進める。

(6) 病棟看護師への教育的・啓発的働きかけを行う

　（4）で述べたように、担当科の主治医や病棟看護師にわかりやすく伝えることが重要であり、他科のスタッフが患者や家族の精神病理や対応についての知識・理解を深めることは病棟での日々の業務における対応能力を高めるのに不可欠である。

　リエゾンチームが病棟看護師とやり取りを重ねるうちに、病棟看護師の問題対処能力が徐々に向上していく。例えば、はじめは、せん妄患者に対する向精神薬投与のタイミング（夕食後に内服するのか眠前にするのか）や使用する薬剤の区別（頓服として不眠時薬なのか不穏時薬なのか）を一つひとつアドバイスしなければならなくても、リエゾンチームが回診で「アドバイス→結果についてのフィードバック→新たなアドバイス」という作業を繰り返すと次第に病棟看護師自らの判断で適切な介入や判断が行えるようになる。せん妄など夜間の症状に対しては医師に即時に相談できず病棟看護師の判断が必要になるので、病棟看護師の問題対処能力が向上することは患者・病棟看護師双方に役立つ。

　リエゾンチームが介入した結果については、カルテに記録するだけではなく、できるだけ主治医に直接伝える。伝えた内容についての疑問や質問についてその場でやり取りできれば、主治医の精神科治療についての理解も深まりやすい。初期臨床研修医や研究医など若手の医師が主治医の場合は、精神科医療に関する研修という意義もある。

　リエゾンチームが主催して病棟スタッフや他科医師向けの勉強会・研修会などを開催する場合は、せん妄の病態、睡眠薬の使用方法、対応が難しい患者への接し方などについて講義を行う。また、院内共通のせん妄対策や不穏時・不眠時の

マニュアルなどを作成するとよい。

　筆者が勤務していた病院でもリエゾンチームで作成したせん妄対策マニュアルやチームで提唱する不穏時・不眠時の推奨処方が院内全体で第一選択として使用されていた。また、リエゾンチーム主催の研修会を年に数回行い、せん妄・不眠・患者とのかかわりなどをテーマにして精神科医・臨床心理士・精神看護専門看護師などが分担で講義を受け持った。

(7) 病棟看護師のメンタルヘルスへのサポートを行う

　病棟看護師のメンタルヘルスへのサポートの基本はエンパワーメントである。すなわち病棟看護師のケア意欲を回復・向上させることが重要である。他科の病棟看護師は、患者の精神症状に対する十分な訓練、研修を受けないまま、患者の精神症状へのケアを行わなければならず、心理的な負担が大きい。リエゾンチームによるエンパワーメントやサポートは、極めて大きな意義をもつ。行っていることの意味づけ、意義を伝えていくことがエンパワーメントにつながる。

　患者からの暴言などがあると、一般的なエンパワーメントにとどまらない、医療スタッフのメンタルヘルスへのサポートが必要になる。

　一般の企業と同じように、医療スタッフのメンタルヘルスへのサポートは、健康管理部門の業務である。医療施設では、医療スタッフのメンタルヘルスへの対応を、自分の施設の精神科医に依頼することがある。こうすると、治療医師、健康管理医師という立場と、病院の同僚（リエゾンチーム）という立場が混同されてしまい、混乱がおきる可能性がある。

　短期間の介入で医療スタッフのメンタルヘルスが改善する場合はよいが、問題が継続する場合は、精神科医は近隣の適切な治療施設の紹介という役割にとどまり、あとは主治医と病院の健康管理医の判断に任せるという通常の健康管理の形態を維持するべきである。

　医療スタッフの個別のメンタルヘルスの相談だけでなく、医療スタッフ間の対人関係や職場全体の雰囲気や問題点など、病棟機能やグループ力動の視点から意見を求められることもある。このような場合は通常のチーム回診とは別に、病棟医師・病棟師長・病棟看護師などが参加するミーティングの機会を設ける。精神科医はオブザーバーないしはアドバイザーとして中立的な立場から助言や取りまとめを行い、問題の解決に努める。

(8) チームメンバーでない精神科医との連携を図る

　リエゾンチームには属していない精神科医が、リエゾンチームを活用しながら自分でも継続診療する場合がある。チームメンバーの精神科医は、継続診療している精神科医が最後に診察してから回診までのあいだにおきた変化について、情報を伝える。病棟看護師に助言を行う際は、継続診療している精神科医がした説明や方針と食い違いが生じないように注意する。

　チームメンバーの精神科医が他の医療チーム（緩和ケアチームなど）のメンバー

も兼ねている場合は、他のチーム間の橋渡し役も求められる。

2) 精神科リエゾンチームに提供できる情報の内容

　医師は他の職種と比べてチームメンバーのなかで権威的となりやすい存在である。医師が方針や意見を述べた後では"医師の意見には反対できない"という雰囲気が生まれやすく、せっかく多職種が集まってミーティングを行っても活発な意見交換ができずに終わってしまう可能性がある。各メンバーが自分の専門性を十分に発揮したディスカッションを行うために、医師は自分の職種が周囲に与える影響に注意しながら発言する必要がある。

　病態水準については臨床心理士、薬物療法については薬剤師、家族背景については精神保健福祉士、身体疾患の病態や程度、身体状態と生活の関連については看護師からの意見が有用であり、それぞれの職種が、自分の得意領域を中心に、のびのびと意見を言える雰囲気をつくることがチーム運営を円滑に行うために大切である。

3) 事例

　リエゾンチームにおける精神科医の役割を具体的に理解するため、以下に事例を挙げる。「1) 精神科リエゾンチームにおける精神科医の役割」で述べたことを確かめながら読んでいただきたい。

　事例は患者のプライバシーに配慮して一部変更してある。

(1) 事例1

　50歳代男性。既婚、妻との2人暮らし、会社勤務。一週間前に悪性腫瘍の診断がつき、化学療法目的で入院。リエゾンチーム回診時に病棟看護師から「不安・不眠・情緒不安定などの傾向が顕著で、夜遅くまで眠らずに電気をつけていたり、他患のベッドサイドに行き自分の窮状を訴えて泣いたりするなど、病室内で患者間のトラブルになりそうな行動が出ている。診断を告げられた反応と思われるがどのように接したらよいか」との内容で相談があり、翌日精神科併診となった。

　経済的な不安が強く、医療費に関する相談にものる必要があること、妻も動揺しており家族のケアのために臨床心理士のサポートが適当と考えられたことなどからリエゾンチームで介入することとした。

　病棟看護師からの報告にある不眠や焦燥感に加えて、多弁・多動・行為心迫などの傾向が認められた。問診では、がんの診断がされる以前から周期的に睡眠障害や気分の浮き沈みがあり、頻繁な転職などの職歴や家族にも同様の傾向の者がいることなどが確認された。悪性腫瘍を告げられたことは精神状態が不安定になった単なる引き金であり、診断としては双極性障害が疑われた。精神科薬物療

法を開始し（バルプロ酸ナトリウム 200mg から開始し最終的に 600mg まで増量）、比較的短期間で種々の精神症状は軽減ないし消失し、退院までの期間比較的安定した精神状態で化学療法を受けることができた。

(2) 事例 2

50 歳代男性。未婚、単身生活者、無職。悪性腫瘍の化学療法治療のための入退院を繰り返している。

リエゾンチーム回診時、病棟看護師より患者が"あらゆることに細かく、どのように対応したらよいか苦慮する"との内容で相談があった。

患者は化学療法の始まる時間を細かく確認し、数分でも遅れると病棟看護師に苦情を述べる、同室の他患のいびきがうるさいと直接その患者に文句を言って患者同士のトラブルがおきる、自分の主張をかたくなに押し通そうとして融通がきかないなどの行動を繰り返していた。病棟看護師のあいだでは"やりにくい人"との認識で共有されており、主治医・病棟看護師のあいだでは精神疾患ではなく"性格傾向"と考えられていた。

患者の生活歴や病棟での生活習慣、苦情の内容などについて詳しく病棟看護師から話を聞くと、独特な言葉遣いや細部へのこだわり、知覚過敏などの傾向が顕著であり、この年齢まで診断がつかなかった（あるいは診断の機会がなかった）発達障害圏の病態が疑われた。

精神科での診断面接目的での併診を勧め、患者本人の機嫌がよさそうな日に病棟看護師から話したところ患者本人が応じたため、精神科併診となった。幼少時期のことがわかる家族は存在しなかったが、患者本人から直接聴取して得られた生育歴からも自閉症スペクトラム障害と考えられた。

①本人の訴えや要求が多岐にわたっており、病棟看護師が定期的に時間を確保して話を聞くのが難しいため、精神看護専門看護師が患者本人と会って話を聞き、要点をまとめて病棟に伝える
②今後の治療について患者本人の理解が不十分と思われる点があり、同意書の作成など家族にも説明・相談することが必要だったが、家族と疎遠になっており、ケースワーカーを通じて治療への協力を要請する
③薬剤師から行う患者への薬剤指導でも患者の性格傾向を理解していることが役立つと判断される

以上の点からリエゾンチームで介入を行うこととした。

チーム回診日の他に週 1 回精神看護専門看護師が訪室して患者と面接し、入院生活や治療への不安・不満に関する患者の訴えを聞いて病棟看護師に伝え、看護師間で問題を共有した。回診時には問題点への対応についてチームメンバーと病棟看護師で話し合いを行った。

別に日を設けて、病棟看護師に発達障害に関する簡単なレクチャーを行い、時間へのこだわりや音への過敏性などが単に患者の我慢不足による行動ではなくそれ自体が"症状"であること、環境調整が必要なこと、時間を決めて対応することや簡潔に説明することで患者が理解しやすく不安になりにくいことなどを説明

した。患者との対応を精神的負担と感じ"受け持ちになると気が重い"と話していた病棟看護師もレクチャーの後では"今度は割り切って付き合ってみようと思う"と前向きな気持ちになれたようであった。実際にこのように対応することによって患者からの要求が少なくなり、病棟看護師のなかにみられていた陰性感情も少なくなった。

主治医には環境調整の必要性について説明し、入院加療する場合は初日から個室が確保できるように日程調整のうえ入院するなどの工夫がなされるようになり、同じような内容のトラブルを他患とのあいだで繰り返すこともなくなった。

事例1、2ともに、病棟看護師が患者の対応に苦慮してリエゾンチームに依頼となったケースである。相談を受けた理由は、いずれのケースも"病室内でトラブルになりそうな行動がある"であったが、診断や対応方針はまったく異なるものであった。事例1では診断に基づいた薬物療法が中心で、精神療法や環境調整はさほど比重が置かれなかった。事例2は薬物療法だけで改善する病態ではなく、環境調整や病棟看護師の対応が必要であった。

(荒井　宏)

(3) 精神科リエゾンチームの支援の原則からみたコメント

❶病院システムのなかでの位置づけ

事例1は、今回の入院をきっかけに双極性障害を発症したものであろうか？もし、そうであれば、比較的珍しい事例である。双極性障害などの精神疾患の既往歴が把握されていないために、リエゾンチームへの支援の要請が遅れることはよくみられるので、他科への入院患者において精神疾患の既往歴がきちんと確認されているかを確かめる必要がある。

❷精神科リエゾンチームへの支援要請のタイミング

事例1は、困難な状況がこじれることなく介入が行われている。事例2は入退院を繰り返し、「病棟看護師のあいだで"やりにくい人"と認識」されるようになってから、回診時にリエゾンチームへの支援要請が行われている。事例2については、もっと早い段階で正式な方法で依頼が行われることが望ましかったといえよう。

❸関係者へのエンパワーメント

2つ事例とも、エンパワーメントについては具体的な記載がない。しかし、支援は円滑に機能しており、アドバイスの前提としてエンパワーメントが行われていると思われる。

❹支援者支援

事例1は薬物療法が奏功して状況が改善している。事例2では、薬物療法・精神療法のほか、レクチャーや環境調整へのアドバイスを行っており、十分な支援者支援が行われていると考えられる。

(秋山　剛)

2. 精神看護専門看護師の立場から

1）精神科リエゾンチームにおける精神看護専門看護師の役割

精神看護専門看護師がリエゾンチームで担う役割には、
①患者の精神状態の早期アセスメント、治療やケアの必要性の判断と早期導入
②患者への直接ケア
③看護師へのコンサルテーションとエンパワーメント
④看護師への教育
⑤チーム医療の推進のための調整役－医療チームの調整
⑥看護師のメンタルヘルス支援の相談窓口
があげられる。

（1）患者の精神状態の早期アセスメント、治療やケアの必要性の判断と早期導入

　精神看護専門看護師は看護師にとって身近な存在であり、組織横断的に活動するため、早期から患者の精神状態をアセスメントし、必要な治療・ケアにつなげる役割をとりやすい。
　不安や抑うつが中等度以上の場合には、薬物治療の必要性について検討し、精神科医に処方を依頼する。病棟チームが精神症状に対する専門治療が必要と判断しても患者の抵抗があって精神科医による治療につなげられない場合がある。そのような場合、「看護師ならば会ってもいい」と言う患者もおり、精神看護専門看護師は精神科治療へのつなぎ役としても機能できる。

（2）患者への直接ケア

　精神看護専門看護師の直接ケアとしては、患者の精神状態の悪化を防ぎ、生活機能レベルを維持・回復するための治療的介入を行う。支持的面接を通して患者の思いを傾聴し、カタルシスを促進する。患者自身が自分の病気や治療、生活や人間関係を見直し、手術・治療後の身体や病気とともに生きる生活を再構築することを基本的な目標として支援する。

（3）看護師へのコンサルテーションとエンパワーメント

　看護師や看護チームの看護実践能力、患者への陰性感情の強さやケアの意欲についてアセスメントを行いながら、看護師のカタルシスを図り、患者理解を深め、

適切なケアを提供できるよう具体的なケアやかかわり方を提案する。病棟看護師がケアの実施を続けられるように、負担感・無力感を軽減しケアについて保証を与え、意味づけを支え、患者の特徴に応じた看護ケアの提供方法を伝え、エンパワーメントする。

(4) 看護師への教育

　忙しい医療現場では、訴えが多い患者には手をかけるが、訴えが乏しい患者の場合は、「何も言ってこないからニーズがない」と誤認して、見過ごしやすい。
　治療・ケアが必要な対象を早期に発見し、適切な治療・ケアにつなげるためには、ケアの必要性が生じる可能性について看護師が理解している必要がある。看護師への教育として、抑うつやせん妄のスクリーニングツールの活用をはじめとする知識の普及を図る。また、組織ニーズを踏まえ、病院のなかで現在、そして今後さらに強化していく必要があると考えられる精神看護に関する知識や具体的なケア方法を学ぶことができる教育研修プログラムを企画・運営し、実践に生かすことができるように教育・支援する。

(5) チーム医療の推進のための調整役－医療チームの調整

　患者の合併症が多く心理社会的問題が多様な場合は、多面的な支援が必要になる。リエゾンチームのチームカンファレンスで支援体制について検討し、誰がどのように治療・ケアを行うのか、方向性や役割分担を明確にする。
　他科病棟の看護チームなどへのコンサルテーションを通して治療環境や治療構造を整えること、今後の生活に必要とされる患者のセルフケアや家族からの支援、訪問看護や社会的資源の導入の有無について看護スタッフ、医療チームへ伝え、必要とされる医療チームの構成員、役割を話し合う。身体疾患の治療や療養生活の継続・維持に必要な医療チームの構成や活用できる資源を判断し、調整する。
　医療チーム間で治療方針が共有されていない場合には治療・ケア目標を共有し合う場をつくる。分担した役割がうまく果たせないなど医療チームが機能不全に陥っているとき、退院が進まない患者への退院促進のために多職種間の調整が必要なとき、治療に関する倫理的問題が生じたときなどには調整機能を果たす。
　精神看護専門看護師は多職種からなる医療チームがばらばらにならず、同じ目標に向かって患者を支援していくチームを構築していくための推進役となる。

(6) 看護師へのメンタルヘルス支援の相談窓口

　他科病棟に入院している患者に精神症状が発生すると、病棟看護師などのスタッフには、大きな心理的負担が発生する。リエゾンチームの大きな役割のひとつは、看護師へのサポートとエンパワーメントである。
　また看護師は、患者の院内自殺、患者からの暴力、医療事故・ニアミスなど、思いがけない衝撃的な出来事に曝されることがある。患者の攻撃的な言動や操作

的な言動に遭遇し、陰性感情を強めることもある。さらに、患者・家族だけではなく、多職種間の調整役としての機能を求められる看護師は、対人関係上のストレスにさらされやすい。患者に安定的な一貫したケアを提供していくためには、看護師が医療チームに支えられているという安心感を得ることが不可欠である。リエゾンチームの精神看護専門看護師が窓口になって、仕事上の悩みの個人相談に応じたり、必要と判断したときには院内外の精神科治療につなげる。また、患者の自殺に遭遇するなど強いストレスによって心的外傷体験をした看護師に対して、精神科医、臨床心理士と協働しサポートする。

2）精神科リエゾンチームに提供できる情報の内容

　精神看護専門看護師は、患者の身体状態と治療状況、これまでの日常生活、社会的機能、入院治療に伴う心理社会的ストレス因子やそれらへの患者の対処や防衛機制、セルフケア能力、家族の支援状況、患者と家族との相互作用に関する情報を把握し、それらが患者の精神状態にどう影響を及ぼしているのか、患者の反応を統合的にアセスメントしてリエゾンチームに情報提供する。

　また、患者を取り巻く家族・担当看護師・医療者との関係、担当看護師の力量、病棟チームの力量を把握することが可能なので、どこを修正して支援すれば患者にとって最も意味のある調整になるかを検討する際、チームメンバーに有用な情報提供ができる。

3）事例

(1) 事例の概要

　50歳代男性。単身生活者、精神科既往歴なし。クローン病増悪による下血の精査加療目的で入院。
　既往歴：X-3年　慢性腎臓病にて透析導入され、現在は週3回の透析を受けている
　　　　　X-3年　化膿性椎間板炎で3椎間自家骨移植施行、両下肢麻痺
　現病歴：X-40年　クローン病発症　結腸切除術・人工肛門造設
　入院2週目に、CO_2ナルコーシスによる意識障害・代謝性脳症のため、意識消失と痙攣が頻発し、誤嚥性肺炎・無気肺で人工呼吸器を装着された。
　ICU入室管理中に、人工呼吸器装着中の不眠時の指示について、呼吸抑制を懸念した呼吸療法サポートチームより精神科にコンサルトの依頼があった。
　一般病棟に転棟後、本人の意欲が低下しており、人工呼吸器の離脱、食事の摂取、リハビリテーションが進んでいないことを案じて、病棟看護師から精神看護専門看護師に相談・依頼があった。

(2) 患者の不満と精神看護専門看護師による介入

　患者は人工呼吸器装着のため発語ができないので、筆談や口パクでのコミュニケーションをとっていた。それらを用いながら患者と面接を行うと、以前は食事をとったり、自分で動いたりすることができていたこと、病状が進むなかで今は寝たきりになってしまったこと、人の手を借りなければ寝返りもままならないつらさややりきれなさ、先が見えない不安があることを語った。

　身体状態が改善するどころか悪化している現状に、不安、不満があり、それが医療への不信感につながっていると思われた。治療やリハビリテーションに不安感、不満をもち、いらいらしたり気分の変動があったりするものの、患者自身も気分の変動を自覚しており、なんとかコントロールしたいと考えていた。

　また、呼吸が止まり挿管する経験を二度しており、死への恐怖が強かった。眠りたいと思うものの、熟睡することへの恐怖心があった。セルフケアの介入レベルは中等度と考えられた。さらに、自分でからだの向きを変えることすらできず、自分のからだなのに自分ではどうすることもできないつらさを、医療者に十分理解してもらっていると感じていなかった。その背景として、医療者はコミュニケーションを図ろうとしてはいるものの、患者が筆談において書くのに手間取ったりしているうちに結論を導いてしまうため、コミュニケーションが不十分になっていることが推測された。

　唯一の肉親である弟は、遠方にいるため面会の頻度は少ないものの、患者の財産は弟に託してあり、定期的に必要なものを届けに来てくれているということだった。

　そこで患者への直接介入と病棟看護師へのコンサルテーションを行うこととした。精神看護専門看護師が定期的に患者に面接を行い、共感的な姿勢で感情表出を促しながら、これまでの経過とさまざまな思い、症状コントロール、何が最も患者を不安にさせるのかなどを聞いていった。また、病棟看護師とカンファレンスを行い、看護師の思いを聞いていくと、患者の口パクや筆談をすぐに理解できないときに患者に舌打ちをされることが多く、それがストレスになっていること、回復がみえない患者の病状に対してどこに目標をもてばいいのかわからず、看護チームも先が見えない不安があることがわかった。病棟看護師のカタルシスを図るとともに、患者の思いの共有、患者とのコミュニケーションのとり方を検討していった。患者の身体状態、気分状態に応じたきめ細やかな薬剤調整や看護チームを支えることが必要になると考え、リエゾンチームとしてフォローしていくこととした。人工呼吸器離脱することを病棟チームの目標として共有した。

　患者は熟睡感が乏しかったので透析や呼吸に影響が少ない薬剤調整・処方を、リエゾンチームの精神科医、薬剤師が協働して行った。

(3) 人工呼吸器の離脱をめぐって

　リエゾンチームが介入をはじめて3週間目には、患者の不安感は精神症状のコントロール範囲内となり気分は改善した。また、リエゾンチーム回診時には病

棟看護師の発言が活発になり、眠剤調整を行う際には、患者の日常の様子を細やかに情報提供してくれるようになった。その意見を参考にして、精神科医、薬剤師が呼吸抑制を考慮しながら薬剤選択し処方を行った。

　日中の人工呼吸器離脱時間は徐々に延長し、介入開始4週目に日中の離脱ができた。夜間も離脱を試みることになったが、人工呼吸器の離脱が困難で在院日数が長期にわたっている患者のリストにこの患者の名前があがっており、経営責任者会議やME室でも問題になっていることが顕在化した。臨床工学技士に話を聞くと、人工呼吸器の離脱を決して急いでいるわけではないが、身体的には離脱が可能な状態にあるので勧めようとすると、患者にはまだ不安があり、夜間の離脱に強く抵抗するので、どのように患者に勧めたらいいのか困っているということだった。一方、主科の治療は終了しているということで、主治医は足が遠のきがちになっていると看護チームは感じていた。

(4) 精神看護専門看護師による調整とその後の経過

　そこで共通の目標をもって、足並みをそろえて、患者の精神状態に応じた対応を関係職種が協働して実践できるように、主治医や臨床工学技士とも調整を図ることが必要と考え、リエゾンチーム、病棟医療チームに臨床工学技士を交えてカンファレンスを開催した。臨床工学技士は、患者の身体状態としては、人工呼吸器離脱は問題ないはずなので、患者の不安を強めることなく人工呼吸器離脱を図りたいと考えていることを表明した。患者の不安に対処する方法として、次のステップのハードルを下げて実行していく過程で不安が軽減していくこと、話をする際には、患者の気持ちをくみ取る作業が大切であることを精神科医から提案された。そして、具体的な方法を検討し、今は人工呼吸器に頼らずに自発呼吸できていることをデータを見せながら説明すること、筆談用のボードを渡して気持ちの表出できるようにすること、それをくむ時間を十分設けていくことを共有した。治療方針の決定に際しては、「○○がよいと思いますがどうですか？」といったように、患者本人の意向を確認し、指示的にならないように留意してもらうことになった。

　臨床工学技士は、患者に身体的には問題ないことをデータで示して保証するとともに、離脱のプロセスにはバックアップ体制があることを伝え、常に安全を保証し安心できるようにかかわることにした。結果的には患者の納得が得られ、夜間の人工呼吸器離脱に成功した。また、理学療法士によるリハビリテーションを受けていたが、病棟看護師・理学療法士の目標と患者のモチベーションに相違があることがわかり、目標設定を病棟看護師・理学療法士・患者との話し合いのうえ修正した。以後、患者は否定的な感情も含めて表出しながら、患者なりに治療に取り組む姿勢がみられるようになった。

　病棟看護師に対しては、粗野な態度は散見されるものの、病棟看護師は舌打ちされても患者のくせと受け止め、過敏になることなく患者の反応を待つ姿勢をもちながら患者と向き合えるようになった。ケアが心地よかったときは、患者から笑顔がこぼれるようになり、病棟看護師は患者と笑顔でハイタッチするようにも

なった。病棟看護師は患者と相談して遠方にいて頻繁には面会に来られない弟に代わって、看護補助者の協力を得て必要物品の買い物や入院環境を整えるよう配慮した。

転院調整にあたっては、患者が転院先でも自分らしく過ごせるように、病棟看護師と連携した。転院先の生活環境に求めることを患者から聞き、ソーシャルワーカーに情報提供し転院調整に活かしてもらった。

相談・依頼から転院に至るまでの期間、リエゾンチームは他にかかわっている院内医療チームとの連携を図りながら、一貫した治療・ケアが提供されるように協働し、精神看護専門看護師は直接ケアを実践しながら、コンサルテーション、調整役を果たした。

（福嶋好重）

(5) 精神科リエゾンチームの支援の原則からみたコメント

❶病院システムのなかでの位置づけ

この事例では、病棟看護師から精神看護専門看護師に直接支援要請が行われており、依頼のシステムに問題はみられない。

❷精神科リエゾンチームへの支援要請のタイミング

一般病棟に転棟後、意欲低下、人工呼吸器の離脱が進まないことなどを案じて、病棟看護師から相談・依頼されている。このように、病棟看護師が、何か心配なことがあるときには、すぐに精神看護専門看護師に相談・依頼がくるような体制になっていることが望ましい。

❸関係者へのエンパワーメント

病棟看護師とカンファレンスを行い、看護師の思いを聞き、看護師のストレスを理解し、不安について傾聴、支持している。精神看護専門看護師は、看護師同士として、病棟看護師のつらさや不安に、最もよく共感できる立場にいる。この事例でみられるように、精神看護専門看護師が病棟看護師へのエンパワーメントを行うことには、大きな意義がある。

❹支援者支援

病棟看護師とはカンファレンスを行い、リエゾンチームの精神科医、薬剤師もそれぞれの役割で協働し、さらに主治医や臨床工学技士とも調整を図っているので、具体的な問題解決にあたっての支援者支援に問題はみられない。

（秋山　剛）

〈文献〉

1) 福嶋好重・他：身体疾患を有し精神症状（不安・抑うつ）を呈している患者へのグループ・ケア・プロトコールの試案．INR，33（2）：75-78，2010．

3. 臨床心理技術者（臨床心理士）の立場から

1）精神科リエゾンチームにおける臨床心理士*の役割

*厚生労働省が定めるリエゾンチームの要件のなかでは、「臨床心理技術者」という呼称が用いられている。臨床心理技術者には公益財団法人日本臨床心理士資格認定協会の認定を受けている「臨床心理士」が従事していることが多いので本節ではこの呼称を用いている。2015年には、公認心理師法が公布され、2017年には施行される見込みである。今後は医療保健領域において心理職の増加が期待される。

　厚生労働省が定めるリエゾンチームの「臨床心理技術者」として、公益財団法人日本臨床心理士資格認定協会認定の臨床心理士を含む心理職が働いている。津川は、「臨床心理士は、臨床心理学を基盤として対人援助を行う専門職である」とし、「臨床心理士の業務は、臨床心理面接、臨床心理アセスメント、臨床心理的地域援助、臨床心理学的研究が4大柱である」と述べている[1]。また、医療法人鉄蕉会による「精神科リエゾンチーム活動ガイドライン試案」では、リエゾンチームにおける臨床心理士の役割を、「一般病床に身体疾患の治療のために入院をしている患者やその家族が、よりよい精神状態を維持し、効果的な入院治療を受けられることを目標に、心理学的問題の評価を含む臨床心理学的なアプローチを行っていくこと」としている[2]。つまり、病をもちながら生活を送る患者とその家族が、その人らしい生活を営めるように支えることが、臨床心理士の職務である。

　以下に、リエゾンチームにおける臨床心理士の役割について述べる。ただし、リエゾンチームにおける臨床心理士の役割は施設ごとに異なる面もある。

(1) 心理アセスメント

　臨床心理士が担う役割のひとつめとして、心理アセスメントがあげられる。一般に心理アセスメントとは、「クライエントの知能、特殊能力、性格特徴、動機（欲求）、葛藤の様相、防衛機制、自己概念などの固体側の要因と、クライエントを取り巻く家族・職場などの環境側の要因を明らかにし、これらを統合することが多い」とされている[3]。つまり、臨床心理士は、心理面接、心理検査、行動観察、患者のおかれている状況の見立てを通して、患者の性格的な面、知的な面、環境面をアセスメントする。つまり、その人がどのような人なのかを把握し、身体疾患に罹患し、治療をしているという現状への認識や感情状態を理解していく。そして、医療スタッフが患者にどのようにかかわるか、リエゾンチームがどのように支援するか、心理面接の方針を決定するための資料を提供することが臨床心理士の役割である。

　身体疾患の治療中に心理検査を実施するのは、性格特徴や病態水準の見立て、知的能力・認知機能の評価、精神症状についての客観的な評価などが必要な場合である。心理検査の実施に際しては、身体状況が検査にどの程度耐えられるかについて十分に配慮し、状況によっては、退院後の精神科への外来通院のなかで心理検査を実施する場合もある。臨床心理士は心理検査について幅広く理解し、目

的に合わせて検査を選び、アセスメントを行う必要がある。また、精神医学や心理学に通常接することがない医療スタッフが、患者の心理面を理解し、ケアに役立てられるように、わかりやすく具体的に心理的な所見を伝えることが重要である。心理検査・心理アセスメントでは、問題となる面だけではなく、よい点や肯定的な素質にも焦点を当て、家族や医療スタッフが患者の状態像を理解し、かかわり方の糸口が見出せるように工夫をする。また、心理検査を含めた心理アセスメントは、永続的で固定的なものではなく、身体状況や精神状況の影響を大きく受けることに十分に留意する。

(2) 心理面接

臨床心理士が担う役割の2つめとして、心理面接があげられる。服巻はがんとエイズの患者への心理的支援に関して、「臨床心理士が、患者のこれまでの生き方が、現在の言動に現れるという視点をもつ」「患者との対話のなかでこれまでの生き方について話を聴き、患者の人生を理解することで、臨床心理士が現在の言動の意味が理解できるようになる」ことが重要であると述べている[4]。身体的な疾病のためにさまざまな機能を喪失するかもしれない患者のこれまでの生き方や大切にしてきたものを丁寧に聴いていくことは、身体的な治療への取り組みや生活を支えることにつながる。

心理面接は、心理アセスメントに基づき、患者の状況やニーズに合わせて行う。例えば、身体的・心理的苦痛が強い場合にはリラクセーション法、不安やストレスのセルフコントロールに問題がある場合には心理教育、生活上の問題に対して対処が難しい場合には問題解決療法、生活習慣の改善やセルフケア行動が獲得できていない場合には行動形成を目指す方法、情動的な反応が強い場合には感情表出を促す方法など、心理アセスメントに応じて、技法を選択する。患者の身体的な状況に応じて工夫が求められるのは、心理アセスメントの場合と同様である。

(3) 他科スタッフへのエンパワーメントとコンサルテーション

臨床心理士が担う役割の3つめは、他科スタッフへのエンパワーメントとコンサルテーションである。身体疾患への治療やケアを専門とする主治医や病棟看護師は、精神症状や重大な心理的ニーズへの対応に困難さを感じ、「医療従事者として行うべきだと考える治療やケアを十分に行えていないことへのもどかしさや罪悪感」をもつことが多い。こうした心理的ニーズを把握し、精神看護専門看護師と協働して、他科スタッフをエンパワーメントすることは、臨床心理士の重要な役割である。また、心理アセスメントや心理面接の内容について、他科スタッフと情報を共有し、他科スタッフの患者へのかかわりがより円滑に、有効に進むように支援する。把握した情報は臨床心理士が直接伝える場合もあるし、リエゾンチームの医師、精神看護専門看護師を介して、伝える場合もある。

(4) 家族支援

　リエゾンチームの臨床心理士が、かかわる中心は患者であるが、身体疾患に罹患した患者の最も近くで生活を共にする家族も大きな影響を受けている。がん医療の領域においては、患者の家族が心理社会的な困難を経験するため、佐伯は、家族を「第二の患者」として支援の対象とすることの必要性を指摘している[5]。このような家族に対する支援も臨床心理士の役割のひとつである。身体疾患の治療に患者が取り組む過程のなかで、家族は患者の心理面のサポートに加え、通院・入院治療における付き添いや病状説明への同席、経済面でのサポートなど、患者へさまざまなケアを提供する役割を担っている。また、家族支援は、患者の家族として支援を行うだけでなく、患者が亡くなった後に遺族として支援を行う場合もある。

2）精神科リエゾンチームに提供できる情報の内容

　リエゾンチーム内でチームカンファレンスを行う際には、誰がニーズをもっているのか、依頼に至る経緯や依頼者のニーズを満たすために、チームメンバーがどのように機能できるのかについて検討する。筆者の病院では、臨床心理士が患者の予診をとり、成育歴や生活歴を聴取することがある。これまで何を大切にして、どのように過ごしてきたのか、これまで病とどのように向き合い、今後はどのように向き合っていこうと考えているのかについて聴いていくことを通して、患者の性格特徴、防衛機制、対人関係のあり方、知的水準、対処行動、認知的特性、発達的特性、家族背景、社会適応状況などについて理解していく。さらに、リエゾンチームに依頼されるに至った経緯、行動特性、心理的反応が生じているメカニズムを理解し、心理アセスメントに基づいて、今後の治療過程のなかで生じる反応を予測し、主治医や病棟看護師に伝える。加えて、集団力動の視点から、患者にかかわる医療チームについてアセスメントしていくことも臨床心理士の役割のひとつであると考えられる。

3）事例

(1) 事例の概要

　10歳代男性。1カ月前から間欠的に高熱が出ており、入院し精査が行われることとなった。入院時から医療的処置の際に、不安からパニック発作を呈し、布団をかぶってしまうため、病棟看護師が声をかけても母親が答えることが続き、病棟看護師は対応に困惑していた。精査の結果が出るまでに時間がかかり、その後治療が始まるため、入院期間が長くなると考えられ、病棟看護師、主治医からリエゾンチームへ依頼があった。

(2) 精神科リエゾンチームによる介入

　病棟看護師からは、患者が年齢の割に幼く感じる、処置に対して過剰に反応しているように感じられる、母親が現在行われている治療が本当に必要なのかと毎日尋ねてくるので同じ説明の繰り返しを負担に感じている情報がリエゾンチームに伝えられた。患者からは、治療のことを考えると不安で呼吸が苦しくなること、夜眠れないことが語られた。リエゾンチームのカンファレンスでは、もともと発達的な偏りがあり、今後の長期入院を考慮すると患者本人に加えて家族や病棟看護師も支えていく必要があることが話し合われた。精神科医が薬剤調整、精神看護専門看護師がスタッフコンサルテーションと患者のセルフケア行動の獲得に関する支援を行い、臨床心理士が心理アセスメントと継続的な心理面接、家族からの情報収集と家族支援を行うこととした。

(3) 心理アセスメント

　臨床心理士は、患者がこれまでどのように生活してきたのかについて聴取を行った。解熱した体調のよい時間に心理検査を行った結果、一対一の関係のなかでは良好なコミュニケーションが取れること、聴覚情報は記憶しづらいが、視覚的な情報があると理解が促進されること、新規場面では緊張が高まることが明らかになった。患者の特性に合わせて環境を整えることで、入院生活に適応できる可能性があると考えられた。

(4) 心理面接

　心理面接では、始めに病状に関する不安について傾聴、支持し、心理教育、リラクセーション法を実施した。心理面接の経過のなかで、悪性リンパ腫の診断が確定した。抗がん剤治療が開始され不安が増強したが、治療を完遂することを目標とすることに、患者も同意した。抗がん剤の副作用の苦痛から、治療やケアに対して拒否的な言動が増えたが、活動記録表を導入し、抗がん剤の投与サイクルと副作用の関係を患者自身がモニタリングできるように支援したところ、副作用への耐性が増し、治療の見通しがもてるようになった。また、新しい処置に関しては、患者から主治医に質問できるように一緒に準備をし、相談をするスキルの獲得を目指した。病状や新しい処置の説明時には、臨床心理士が同席し、患者と医療スタッフとのあいだをつなぐ役割を担った。

(5) スタッフ支援

　臨床心理士は、精神看護専門看護師と病棟を訪問し、病棟看護師の対応についてねぎらった。病棟看護師は、患者が不安を表出した際には、不安を受け止め、支持的な声かけを行った。臨床心理士は、精神看護専門看護師と協働し、病棟看護師が患者の病室を訪問し、ケアを行う際に同席し、両者の橋渡しの役割を担っ

た。そして、病棟看護師がケアを行ううえで感じる困難感を受容し、適切なケアに関して、肯定的なフィードバックを伝えた。また、精神看護専門看護師は、病棟看護師に対して、患者が不安を感じやすい処置の前には十分にオリエンテーションを行うこと、治療に取り組めるように不安を感じやすい処置の前には頓用薬の使用を助言し、臨床心理士が把握した患者の発達的特性と、対応方法について伝えた。具体的には、情報は絞って伝える、視覚的に示す、新規場面では不安が増強するため、前もって予告をすることである。その結果、病棟看護師が患者と母親から治療に関する細かい質問をされることは続いたが、ひとつずつ説明することで、徐々に理解が促進することを実感できるようになった。

　さらに、パンフレットなど視覚的資料を用いて治療の説明を行い、患者と母親が現在行われている治療について把握できるように対応の工夫を行った。検査や治療に応じて病棟が移動したため、リエゾンチームが、病棟間での引継ぎがスムーズに行われるようにサポートを行った。

(6) 家族対応

　臨床心理士は週に1回30分、別室で母親の面接も継続した。患者のサポーターとしての役割を担う母親を支え、患者が治療を完遂することができるために、どのようにかかわるかについて話し合った。また、母親が不安な気持ちを表出し、整理していけるようサポートを行った。

（髙橋香織）

(7) 精神科リエゾンチームの支援の原則からみたコメント

❶病院システムのなかでの位置づけ

　この事例では、病棟看護師からリエゾンチームに直接支援要請が行われており、依頼のシステムに問題はみられない。

❷精神科リエゾンチームへの支援要請のタイミング

　入院時から病棟看護師が困惑する事態が続いており、支援要請のタイミングはもう少し早くてもよかったのではないかと考えられる。

❸関係者へのエンパワーメント

　「病棟看護師がケアを行ううえで感じる困難感を受容し、適切なケアに関して、肯定的なフィードバックを伝えた」と記載されているが、もう少し記載がほしい。臨床心理士が関係者へのエンパワーメントについてどのようなやり取りができるのか、より具体的な記載があると読者の理解がさらに深まったと考えられる。

❹支援者支援

　「患者が不安を感じやすい処置の前には十分にオリエンテーションを行う」「不安を感じやすい処置の前には頓用薬の使用を助言し」「具体的には、情報は絞っ

て伝える、視覚的に示す、新規場面では不安が増強するため、前もって予告をする」など、さまざまな具体的な支援を行ったことが記載されている。

（秋山　剛）

〈文献〉

1) 津川律子：精神科における臨床心理士の役割．「精神科研修ノート」．笠井清登・他編，pp.77-78, 診断と治療社，2011．
2) 鉄蕉会：精神科リエゾンチーム活動ガイドライン試案．2013．
3) 高橋雅春：心理臨床の課題と方法．「新版心理臨床入門」．岡堂哲雄編，pp.11-23, 新曜社，1986．
4) 服巻　豊：ターミナルケア．「がんとエイズの心理臨床　医療にいかすこころのケア」．矢永由里子・小池眞規子編，創元社，pp.56-63, 2013．
5) 佐伯俊成：がん患者と家族に対する心理的介入．心身医学，44（7）：495-501, 2004．

4. 精神保健福祉士の立場から

1) 精神科リエゾンチームにおける精神保健福祉士の役割

　精神保健福祉士は、精神障害者の保健および福祉に関する専門的知識や技術をもって、心身に疾患・障害を抱えた患者とその家族などに対して、取り巻く環境も視野に入れ「自己実現」や「自己決定」「関係性の構築」を大事にし、社会資源なども利用しながら相談・支援を行う。

　医学の進歩、医療費の高騰などから、医療現場にはますます効率的な治療を目標・目的とすることが望まれている。一方、高齢者人口の増加に伴い、生活支援を必要とする人が増加している。また、リエゾンチームに相談がある患者は、疾病のために生活機能障害を抱えていることが多く、治療と生活をつなぐために、治療と並行した支援を行うことが求められる。精神障害という枠にとらわれることなく、精神・心理面で不調を訴え、身体的な治療を受けるために病院を受診するすべての患者に対して対応が求められる。リエゾンチームにおける精神保健福祉士の役割について述べる（図）。

(1) チームカンファレンスでの情報提供

　リエゾンチームがなかったころは、精神保健福祉士が退院支援などを行うときには、主治医・精神科医・病棟看護師などの意見を個々に情報収集し、アセスメントする必要があった。退院調整の必要性が考えられてから依頼され、精神保健福祉士は退院調整の部分だけを担う事例も多かった。

　リエゾンチームにおけるチームカンファレンスでは、チームで介入やケアの方

針を決定し、評価を行う。精神保健福祉士がリエゾンチームに加われば、チームカンファレンスに提示される患者の社会保障制度の利用や経済的な問題解決の必要性、退院支援の必要性について、社会資源の情報提供や介入を行うことができる。

(2) チーム回診への参加と病棟との連携

　リエゾンチームによる病棟回診では、病棟看護師から精神・心理症状で困っている患者や症状出現が予測される患者、今後の患者の生活支援に関する相談を受ける。精神保健福祉士が病棟回診に参加することにより、心理社会的な調整も含めて、病棟看護師とやり取りができる。精神保健福祉士は、カルテを読んで、社会資源の利用状況を把握し、生活背景の整理をして意見を述べる。直接情報を得たほうがよい場合は、患者や家族と面談を行い、同意を得て、入院前にかかわりがあった医療・福祉・介護の関係者とも情報を共有し、療養生活や退院調整で困難が予測されることなどについて意見を述べる。これらのかかわりによって、入院中の環境調整や精神症状の出現や悪化の予防に寄与することができ、入院の早期から退院後の生活を視野に入れた取り組みを進めることが可能になる。

　必要があれば、入院時より、主治医からの患者や家族への病状説明にも同席し、治療後の生活を見据え、介護保険サービス・医療保険サービス・障害福祉サービスの利用や療養場所に関しての必要な情報を提供し、患者や家族と一緒に考え、治療と並行した調整や相談を行う。この過程で、患者本人や家族と医療者の思い

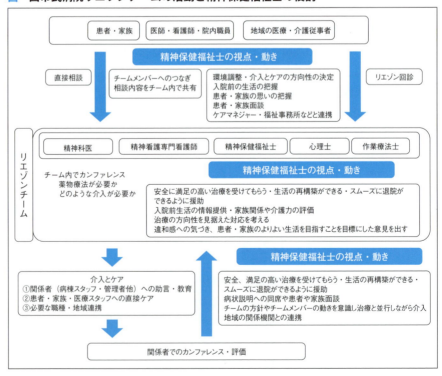

図　西市民病院リエゾンチームの活動と精神保健福祉士の役割

や認識のズレを修正し、患者本人や家族の病気の受け入れや気持ちの揺れに付き合うことも必要である。これらのことは治療や看護にも関係してくるので、主治医や病棟看護師などとの情報の共有が必要である。

また、家族は、患者の治療や退院後の療養について、治療への協力、介護、時には代理同意など多くの役割を課せられるので、家族へのケアも重要である。

(3) 地域医療在宅支援部門との連携

病院には地域医療在宅支援部門があり、そこに精神保健福祉士や社会福祉士、退院支援を専門にしている看護師が所属していることが多いと思われる。リエゾンチームでかかわる患者に他の精神保健福祉士や社会福祉士、退院支援看護師がすでに介入している場合は、チームで得た情報を担当者に提供し、共同で対応する。リエゾンチームに所属する精神保健福祉士は、院内のすべての部署をカバーするために、地域医療在宅支援部門や各病棟で開かれる退院支援のカンファレンスに参加できるとより情報共有がスムーズになる。地域の医療・介護・福祉の関係者から患者やその家族の精神症状や心理・社会的問題についての情報を得たときには、リエゾンチームだけでなく地域医療在宅支援部門などとも情報を共有し、今後の地域での生活の再構築について検討する。

2) 精神科リエゾンチームや入院病棟に提供できる情報の内容

回診時に相談を受けたら、病棟看護師やリエゾンチームに社会資源の情報などを提供し、その場で検討する。これによって、おのおののかかわりの課題がみえ、問題が明確化できる。介入後の情報は、カルテに記載し、情報共有する。病棟看護師やリエゾンチームの他のメンバーは、この情報を参考にしながら、それぞれの役割をよりよく果たすことができる。そして、カンファレンスや回診時に方針の再確認をする。

また、病棟看護師や医師から直接に相談がある場合もあり、その場合も情報提供や介入を行い、チームカンファレンスで提示を行う。

(1) 認知症や精神疾患の既往

認知症や精神疾患の既往がある場合、回診時に病棟看護師から相談されることが多い。患者が慣れない環境にストレスを感じ、せん妄が出現したり精神症状が悪化したりする可能性があるため、入院環境の調整やかかわりが重要である。精神保健福祉士は社会背景・家族背景・要介護度や介護保険サービスの利用状況などについて、病棟看護師やカルテの情報から入院前の生活を推測する。必要時には、患者や家族と面談を行い、同意を得て、関係機関と連携をとり、もともとの精神・身体的機能や生活状況などの情報を収集し、チームや病棟へ提供する。

(2) 退院後の生活への精神症状の影響

　精神症状の影響などで、短期間の入院では従来の生活機能を取り戻せない場合、どのような生活上の困難があり、どこまでセルフケアが可能か、支援者はいるか、指導やリハビリテーションでの訓練で改善できそうか、家族との関係性について情報を収集する。年齢や障害の程度によって、介護保険サービス・自立支援医療費制度を利用した精神科訪問看護・その他の障害福祉サービスや相談支援機関についての情報を患者や家族に提供する。自宅への退院が難しい場合は、療養場所として適した療養型病院・リハビリテーション病院・入院施設のある精神科病院・介護保険施設の情報を提供し、精神症状も含めて、どの種類の施設への入院・入所が適しているのかを検討し、スムーズに退院ができるように調整をする。精神科病院への転院が必要な場合は、精神科医と連携をとりながら転院調整をする。アルコール依存症の治療が必要な場合は、患者の意思を確認し、アルコール専門病院で治療を受けることができる旨を伝える。退院調整に難渋していると相談を受けたときは、どのようにすれば調整がしやすくなるかについてチームや病棟看護師と検討する。

(3) 医療費や生活費の心配への対応

　診断や入院の見込み期間、治療方針を確認する。診断や障害に応じて、以下のように申請できる制度がある。相談があった場合、どの制度が使えそうであるかの情報提供をし、利用手続きの希望があれば、詳細を確認する。ここでは、例として主なものを紹介する。

①健康保険の加入者が受けることができる、高額療養費制度、限度額適用・標準負担額減額認定証の交付制度
②身体障害者手帳1級・2級、内部障害3級を所持している人、重度の知的障害者などが助成対象となる重度障害者・高齢重度障害者医療費助成制度
③国が定めた指定難病が対象となっている特定疾患治療研究事業
④身体障害者手帳に応じて、身体の障害を除去、軽減して日常生活を容易にするための医療を受ける場合や、精神科通院に際して助成される自立支援医療
⑤乳幼児医療費助成制度やひとり親家庭等医療費助成制度などの医療費軽減制度(自治体によって異なる)
⑥健康保険に加入している人が、労務不能になったときの傷病手当金
⑦公的年金の加入者が病気やけがによって心身に障害を有し、日常生活や就労の面で困難が多くなった場合の障害年金
⑧生活全般に応じて困窮した場合の生活保護

(4) 妊娠、出産、育児への支援の検討

　妊産婦自身のセルフケア能力、家族関係、サポートの体制、経済状況など把握している範囲の情報を確認する。制度としては、こども家庭支援室(自治体によっ

て名称は異なる)、児童相談所などの相談窓口を案内し、産後のホームヘルプの利用などの子育てサービスを紹介する。一時的にでも養育が難しい状況があるときは、乳児院や助産院などの情報を提供する。

　患者や家族の対処能力やサポートの体制、精神・心理的な問題の有無、経済状況、支援への受け入れを確認する。継続して関係性をつくり、心理的変化にも注意しながら、妊娠期からこども家庭支援室と連絡を取り合うことが多い。出産前にサポート体制をつくっておき、産後の育児指導や児へのかかわり状況からこども家庭支援室、児童相談所などと相談していく。

(5) 虐待の疑い

　家族からの虐待の疑いがある場合には、入院中の虐待が疑われている者とのかかわり、介護や福祉サービスを受けているかなど把握している範囲の情報を確認し、入院病棟での観察を依頼する。入院前にかかわっていた機関がある場合は、情報の共有をしながら、児童虐待・高齢者虐待・障害者虐待の各専門の窓口と連携をとりながら、院内の虐待対応マニュアルに沿って相談していく。

　虐待の原因は複合していると考えられるので、慎重に対応し、入院前にかかわっていた機関がある場合は情報を共有しながら相談をする。院内の多部門で話し合いをもつ必要があるので、情報の整理と調整を行う。方針が決定すれば、調整の窓口として介入していく。

(6) 意識レベルの低下や認知機能の低下により意思決定が難しい独居生活者

　患者が意識レベルの低下や認知機能の低下により意思決定が難しい独居生活者の場合は、意識レベルが戻る可能性、変動、判断能力、支援体制、友人関係、面会者、入院前にかかわりのあった支援者の有無などの把握している範囲の情報を確認する。入院前にかかわりのあった機関があるのかを探し、入院前の生活状況や人間関係を確認し、チームに情報を提供する。来院できる人がいる場合は来院してもらうように働きかけ、入院治療へのつなぎの役割をする。

　医師や看護師、入院前にかかわりのあった支援者とともに、患者本人の意思が最大限に尊重されるように支援する。療養期間を通じて患者と一緒に考えていくことが必要であり、金銭管理にも問題が出てくることも予測されるので介入していく。

(7) 支援が必要なキーパーソンへの対応

　キーパーソンが問題を抱えている場合には面会に来院できるのか、様子はどうか、一緒に来る人がいるのかなどキーパーソンの対人関係で把握していることを確認する。キーパーソンが制度を利用している場合は、担当者やかかわっている機関がある可能性をチームや病棟看護師に伝える。

患者は入院前の生活はどのようにしてきたのか、キーパーソンと一緒に支援してくれる人があるか、家族や本人の力を確認し、どのように支援していけばよいかをチームや病棟看護師と一緒に考えていく。

(8) 地域における社会資源の検討

病院内だけでなく、高齢者や独居者、在宅での身体状況の管理が必要な患者に対しては、訪問看護やヘルパーなど社会資源の調整も必要となる、地域医療在宅支援部門との検討を行い、退院後の生活に必要な社会資源について検討していくことが必要になる。

3) 事例

(1) 事例の概要

80歳代男性。肺炎で救急入院。要支援2。介護サービスの利用はなし。息子と同居。

精神保健福祉士は、入院時に地域包括支援センターから「転倒してしまうと起き上がることができず、家族は自宅で介護していくことが難しいと考えている」と相談を受けていた。入院後、不眠で、落ち着きがなく、帰宅を訴え、ナースコールを押さずに動いてしまうことへの対応についてリエゾンチームに相談があった。回診時にも、不眠でそわそわしており、せん妄に注意を要すると考えられた。また、身体能力の低下に注意していくことが確認された。精神保健福祉士は、入院前から生活に困難があったことをチームメンバーに伝え、回診と同日に患者本人や家族と面談した。

(2) 家族との面談

家族と面談を行うと、「自宅では数年前から上肢が動かなくなり、転倒しやすくなった」「一度転倒すると介助なしでは起き上がることができず、さらに、発見した後も起こすことに苦労していた」と言う。また「上肢が動きづらくなってきたが、本人が病院には行きたがらなかったので、受診しなかった」と言う。

(3) 患者本人との面談

患者本人と面談を行うと、「自宅では起き上がりに苦労するので、ほとんど居室にある椅子に座位で読書をして生活をしていた」と言う。しかし、自分のことができなくなると、家族に迷惑をかけてしまうという思いが強く、できるだけ自分で動かないといけないと考えている。自分のできる範囲のことは自分でしようと努力し、転倒してしまうことが多く、転んだまま数時間を過ごすこともあった。医療費で家族に心配をかけたくないという思いから早期の退院を希望していた。

患者本人や家族には療養生活を送るうえでさまざまな不安があることがわかった。

(4) 治療方針

検査の結果、いつ発症したかは不明ではあったが、脳梗塞をおこしていたことがわかった。肺炎の治療と並行してリハビリテーションを行うことで、ADLの改善を図ることになった。

(5) チームカンファレンスでの評価と対応法の決定

回診と同日のチームカンファレンスで家族・患者本人との面談の結果を情報共有した。

回診時に受けた入院病棟からの相談内容について、不眠の症状やできるかぎり自分で動こうとしてしまうことは、本人のもともとの生活スタイルでもあることや、動けなくなってしまうと家族へ迷惑をかけてしまうという気持ちの表れでもあることが共有された。この情報に基づいてチームのメンバーがどのようにかかわるかが決定された。この事例では精神科医の直接介入はなかった。

❶精神看護専門看護師

病棟看護師と入院病棟での生活について検討を行った。安全面に配慮したいことを患者に説明したうえで、起き上がる際にはナースコールを押してもらうように指示した。さらに、活動能力が低下することを避けるために、自分でできることはやってもらい、夜間の睡眠には気をつけていき、生活のペースをつくり、せん妄の早期発見を行いながら様子を観察し、患者の精神症状やセルフケアへの支援を行っていくことになった。また、せん妄発症時の対応についてはその都度話し合いながら、うまくいった対応を抽出し、ケアとしてスタッフと共有した。そのなかで、ささやかな変化を取り上げ、「患者本人が変化している」ことを意識づけ、ケアへの意欲が維持し続けられるように声をかけていった。

❷作業療法士

リエゾンチームの作業療法士は、患者の左上下肢に中等度〜軽度麻痺、右上肢にもごく軽度麻痺を認め、入院前の脳梗塞による麻痺であるが、今までリハビリテーションを行っていないのでリハビリテーションにより麻痺や動きは改善できると考えた。そこで、理学療法士とも協力して、上肢操作練習、起き上がりや歩行などの動作練習を実施した。

患者は転倒への恐怖感が強く、動作練習がうまく進まなかったが、退院時には動作安定性、介助量は改善し、軽介助〜監視下で動作可能となった。

❸精神保健福祉士

患者からの帰宅の訴えは、医療費の心配によるものであることがわかり、限度額適用・標準負担額減額認定証の手続きを済ませたことを説明した。患者は不安

が多く、考え込んでしまう性格であるため、主治医、病棟看護師や作業療法士・理学療法士と連携し、患者の思いを聞きながら調整を行うことになった。家族の来院時に訪室し、患者のリハビリテーションの様子を伝え、家族の考えを聞きながら自宅に退院できるようにかかわった。作業療法士・理学療法士から家族に介助方法を伝えてもらえるように仲介し、ケアマネジャーとも退院調整する場を設定し、具体的に退院に対する家族の不安の軽減を図った。

❹臨床心理士

「動けなくなるのではないか、しかし、動くのは怖い」という患者の気持ちへの共感、患者が自分なりの方法で努力してきたことをねぎらい、精神・心理面での変化に気を配り、変化があればチームのメンバーや病棟看護師と情報を共有した。検討の結果、認知機能の評価については、退院後に必要があれば受けてもらうことになった。

(6) 介入後の経過

患者の精神症状に変化はなく、限られた入院期間のなかで、デイケアやホームヘルプサービスの調整、介護ベッドの導入により自宅での生活が可能な状態になり退院した。

※事例については、プライバシーに配慮し個人が特定できないように、複数の事例を組み合わせて提示した。

(岩蕗かをり)

(7) 精神科リエゾンチームの支援の原則からみたコメント

❶病院システムのなかでの位置づけ

この医療施設では、精神保健福祉士がリエゾンチームの一員として回診を行い、ほぼリアルタイムで病棟看護師から、懸念事態について情報を得たうえで、速やかにチームカンファレンスを行っている。病院システムとして、優れた実践であると考えられる。

❷精神科リエゾンチームへの支援要請のタイミング

上記のようにほぼリアルタイムで病棟看護師から支援要請がなされており、タイミングとして適切である。

❸関係者へのエンパワーメント

このシステムのもとでは、日常の協働作業のなかで病棟看護師がエンパワーメントされており、病棟看護師に多大な心理的負荷が生じにくいとも考えられる。また精神看護専門看護師が病棟看護師へのエンパワーメントを行っていた。

❹支援者支援

患者の「帰宅への思い」を含めた精神保健福祉士の情報によって、リエゾンチームのメンバーのかかわりが、より有効になっていると考えられる。精神看護専門看護師が、病棟看護師のかかわりについて、きめ細かいケアに関するコンサルテーションを行っている。欲をいえば、この事例の場合、認知機能の程度についての心理検査を行うことも意味があったのではないだろうか。

(秋山　剛)

〈文献〉

1) 日本医療社会福祉協会編：保険医療ソーシャルワークの基礎．相川書房，2015．
2) 公益社団法人日本社会福祉士会・公益社団法人日本精神福祉士協会等共編：社会保障制度改革とソーシャルワーク．中央法規出版，2015．
3) 岩蕗かをり・他：退院支援を見越したコンサルテーション・リエゾン活動の取り組み．総合病院精神医学，23 (suppl)：S202，2011．

5. 薬剤師の立場から

1) 精神科リエゾンチームにおける薬剤師の役割

平成28年度診療報酬改定において、リエゾンチームの構成メンバー要件が緩和され、薬剤師も「精神科病院等での精神医療に3年以上の経験を有する専従の常勤薬剤師」から、「一定の条件下（当該チームが診療する患者が週に15人以内）で専任の常勤薬剤師でも可」とハードルが下がった。しかし、薬剤師が加算対象の必須職種に入っていないため、多くの施設で薬剤師がリエゾンチームに配置されていない。

リエゾンチームは病院内のほとんどの診療科から依頼される可能性があり、薬剤師は病棟薬剤師を介した連携が取れるので、リエゾンチームにおいて多くの役割を担える可能性がある。

リエゾンチームに期待される役割としては、
　①患者への直接介入
　②病院全体への介入
　③治療者への介入
　④職員のメンタルヘルス
がある[1]が、薬剤師が担う役割は主に①〜③である。

❶患者への直接介入

患者への向精神薬の処方提案、効果・副作用のモニタリングなど薬を通しての

介入と服薬指導などを通した患者への直接的な介入がある。

❷病院全体への介入

医薬品の安全管理、適正使用の観点から医療安全意識の向上や医療スタッフに対して精神疾患および使用薬品への理解を促す介入がある。

❸治療者への介入

リエゾンチームで処方した向精神薬に関する教育および支援が主な役割である。

2) 精神科リエゾンチームに提供できる情報の内容

薬剤師がリエゾンチームに参加する際には、何から開始したらよいのか、何ができるのか、どのようにチームと調整していったらよいのかなど、迷うことも多々ある。総合病院においては、医師、臨床心理士、精神保健福祉士は精神科所属であることが多いが、看護師は看護部、薬剤師は薬剤部の所属となっており、リエゾンチームで活動するためには所属部署の理解と協力が必要となってくる。どの施設でも人員的な問題があり、薬剤師が常時リエゾンチームと行動を共にすることは困難な状況である。そのため、活動開始時に薬剤師がリエゾンチームメンバーとして効率よく活動するには、どのような方法があるかを検討する必要がある。チームメンバーとして参画してからも、メンバーと話し合いながら調整していくことが大切である。

薬剤師が担う役割として、①患者への直接介入、②病院全体への介入、③治療者への介入をあげたが、薬剤師が提供できる情報を以下に示す。

(1) 患者への直接介入

精神症状に対する向精神薬などの処方支援（処方提案）、向精神薬投与後の効果および副作用のモニタリング、身体疾患で使用している薬剤と向精神薬などとの相互作用のチェックなど薬物治療を介した介入と向精神薬などの服薬指導による介入が可能である。

処方支援では、現状の精神症状改善に最適と考えられる薬物を提案するが、その際に身体疾患への治療を妨げないような薬物を選択する必要がある。

薬物動態的相互作用も含めた薬物相互作用や身体疾患への影響を十分考慮することも重要である。患者の全身状態（肝機能、腎機能など）や既往歴（糖尿病、脳梗塞など）、状況（高齢者、妊婦・授乳婦など）を踏まえて適切な薬剤を提案する。また、治療目的が外科的処置なのか、化学療法目的なのかなど、身体疾患への治療の内容によっても提案する薬剤が変わってくる。

患者に対する介入としては、向精神薬の薬効や副作用など、精神症状と合わせた個別の服薬指導が可能である。

また、せん妄への対応などリエゾンチームで処方される薬剤には適応外使用も散見される。そのため、使用理由、効果、副作用など患者もしくは家族に十分説明して同意をとる。

（2）病院全体への介入

病院職員への教育およびリエゾンチームと病棟スタッフとの連携が主な役割となるが、薬剤師は医薬品安全管理、適正使用の観点から医療安全意識の向上や精神疾患および使用薬品への理解を促すことが可能である。向精神薬の多くはハイリスク薬であり、適正使用が求められる。

（3）治療者への介入

向精神薬についての教育および支援が主な役割である。リエゾンチームは依頼のあった診療科スタッフに対して、精神疾患・治療の説明、リアルタイムの相談による支援、チーム支援による安心感や、精神疾患の受け入れ、スタッフにおける心理的対応技術の向上などの支援を行う[1]。リエゾンチームの薬剤師から病棟担当薬剤師への情報共有・指導は重要な役割である。精神症状への治療について、処方意図が他科のスタッフにうまく伝わっていない場合には、薬剤師から伝えることが効果的である。

また、向精神薬の副作用などをあらかじめ病棟看護師に説明しておくことで、未然にインシデントなどを防ぐことが可能である。

例えば、α1遮断作用が強い薬剤に対しては起立性低血圧がおこりやすいことから、転倒・転落に注意すること、血糖値が上昇しやすい薬剤に対しては血糖値の測定や口渇、多飲などの初期症状に注意することなどが提案でき、医療安全にも貢献できる。

3）事例

リエゾンチームの薬剤師と病棟薬剤師の連携により、リエゾンチームと患者の情報が共有でき、早期の改善につながったケースを提示する。

（1）事例の概要

60歳代男性。3カ月前に前医にて病名を告知されたが、患者本人は疾患を受け入れられず、不安・不眠を訴えていたため、前医からゾルピデム酒石酸塩錠が処方され服用していた。疾患の精査・治療のために当院A診療科に入院となった。入院時、病棟薬剤師が初回面談を行ったところ、紹介状と同じ薬のみ持参薬として渡され、内服していると申告があった。残薬数や服用状況を確認したところアドヒアランスは不良であり、病棟看護師と相談して服薬は看護師管理となった。入院後、寝つけない、イライラするなどの訴えがあり、ゾルピデム酒石酸塩錠が

増量となった。

入院数日後から、怒りの表出、病棟看護師への暴言、治療に対して拒否的な態度がありリエゾンチームへの依頼となった。

(2) 精神科リエゾンチームによる介入

リエゾンチームでは、チームカンファレンスにおいて患者情報を共有した。本症例に関してはせん妄の可能性なども考慮しつつ、回診前に精神看護専門看護師が病棟看護師に聞き取りに行くことになった。リエゾンチームの薬剤師は、現在服用している薬剤の精神症状発現のリスクの有無、睡眠状態の確認、薬物相互作用の確認をし、さらに身体疾患への治療を阻害しないような薬剤を選択し、処方提案できるように準備していた。

リエゾンチームへの依頼があった直後に、病棟薬剤師からリエゾンチームの薬剤師へ情報提供があった。患者家族が家にあるエチゾラム錠を持ってくるよう患者に言われたため、入院中に勝手に薬を飲んでよいのかと心配になり、病棟薬剤師に相談してきた。家族によると、近医からエチゾラム錠が処方されており、1日複数回服用していたとのことであった。家にいるときから日中は寝ていることが多く、起きているとイライラしている様子だった。家族は日中患者が起きていると些細なことで叱責されるため、用事がないかぎりかかわらないようにしていたとのことだった。

病棟薬剤師が患者と面談したところ、他院からエチゾラム錠を処方されており、1日4～5回服用していることが確認できた。入院後も病棟看護師に報告せずに日中の不安やイライラに対して自己判断で内服しており、そのため午睡していることが多く、検査なども受けられずにいた。

病棟薬剤師からリエゾンチームの薬剤師へ情報提供があったことで、リエゾンチームの回診前に情報共有することができた。その結果、今回の症状がベンゾジアゼピン系薬剤の離脱症状の可能性が考えられた。

まず、患者に対してリエゾンチームの薬剤師はベンゾジアゼピン系薬剤の作用、副作用、現在の症状、改善方法について説明した。その結果、患者はベンゾジアゼピン系薬剤の減量をすることに同意し、身体疾患の治療を受けることも納得し、それ以降順調に治療が進んだ。

病棟看護師に対しては、患者の感情の表出はベンゾジアゼピン系薬剤の離脱症状の影響による可能性があることを説明した。病棟看護師のなかには自分の看護に問題があったのではないかと悩んでいるものもおり、リエゾンチームの薬剤師からの話を聞き精神的に楽になったと話す看護師もいた。

また、病棟看護師に対してベンゾジアゼピン系薬剤の適正使用について説明し、患者の頓服服用の要求に対して安易に医師に処方依頼をせずに、対処してもらうよう説明した。

主治医に対しては、リエゾンチームの精神科医とともにベンゾジアゼピン系薬剤の減量方法について提案し、病棟看護師の協力のもと、入院中にエチゾラム錠を中止することができた。さらに外来時に精神科でもフォローできる体制をつく

り、退院となった。

いつも、今回のケースのように順調に進むわけではないが、リエゾンチームの薬剤師として何ができるのか考えながら、個々に対応していくことが大切である。

（髙橋結花）

(3) 精神科リエゾンチームの支援の原則からみたコメント

❶病院システムのなかでの位置づけ

この事例では、入院数日後に患者の言動に関するリエゾンチームへの依頼があり、薬剤師も加わってチームカンファレンスが行われている。病院システムとしては、非常に優れた実践であると考えられる。

❷精神科リエゾンチームへの支援要請のタイミング

上記のように適切なタイミングで病棟看護師から支援要請がなされている。

❸関係者へのエンパワーメント

「自分の看護に問題があったのではないか」と悩んでいた病棟看護師へのエンパワーメントが行われている。

❹支援者支援

病棟看護師に対して、患者の頓服服用の要求に対する対処、主治医に対してはベンゾジアゼピン系薬剤の減量方法の提案が行われている。これはリエゾンチームの薬剤師ならではの支援者支援と考えられる。

（秋山　剛）

〈文献〉

1) 吉邨善孝：総合病院（一般病院）精神科医療からの医療政策．厚生労働科学研究費補助金（障害者対策総合研究事業）「新しい精神科地域医療体制とその評価のあり方に関する研究（研究代表者：安西信雄）」平成23年度研究報告書・分担研究報告書．pp.357-389，2012．

6. 作業療法士の立場から

1) 精神科リエゾンチームにおける作業療法士の役割

リエゾンチームにおける作業療法士の取り組みについては報告が少なく、作業療法士が構成メンバーに含まれていないケースも多い。しかし、作業療法士は身

体機能だけではなく精神機能のアセスメントも行えることから、リエゾンチームにおける活躍が期待される。

(1) リハビリテーションの必要性

　リエゾンチームは、内科や外科など急性期の身体治療を要する患者への支援を使命とする。その内容には、せん妄や告知に対する心理的反応や精神疾患の既往への対処などがある。リエゾンチームへの依頼は疾患に伴う機能障害を有する患者が多いため、退院後の生活を含めた長期的な視野からもリハビリテーション(リハビリ)が欠かせない。しかし、機能回復を目的とするリハビリテーション科との連携は希薄になりやすく、リハビリの必要性をチーム内で検討できるように心身のアセスメントを行うことが、リエゾンチーム内における作業療法士の役割である。

　リエゾンチームに依頼のあった患者に必要なリハビリとしては、運動療法を手段とした身体機能の回復・維持・改善が主であり、精神機能の回復・維持・改善を目的とした精神科作業療法の実施は報告が少ない[1]。また、リハビリには作業療法だけでなく、理学療法、言語聴覚療法などがあり、各患者に合わせたリハビリが導入される。

　リハビリの内容としては、不安や抑うつ症状、幻覚、妄想、せん妄などによる廃用性症候群の予防や、離床支援を目的とした関節可動域訓練や筋力訓練などがよく行われる。しかし、リハビリの内容は運動療法だけではなく、日常生活動作訓練、嚥下訓練、発声・構音訓練、呼吸器訓練などが行われ、特に精神科作業療法では、認知機能の回復・改善、不安や焦燥といった精神症状の軽減、現実感の回復などを目的とした創作活動や芸術活動、集団活動が行われる。

(2) 作業療法士による心と身体のアセスメント

　作業療法では、心と身体を同時同等に支援することが原則である。また、作業療法の手段としての作業とは、人間が行う行為すべてを意味する。作業療法士は日常生活の行為(作業)の遂行状況から患者の心身機能を評価する。評価の内容は以下のとおりである。
　①基本的能力：関節、筋力、姿勢、認知機能、意識水準、全身持久性など
　②応用的能力：コミュニケーション、セルフケア、日常生活活動など
　③社会的能力：就労、移動手段、余暇活動、教育、ストレス対処技能など
　④環境資源：家族・親戚状況、公共交通機関の利用、地域サービス、社会保障など
　⑤個人特性：生活上の習慣(嗜好品、食など)、性別、性格・気質、宗教、守られるべき人権など

(3) 作業療法の専門性と特徴

　リエゾンチームでは各職種間に役割の重複があることで協業が生まれ、チームの質の向上が図られる[2]。作業療法の論理は医学モデルと社会モデルに等しくわたっており、患者のニーズに対して柔軟に支援できる。そのため、多様性こそ作業療法の特殊性としてとらえることができ、チーム内の凝集性の向上に寄与できる。

　また、作業療法では芸術活動や創作活動を治療の手段として用いることがある。これらは患者の心身機能の回復を目的とした評価と治療の手段として導入される。例えば、上肢機能の運動や手指の巧緻性を促すために折り紙を用いることや、精神機能を評価するために芸術活動を導入するなど多岐にわたっている。精神症状を伴う患者は動作性に乏しく、言語での表出も少ない状況にあることが多い。作業療法では、形式的評価では評価できない患者の機能や能力が表現されやすく、作業を介した心身のさまざまな評価や治療が可能となる。

2) 精神科リエゾンチームに提供できる情報の内容

(1) 回診

　作業療法士は医師が診察している状況を後方から観察し、患者の表情や言語表出内容、行動などを記録する。その後、観察した患者の印象や様子などを医師や他職種に情報提供する。また、回診中は各患者の病状をみながら、リハビリ導入の必要性を評価するために、「今一番したいこと」「生活において大切な作業」などを聴取する。ただし、せん妄状態にある患者、意欲低下などの精神症状が認められる患者、身体の症状や障害が重度な患者には配慮が必要である。作業療法士による聴取は短時間で行えるように、回診前にカルテ情報を丁寧に解釈し準備することが必要である。

(2) チームカンファレンス

　チームカンファレンスでは、回診時の観察からみた心身機能の情報を他職種に伝える。患者にとって必要性の高い療法（理学療法、言語聴覚療法、作業療法）を検討し意見を述べる。精神疾患の既往がある患者においては精神科へ転科になる可能性があるため、その後の生活などを考慮し、リハビリの必要性と具体的な内容を述べる。また、症状や障害などの状態から生活における予後、日常生活活動に関する予測を中心に意見を述べる。リハビリが導入された患者については、実施時の様子を丁寧に報告し情報共有する。診察室や病棟では見られない表出がリハビリ室で見られることも多く、重要な情報となる。

(3) 書類作成

　リエゾンチームにおける主な必要書類に診療実施計画書と治療評価書がある。診療実施計画書は初回の診療にあたり作成が必要であり、患者や家族への説明に用いる。作業療法士は、治療目標、治療計画を含む今後の方針について積極的に意見を述べ、リハビリの必要性については優先される支援内容を具体的に提案する。治療評価書には身体症状、精神症状や睡眠障害、問題行動などの変化を明記する。重症度と具体的な状況に基づき、チームでの対応方法と治療の評価、目標、計画を記載し、治療方針や治療計画については短期目標と具体的なアプローチを明記する。リハビリが必要となる患者には精神症状や認知機能、身体機能へのアプローチが実施されるため、これらの目的を明記する。

3）事例

(1) 事例の概要

　20歳代男性。腰椎圧迫骨折、左橈骨遠位端骨折。精神疾患の既往歴があり、統合失調症の診断を受けていた。自宅マンションから飛び降り、自殺を図ったが意識が回復し未遂となった。統合失調症の発症時期は約1年前、抗精神病薬の処方を受けていたが中断し、未治療状態であった。音楽関連のライブハウスで働いていた。救命救急センターに搬送された際の様子は、「世界中のスパイから逃げなければならない。お前たちもスパイだろ。騙された」と何度も訴えた。違法薬物の使用については、「ドラッグは今はやっていない」と述べた。腰椎圧迫骨折に伴う脊髄損傷があり、両下肢麻痺になる可能性が高い。両下肢麻痺については家族にのみ告知し、本人には未告知であった。

(2) 各場面におけるチームメンバーの様子

❶回診

　本事例は救急総合診療科からの依頼を受け、搬送の翌日にリエゾンチームによる診察を行った。依頼内容は精神症状に関するコンサルテーションとスーパーバイズであった。初回の診察は医師、看護師、臨床心理士、作業療法士で救命救急センターにて行った。

　患者はベッドに背臥位になり天井を凝視していた。ベッドサイドには母親が座っていた。初めに医師からチームの役割の説明を患者と母親に行い、チーム介入への同意を得た。医師の問診では、患者は焦燥感を訴えており、「じっとしていられない」と訴えがあった。入院に伴って必要な書類の記入については、母親が済ませたことを伝え、医師は母親からの情報を聴取するためにベッドサイドから離れた。その際に看護師は患者の不満そうな表情を観察し、「どうですか」と話しかけると、「なぜ勝手に母親がサインしたんだろう」と述べたため、その発言を看護師が母親と医師に伝えると、母親の表情が変わり、患者のベッドサイド

へ急いで戻り、サインした経緯を母親が患者本人に説明した。医師が「ご本人が署名しますか」と患者に尋ねると、「はい」と返答したが、すぐに「ちょっと待ってください…やっぱりいいです」と訂正した。その際に作業療法士と臨床心理士は患者、家族には対応せず、状況の観察と記録の役割を担った。

診察が終わると母親が後を追ってきて、患者には聞こえない場所で、「今日はありがとうございました。実は足が麻痺して歩けなくなる可能性がありまして、本人にはまだ言っていないんです。本人には今後伝えたいと思います。先生方もご配慮をお願いします」と会釈した。

❷チームカンファレンス

回診後のチームカンファレンスでは患者の今後の治療方針を検討した。

精神科医：救急総合診療科へのフィードバックを行う。妄想症状と焦燥感が強いため、薬物療法による精神症状の改善を目的に精神科への転科も可能であることを伝える。検査結果をみると、今回の自殺未遂は違法薬物による影響よりも統合失調症の妄想による遂行であったと考えられるため、精神機能の精査を検討する。

精神看護専門看護師：今後は病棟看護師からそれまでの患者の社会背景や日常生活、患者と家族のやり取りを通じての家族関係など、ケアを通じて得られた情報を集約したうえで患者のセルフケア能力やストレッサー、家族の支援力についてアセスメントを行い、病棟看護師による看護介入の具体的方針を検討し、支援を行う。

臨床心理士：患者は焦燥感を訴えているものの、ある程度落ち着いたやり取りができており、簡易な精神機能をアセスメントする検査を行うことを検討する(例えば、改訂長谷川式簡易知能評価スケールなど)。母親は息子の言動に動揺しやすいため、医療スタッフは母親を安心させるよう、事前に話の場を設けるなど工夫する。救急総合診療科の看護師や医師に対して、現在の精神機能の評価、それに基づく患者への対応の仕方、母親とのかかわり方についてフィードバックする。

作業療法士：リハビリ開始時の留意点や装具などの検討が必要である。橈骨遠位端骨折があるため、タイミングをみて、心身機能の評価と安定を目的とした作業療法と理学療法の実施を検討する。また、担当する理学療法士には、作業療法士から患者の精神症状について報告し、診療中の留意事項などを共有する。患者の回復状況をみて、初回は理学療法士と作業療法士の2名による診療も検討する。

❸経過

リエゾンチームの治療方針としては、他科との連携を行いながら精神科にて治療を行うことを検討し提案した。精神療法と薬物療法による精神症状の安定を図り、現実感の回復を最優先とした。脊髄損傷に伴う下肢の麻痺にはリハビリも必要となるため、病棟内での作業療法から開始し、時期をみてリハビリテーション科との連携を図ることを方針とした。今後の診療実施経過としては、最重症の患者として評価を行い、精神病症状があり、一般病棟では治療継続できない患者として計画書を作成した。患者と家族の関係についても再評価を行い、必要に応じ

て支援を行うことを共有した。

（早坂友成）

(3) 精神科リエゾンチームの支援の原則からみたコメント

❶病院システムのなかでの位置づけ

この事例の経過をみると、救命救急センターから精神科病棟に移ったようであり、リエゾンチームの活動としては特殊な状況にあったようである。

❷精神科リエゾンチームへの支援要請のタイミング

救命救急センターでのかかわり自体は、来院翌日に行われており、支援のタイミングは問題ない。

❸関係者へのエンパワーメント

滞在期間が短かったこともあり、救命救急センターのスタッフへのエンパワーメントは特に必要なかったようである。一方、この事例を精神科病棟で治療するとすれば、「腰椎圧迫骨折に伴う脊髄損傷と両下肢麻痺」という病態へのケアに、精神科病棟の看護師が多大な困難を感じたであろうと推察される。

これについて作業療法士がどのようなエンパワーメントを行ったかについて記載があると、読者の理解がさらに深まったと思われる。

❹支援者支援

チームカンファレンスにおいては、整形外科医、救急総合診療科医との話し合いが行われたはずであり、さらに、この事例を精神科病棟で治療することの妥当性については、管理的な立場にある医師との話し合いも行われたと推察される。これらの話し合いにおける作業療法士の役割について記載があると、読者の理解がさらに深まったと思われる。

（秋山　剛）

〈文献〉

1) 河埜康二郎・他：精神科コンサルテーション・リエゾンおよび精神科入院患者に対する身体リハビリテーション―信州大学医学部附属病院における実施状況．作業療法，33（3）：210-218，2014．
2) 山口典子・他：精神科コンサルテーション・リエゾンチームにおける各職種の役割構築に向けたパイロットスタディ―リエゾンナースと臨床心理士に焦点をあてて―．総合病院精神医学，25（1）：23-32，2013．

7. チームで意見が食い違ったとき

1）チームの意見のまとめ方

　リエゾンチームは、身体疾患と精神症状の両方に苦悩をもつ患者への全人的な支援という高度な作業を行う。リエゾンチームのメンバーは背景とする職種を異にし、他科の病棟で精神症状への対応にあたっている医療スタッフへの支援を行う。他科スタッフは、精神症状への対応については専門的な研修歴がない。他科スタッフとして看護師、医師は必ずケアにかかわっており、場合によっては他の職種も加わっている。

　リエゾンチームの長所は、こういった複雑な状況での他科スタッフへの支援について、背景を異にするメンバーが、さまざまな意見を述べられるところにある。支援が全人的であるためには、事例の状況のさまざまな側面についての観点が提出される必要があり、「異なる意見が出る」ことは、リエゾンチームの話し合いの「いのち」である。

　つまり、チームの話し合いにおいて、多様な意見がどんどん述べられることが必要であり、さまざまな意見が提出された後に、チームとしての対応方針をひとつにまとめ、それを他科の担当スタッフに伝える必要がある。

　ただし、事例に対するアセスメントや治療やケアにおいて何を優先にするかについて、リエゾンチームメンバーのあいだで意見が違うことは十分におこりうるので、チームのリーダー役を務める人は、こういった事態への対応について備えておくことが望ましい。リーダーは話し合いの司会をしながら、チームメンバーが活発に意見を述べ、それをまとめていくためのファシリテーションを行う。

❶それぞれの見解を述べてもらう

　リエゾンチームの話し合いで大切なことは、「どちらが正しいか」ではなく「いろいろな観点のそれぞれが正しい」という考えで、みんなが意見を述べることである[1]。

〈ファシリテーションの例〉
　「いろいろな立場からどんどん意見を述べてください」
　「それぞれの立場からの意見は、そのとおりだと思います」

❷それぞれの見解を整理する

　メンバーの意見が出尽くしたら、見解を整理する。このプロセスは非常に重要である。なぜなら、メンバーの観点の全体を共有することは、患者のニーズの理解、治療状況の包括的な把握に欠かせないからである。意見の観点を整理するプロセスでは、メンバーの立場や意見を確認し、懸念を共有する[2]。これによって、「相手がなぜ、そう考えるのか」という議論を効果的に発展させることができる。リーダーがそれぞれの観点の違いを整理して、議論を進めるとよい。

〈ファシリテーションの例〉
「意見は出尽くしたようですから、考え方を整理し、全体的に検討してみましょう」
「Aさんは○○と考えていて、Bさんは△△と考えているわけですね」
「その理由は、Aさんは□□を重視していて、Bさんは◇◇を重視しているからですね」

❸治療目標を共有する

その後、あらためて治療目標を確認する。すなわち治療目標として何を優先するか、チーム全体が共感できる目標[3]について話し合う。このときに重要なことは、❶,❷であげられた目標はすべて正しく、目標のあいだで順位をつけているに過ぎないということである。けっして、「どの目標は正しくて、どの目標は間違えている」という議論になってはいけない。

〈ファシリテーションの例〉[3]
「あげられた目標のなかで、当面の治療目標としてはどうしましょうか？」
「今あげられた治療目標の候補のどれを支援として優先しましょうか？」
「残りの治療目標の候補については、経過をみながら再度検討しましょう」

❹メンバーの役割分担

上記の話し合いの後、メンバーの役割分担を行う。リエゾンチームでは、職種を異にするメンバーがさまざまな支援を行うことができるので、役割分担をしながら、複数の治療目標に対して支援を行うことができる。

〈ファシリテーションの例〉
「お互いに担当できる治療目標について話し合いましょう」
「では、○○さんの治療目標に対し、Aメンバーは△△の目標担当、Bメンバーは□□の目標担当でよいですか？ 他にお考えのことはありますか？（各メンバーから意見が出てくる場合はそれを確認する）」

❺他科スタッフへの支援方法を決定する

優先される目標を達成するための支援方法について、現実的な制約も考えながら絞り込みを行う[4]。上記のようにリエゾンチームのメンバーごとの優先目標について話し合えば、自ずとメンバー間の役割分担を定めることができる。職種を異にするメンバーが、実践的な経験に基づいた支援方法を提案し合うことによってお互いの視野や視点を、相乗効果をもって広げ深めることができる[5]。最後に、患者の多様なニーズが可能なかぎり包括的にカバーされていることを確認する。

〈ファシリテーションの例〉[3]
「優先目標に照らして、支援方法を決めていきましょう」
「Aさんは○○、Bさんは△△、Cさんは□□を行うことにしましょう」
「目標に向かって、もっと連携できる点はありますか？」
「患者さんや他科スタッフのニーズをカバーするために、私たちができることは全部確認しましたね？」

❻ 話し合いがまとまらなくなったとき

　メンバーが支援の手段や自分の意見に気をとられ、リエゾンチームの目的を忘れてしまうことがある[6]。こういった場合は、本人の気持ち、意見を十分に述べてもらい、それから他のメンバーの意見を要約して示す。そのうえで、ファシリテーターとして、メンバーにリエゾンチームの目的に立ち返ることを促す。

〈ファシリテーションの例〉[4]

　「リエゾンチームの目的において、そのことが大事なのですね？」

　「リエゾンチームの目的を達成するために、その方法が有効だと思うのですね？」

　「あらためて自分の意見を言ってみて、また他の方々の意見を聞いていただき、どのような方法が最もいいとお考えですか？」

❼ 意見が対立したとき

　各職種の役割は多様であり、それぞれのスキルの背景や文化、価値観に見合った介入方法がある。ある職種がよしとする方法に対して、他職種が肯定的な考えをもつとは限らない。介入方法について意見の対立が生じる背景には「相手が自分の考えをわかっていて当然」という思い込みがあり、互いがもつ意見の理由の理解不足があることが多い[6]。

　同じことを目指すにしても、おのおのの主張は他職種からみるとよくわからないために、職種間の意見が食い違い、話し合いがまとまらないことがある。こういった現象は自然であり、チームに適度な緊張感を与え、深い理解へと導く可能性の源でもある[2]。

　リエゾンチームの意見の違いや対立には、精神医療という同じ領域にかかわる多職種間のコンフリクトがあり、また、担当科スタッフの患者への陰性感情が投影されやすいというリエゾンチームに独特の事情がある。つまり、高い専門性をもつ多職種により構成されるリエゾンチームでは、「職域の守り意識」から「互いの職域に干渉しない暗黙の了解」[5]がつくり出される場合がある。これは、自分の専門領域について、「他者に理解してほしい欲求」と「簡単に専門性を理解されてしまうことへの懸念」とのコンフリクトの裏返しともいえる[2]。

　また、かかわりの難しい患者への対応について他科スタッフからリエゾンチームに相談がある場合、他科スタッフが対応に苦慮し感情的になっていることが多く、この感情が、リエゾンチーム、特に密度が高いかかわりを行っているメンバーに投影されやすい。このような場合、該当のメンバーがひとりでケースを抱え込んだり、周囲の見方を批判ととらえて反応したりして、二次的にチーム内の意見の対立が発生することもある。

　こういった状況では、事態に気づいた他のメンバーが、生じている反応の理由を支持的に問い、そしてそう思うことは当然であることを伝えるとよい。ケースと距離のおける、あるいはかかわりのないメンバーが加わって、生じている現象について整理し、かかわりの目的を明確化すると、適切な介入方法の選択肢が広がる。こういった話し合いは、チームカンファレンスだけではなく、日常のチーム活動の一部としても、織り込まれているとよいだろう。

話し合いがまとまらなかったり、意見が対立していたりするようにみえることをおそれず、チームが多様な意見について話し合うことが重要である。また、チームリーダーの適切なファシリテーションが望ましい。チームリーダーによって話し合いがまとまらない場合には、メンバー以外の管理医師を加えた話し合いを行うとよい。

（山内典子）

〈文献〉

1) 堀　公俊：問題解決ファシリテーター：「ファシリテーション能力」養成講座．pp.128-129, 東洋経済新報社, 2003.
2) 岩田健太郎：コンサルテーション・スキル―他科医師支援とチーム医療．pp.33-37, 南江堂, 2011.
3) 京極　真：医療関係者のための信念対立解明アプローチ―コミュニケーション・スキル入門．pp.184-213, 誠信書房, 2011.
4) 京極　真：チーム医療・多職種連携の可能性をひらく信念対立解明アプローチ入門．pp.61-64, 中央法規出版, 2012.
5) 篠田道子：チーム連携力を高めるカンファレンスの進め方．第2版, pp.20-25, 日本看護協会出版会, 2015.
6) 京極　真：医療関係者のためのトラブル対応術―信念対立解明アプローチ．pp.2-6, 誠信書房, 2014.

2) チームの管理医師への相談

　ここでは管理医師とは何か、どのような役割を担っているのか、さらにチーム内で意見の相違がある場合、管理医師はどのように対処するかを具体的に解説する。

(1) 管理医師とは

　多職種チーム医療では、チームの一員として活動する医師とは別に、チームを管理する医師（以下、管理医師）が必要である。精神科や心療内科の科長（部長）が管理医師になる場合もあるが、本来は、診療部長、副院長、院長といった医療機関全体を統括する医師が管理医師になったほうがよい。
　院内におかれる医療チームのうち、医療安全対策チームや栄養サポートチームのように多くの診療科が並列で参加しているチームでは院長・副院長がチームの管理医師を務めることが多く、緩和ケアチームなど特定の診療科と結びつきが強い医療チームでは、現状、関連各科の科長が管理医師の役割を担うことが多いようである。
　リエゾンチームは、院内の多くの部署と協働して、精神科以外の部署における患者の精神症状のケアを支援するという、高度で複雑な業務に従事するものである。その管理医師には、病院内におけるリエゾンチームの存在意義を擁護し、有益な活動ができるように院内各部門との調整を図ることが求められるので、リエゾンチームの管理医師は、診療部長、副院長、院長といった立場にあることが望

ましい。

(2) 管理医師の役割

多職種医療チームの管理医師の役割として、次の2つがあげられる。

第1の役割は、医療機関内において、その医療チームの存在価値を守り、円滑なチーム活動のために他部門と交渉することである。医療チームの立ち上げにあたっては、医療機関内においてその存在意義の周知を図り、人員確保、メンバー選定、チームへのケースの依頼方法の確立などチーム運営の基本について決定し、活動開始に向けて他部門と交渉する。予算の確保、チーム活動の拠点となる部屋の確保、必要な物品確保などハード面の整備も行う。チームが活動を始めた後は、チームメンバーと相談しながら（あるいはチームメンバーからの要請を受けて）、より円滑な活動ができるように、チームの窓口となって他部門との調整を行う。

第2の役割は、チーム内のファシリテーションである。管理医師はチームメンバー全員に目配りをしながら、おのおののメンバーが十分に力を発揮でき、さらに個人の力の相乗効果がチームとしてのパワーとなるように、チーム運営に関与していく。チーム内に問題がおきた際には、中立な立場から解決に導く介入をする。この役割を果たすためには、管理医師にはチーム力動を理解するスキルがあることが望ましい。同時に、チームの人間関係から一定の距離を保つこと、どのチームメンバーに対しても平等に接する姿勢が必要である。

チーム内にトラブルがおきた際の役割を考えると、管理医師は医療機関内における名目上の責任者というだけでは十分ではなく、日常的にチームにおきていることに目配りができる立場にいることが必要である。

(3) チーム内に意見の相違がある場合─管理医師として、どう対応するか

チーム内で意見が食い違い、まとまらない場合には3つのことが想定される。
①チームと病院内のさまざまな部署との連携が円滑に進んでおらず、「チーム外の部署とのあつれき」がチーム内の人間関係に影響している
②チームメンバーがおのおのの職種や立場の相違から、ケース対応への意見が異なり、折り合いがつけられない
③メンバー同士の個人的な性格などのあつれきから、チーム活動全般が機能不全に陥っている

管理医師は、「チーム外の部署との関係」→「職種による意見の違い」→「メンバー同士のあつれき」の順番で検討を進める。いきなり、「メンバー同士のあつれき」から、検討を始めてはいけない。

❶チーム外の部署との関係

チームが円滑に機能できていない場合、管理医師にきちんと分析してほしいのは、「チーム外の部署との関係」である。リエゾンチームが院内の多くの部署と

連携して、精神症状へのケアを支援するという非常に高度で複雑な業務を遂行するためには、他の部署との関係をしっかりと確立している必要がある。他の部署との関係がうまく進んでいないと、チームの仕事がやりにくくなる。この「やりにくさ」を、他の部署との関係を整えるのではなく、チームメンバーの内部的な努力で解決しようとすると、しばしばチーム内の出来事や自分たちの力量といった「ミクロ」な要因にしか注意が向かなくなり、チーム内での「見当違いの努力・相互批判」、下手をすると「八つ当たりの応酬」になってしまう。これではチームメンバーの努力の無駄遣いになり、放置するとチームの崩壊を招きかねないので、管理医師は、「他部署との関係」を分析して、きちんとチームメンバーにアドバイスする。

❷職種による意見の違い

　ケースへの対応に関して、職種や立場の違いからチームとして統一した見解を出せないという場合、どちらが正しい・間違っているという二元論では収まらない。患者の利益とコンサルティーである医療スタッフの事情（立場）が相反しているケース、理想的なあり方と実現可能なあり方に解離があるケースなどがおこりうる。例えば、患者にとっては抗がん治療を中断しないことに利益があるが、精神症状の管理困難を理由に精神科病院への転院の検討を、担当科の主治医から要請されることがある。また患者の「少しでも手足を動かせるようになりたい」という希望に心理的意義を認めリハビリテーション介入が妥当と考える医療スタッフと、医療的にはリハビリテーションの適応はなく、リハビリテーション科の人的資源配分の問題からもリハビリテーション介入は困難だと考える医療スタッフがいる場合もある。

　管理医師が相談を受けた場合、チームメンバーの意見を十分に引き出し、チームメンバーおのおのの考えや思いを理解したうえで、チーム活動が滞らないように、ケース対応の方針を決定していく。この際、管理医師は医療機関全体がひとつの医療チームであり、リエゾンチームもその医療機関が行う医療のひとつの部分、一翼を担う立場として存在しているという、大局的な立場から判断することが重要である。そして管理医師がケース対応の方針について具体的な決定を下すことになった場合、決定した理由を明確にしてチームメンバーに十分説明する必要がある。

❸メンバー同士のあつれき

　チームメンバーのなかにあつれきが生じると、チームが機能不全に陥る。管理医師は、あつれきが生じている人間関係から離れた位置でファシリテーター（あるいはスーパーバイザー）として、中立的かつ客観的に介入する。まずはチームのなかにおきている闘争（主導権争い）、依存、回避、偏った親密さなど機能不全に関連する状況をとらえる。そのうえでメンバーの関係調整に努めるが、場合によってはチームメンバーの交替、チームリーダーの交替を含めた人事面での対策をとる決断が必要となることもある。またチーム内で闘争、依存、回避、偏った親密さなどがおこっている場合には、チーム内のリーダーシップが弱くなって

いるので、リーダーを確認し、リーダーシップが強化されるよう支援する。

（4）入院治療継続の検討

　患者の精神症状が重篤である場合、あるいは入院管理上問題となる行動がある場合、担当科治療遂行や入院継続の可否をめぐって、医療スタッフの意見が食い違うことがある。
　例えば、
　①激しいせん妄や興奮がある
　②喫煙、飲酒、無断離院などのルール不遵守や、暴言・暴力がある
　③重度の強迫行動（長時間の手洗い、ドアの開け閉めなど）による他患への迷惑がある
といったケースで、支援継続の困難が問題になる。これらのケースに対して、担当科スタッフから入院治療を断念したいという意見が表明され、リエゾンチームのメンバーのなかからも、担当科治療の遂行、一般病棟での入院の継続について懐疑的な意見が出ることがある。こういった状況では、管理医師による管理的な介入が絶対に必要である。

❶状況の分類

a．精神病症状への対応

　せん妄などの精神病症状については、患者には責任はなく、"激しいせん妄"への対応の責任は医療者側にある。簡単に言えば、向精神薬使用と、やむを得ない場合の身体拘束である。もちろん、身体状況によっては、向精神薬の使用にリスクが伴うことがあるが、こういった状況への対応については、「治療を継続するためには、副作用、合併症はありうるが、向精神薬を使用せざるを得ない」と家族などに提示し、対応を相談する。家族がこういった対応を受け入れない場合には、入院治療継続の困難について話し合うように医療スタッフにアドバイスする。

b．ルール不遵守、暴言など

　ルール不遵守や暴言などについては、責任は患者側にある。病院が治療に関する契約を遂行できるためには、患者も治療に協力する責任を負うものであり、患者がこういった無責任な行動を示す場合には、「治療が続けられない」と警告したうえで、他患の治療に対する影響が強い場合などは、強制退院になることもやむを得ない。こういった言動に、精神疾患の影響がある場合には、向精神薬の投与などの対応を提案することはもちろんである。ただし、精神疾患による影響があるといっても、患者に「責任能力」がある場合には、言動に対する最終的な責任は免れない。特に、暴言・暴力については、他患や医療スタッフに被害が発生するので、医療施設は毅然とした態度を示すべきである。そのうえで、患者から「申しわけなかったが、一部精神症状の影響もあると思うので、ぜひ治療をお願いできないか。それで、少し様子をみていただけないか」という依頼があれば、治療を行えばよい。ただし、この場合でも、暴言・暴力は繰り返さないという念

書はとるべきである。医療スタッフは、多くの場合、こういった対応をとることに慣れていないため、管理医師が主導して、事態への対応にあたる必要がある。

c. 大部屋での精神症状による他患への影響

判断が難しいのは、"重度の強迫行動がある（長時間の手洗い、ドアの開け閉めなど）"といった場合である。こういった症状は、暴言・暴力と異なり、他者を傷つけることを意図したものではない。しかし、症状が強いと、結局他患への治療に影響が生じてしまう。しかも、重度の強迫症状には薬物療法が著効しないことがあり、治療者側が対応に苦慮する。この場合も、「病院としてどこまでが対応できる限界か」は、医療スタッフには判断できない事柄であるので、管理医師が他の管理責任者と相談して判断を下す必要がある。

個室などの配慮が可能で、かつ経済的に支払いが可能な場合はこのような対応を行う。

❷対応の原則

管理医師やその他の責任者が、入院治療継続の可否について判断する場合、以下について検討しなければならない。

a. 他患への影響

患者はみな等しく、治療を受ける権利を有している。ある患者の言動が、他患が静穏に治療を受ける権利を侵害している場合には、医療施設が事態を放置することは許されず、他患の権利を侵害している言動に介入する責任を負う。

b. 医療スタッフへの影響

医療スタッフについては、「よりよく自分の身を守るには」といった対応策について検討する。しかし、著しい暴言・暴力といった、対応策が不可能な言動を患者が継続するようであれば、雇用者たる医療施設には医療スタッフの人権や安全を守る責任がある。また、医療スタッフが脅威を受ければ、他患への治療やケアにも影響が出る。

これまでのところ、医療施設がこういった責任について、あまりよく理解していない場合があるようにも思われる。「患者中心、患者優先」というときに、個々の患者のことだけを考えるのではなく、他患や働く医療スタッフの健康を含めた全体に対する責任について検討する必要がある。

c. 対応可能性

薬物療法を行うことは比較的容易であるが、医療スタッフを動員して人的な対応を行うことは困難度が高い。これは、医療スタッフをある患者に動員すれば、他患への治療・ケアがおろそかになるからである。医療施設は、可能な対応をとる責任があるが、「何が対応可能か」について、具体的なケースでは、判断が分かれる場合がある。

d. 入院治療の打ち切りによる患者の不利益

入院治療の継続断念が、患者の生命予後に影響を及ぼす場合には、可能性として、「病院が最善を尽くさなかった」と訴訟されるリスクがある。これは極めて難度が高い状況であるので、管理医師が倫理委員会に状況を報告し、治療に直接関与していない医療従事者の他、弁護士などの法律に関する専門家、可能であれ

ば患者など、医療を受ける立場の委員を含めて、決定を行う必要がある。倫理委員会では上記のa～cについて、十分な検討を行ったことを議事録に残す必要がある。

❸チームにおきる状況の例

入院治療継続が困難という意見が出された事例として、激しい強迫行為があったケースを提示する。

30歳代の女性が悪性リンパ腫の化学療法目的で腫瘍内科に入院した。不潔恐怖、手洗い強迫を主症状とする強迫性障害にて、他院精神科通院歴があった。入院日より大部屋の洗面台を独占して長時間手を洗い、洗面台周辺が水浸しになる状況がみられた。個室に移す対応がとられたが、真夜中の流水の音に隣室の患者から苦情があり、病棟ベッドコントロールの観点から個室を独占できないという状況があったためリエゾンチームへ依頼があった。精神科医、リエゾンナース、臨床心理士の3名が担当となり、薬物療法の調整、病棟看護師へのアドバイス、強迫行為に枠を設ける働きかけなどの介入を行った。

病棟看護師は昼夜を問わず、手洗いが始まると"15分の約束"を守ってもらうように声かけを行い、洗面台からベッドまで付き添うなど大きな負担を担っていた。リエゾンチームメンバーは病棟看護師の負担を理解しつつ、連日のように病棟へ足を運び、患者本人への介入のみならず、病棟看護師への情緒的支援を続けていた。

3週間が経過したある日、患者が病棟看護師に向かって、「うるさい！　私の好きにさせて。あなたの顔も見たくない！」とどなったことをきっかけに、病棟看護師から"特別扱いも、もう限界"という訴えがあり、担当科において予定の化学療法を中断して退院させるしかないという意見が出た。リエゾンチームメンバーからも、今後も続くことが予測される他患への迷惑と病棟看護師の負担を重視して、入院継続は断念せざるを得ないという意見が出された。

このように、リエゾンチームメンバーのなかから担当科治療遂行や入院継続を断念しようという意見が出るとき、次のような状況がおきていることが多い。

まずは"手を尽くしたけれども改善が得られないことによる疲弊感"があげられる。その疲弊感から、精神症状が改善する見通しがもてないという判断につながる。

次に"病棟看護師の疲弊に対する強い共感"がある。不穏が続く患者を24時間直接ケアしているのは病棟看護師である。病棟看護師が普段から多忙ななか、強い精神症状を抱える患者への対応で疲弊し、ゆとりがなくなっていく姿を目の当たりにして、これ以上負担をかけ続けることが忍びないという思い、あるいは不可能だという判断にいたる。

さらに"担当科スタッフから受けるプレッシャー"もあげられる。担当科スタッフから「安全が確保できない」「対応に手がとられすぎる」「他患に影響がでる」などの理由で、精神科専門施設への転院を迫られることは、リエゾンチームメンバーはよく体験する。

❹対応の手順・留意点

　患者の担当科治療遂行や入院継続を断念する意見が生じた場合、それが合理的な判断であるのかを見極めるために、管理医師が、リエゾンチーム、担当科スタッフなどに呼びかけてカンファレンスを行う必要がある。

　このカンファレンスの目的は、患者の支援を継続する可否について客観的に評価し、リエゾンチームとしてのコンセンサスを確立することである。まず患者の精神症状あるいは問題行動、担当科スタッフの方針、担当科治療と担当科の入院環境など、支援継続を困難にしている要因について再検討する。この際管理医師は、直接治療にかかわってきたスタッフだけが主導して結論を導かないように、直接そのケースにかかわっていないスタッフの意見も積極的に聴取する。直接治療にかかわってこなかったスタッフが、先入観にとらわれず新たな見方を示し、これまで施行されなかった手段や方策を提案できることもある。その際、それまで担当してきたスタッフの対応を批判するのではなく、困難なケースに対応してきたスタッフの努力は十分にねぎらわれる必要がある。そのうえで、それまでの対応とその結果という貴重な情報を参考にして、新しい対策や管理上の限界について、管理医師を含めたチーム全体で検討するという姿勢が重要である。

　支援の継続について結論がまとまらない場合、担当科治療（入院）の継続が患者に及ぼす負担について検討する。担当科治療が生命予後、あるいは重大な身体機能の保持のために必要と思われる場合、治療の継続が患者にとって大きな意味をもつ。しかし、例えば担当科治療継続のために長期間にわたる身体拘束や鎮静薬の持続投与が必要と見込まれる場合、そういった治療状況の継続の意義そのものについて、患者や家族とよく話し合わなければならない。

　当該の医療施設における入院治療の継続を断念せざるを得ないという結論になる場合には、医療施設全体の責任にかかわるので、倫理委員会を開催して決定を下したほうがよい。この場合、患者にとって次善の代替策、例えば、"精神科専門施設での治療を優先して、精神症状が安定したときに担当科での再治療を検討する"、"標準的な担当科治療でなくても、現状の精神症状で患者が受けることのできる治療法を選択する"などについて検討することも重要である。

　これまでの治療方針と異なる、新たな対応策をとって支援を継続するということになった場合、それまで直接担当してきたスタッフが感じている疲弊感、プレッシャーを緩和するための対策が必要である。具体的には担当スタッフを増やして負担を減らす、場合によっては一部の担当スタッフを交代する、担当科との交渉にあたっては管理医師を含む上席のスタッフが関与するなどである。

　担当科スタッフが「支援（担当科治療）を続けてあげたかったのにできなかった」という自責や無力感を抱えないように、それまでの努力を十分に評価し、労をねぎらうことも重要である。そしてリエゾンチーム全体で、「ベストを尽くすことができたが、それでも現状では継続は困難であった」という合意や、「患者にとって望ましい道である」という納得がもてることが重要である。

〈赤穂理絵〉

第6章 他科スタッフとの協働

1. 他科スタッフへの周知、PR

1）他科スタッフへの周知、PRの方法

（1）病院全体への周知、PR

　精神科リエゾンチーム（以下リエゾンチーム）は、身体疾患と精神症状の両方に苦悩する患者への全人的な支援を行う。そのために精神症状への対応を専門としていない他科スタッフの支援を行うという使命（mission）がある。この使命を果たすためには、リエゾンチームの活動について病院全体への周知、PRを行う必要がある。

　精神症状は、他科スタッフにとってなじみが薄い分野であり、どのような場合にリエゾンチームの支援を要請するべきか、依頼方法はどのように行うのか、リエゾンチームとの協働・連携によってスタッフ、患者、家族にどのようなメリットがあるのかについて、よく理解してもらう必要がある。多くの医療施設で、毎年スタッフの入れ替わりがあるので、継続した周知、PRの努力が必要である。

❶病院管理責任者の理解

　病院管理責任者が、リエゾンチームの意義、目的、活動内容、得られる成果について理解していることは、リエゾンチームが使命を全うできるための前提条件である。そもそも、リエゾンチームの管理責任者は、診療部長、副院長、院長、看護部長といった病院管理責任者であることが望ましい。これは、リエゾンチームが各診療科、各部署との協働を進めようとするときには、さまざまな調整が必要になるからである。

　厚生労働省がリエゾンチーム活動に診療報酬という形で評価を示したこと、他科において精神症状へのケアに難渋するケースがしばしばみられることなどから、基本的には病院管理責任者の理解は得られやすいと考えられる。理解を深めるためには、診療報酬上の成果や、ケース数など、数値的な実態を報告するとよい。リエゾンチーム活動の有効性の評価は、患者の精神症状の改善や入院期間、患者満足度、他科スタッフの満足度[1]などが考えられる。医療スタッフ間のコミュニケーションや協調性の高まり、他科スタッフの安心感、ケア意欲、患者理解、ケア能力の向上などを示すこともできる[2]。身体拘束患者へのケアや救急搬送された患者の精神症状の確認など、現在、厚生労働省が関心を示している課題につ

いて、リエゾンチームが貢献できることをアピールするのも効果的であろう。病院のニーズを満たすために、病院管理責任者がリエゾンチームをどのように活用したいかについて話し合いを行うとよい。

❷院内外への広報活動およびガイドラインの配布

病院ホームページや広報誌などに、リエゾンチーム活動のわかりやすい紹介や活動実績、具体的な依頼方法や事例を掲載する方法も考えられる。また、精神症状への対処のマニュアルやガイドラインをリエゾンチームで作成している施設もある[3]。身体疾患におけるうつ病治療の効果を改善するには、ガイドラインの配布に加え、多職種で関与するチームのマネジメント（アウトリーチ）が鍵[4]といわれている。ガイドラインなどの配布は、院内スタッフへの周知、他科スタッフへの知識提供と対応への支援となるほか、どのようなときにリエゾンチームに依頼するべきかを示し、協働・連携につなげることもできる。

❸新入職員ガイダンス

院内全職員にリエゾンチームの活動を直接紹介する機会はほとんどないが、新たに入職した職員には、病院ガイダンスの時間に周知することができる。ガイダンスで話せる時間は限られているので、他科スタッフが精神症状への対応でどう苦労するのか、どのようなときにリエゾンチームに連絡するべきか、連絡方法はどのようなものか、リエゾンチームとの協働によって、他科スタッフにはどのようなメリットがあるのかをわかりやすく簡潔に伝える。リエゾンチームに気軽に相談してよいということが印象に残るプレゼンテーションがよい。

(2) 精神科医療に関する院内研修、院内委員会などへの協力

他科スタッフへの周知として、精神科医療に関する院内研修や勉強会を行うことも有効である。診療部や看護部主催の研修会、職員のメンタルヘルス対策の研修会、病棟や各科主催の勉強会、院外向けの研修会などに積極的に協力する。精神疾患・精神症状について、さまざまなテーマで情報提供を求められるが、リエゾンチーム活動の有効性、依頼方法について、実際の事例を使ってわかりやすく提示する。

リエゾンチーム主催の研修会を開催するのもよい。院内スタッフのニーズに沿ってテーマを決め、精神疾患や治療についての知識や技術について研修を行う。リエゾンチームメンバーの顔が院内スタッフに見えて、相談しやすい雰囲気となり、リエゾンチーム活動のPRになる。

倫理的な支援、医療安全、隔離拘束、職員のメンタルヘルスなどの院内委員会の活動にも参加する。院内委員会に参加すると病院のニーズや現状を知ることができるし、広いコミュニケーションやPRの機会にもなる。

(3) 精神科リエゾンチームの各職種による周知とPR

　リエゾンチームのメンバーは兼務である場合も多い。兼務のメンバーは、それぞれの職種組織で、リエゾンチームの活動内容を周知できる。

　リエゾンチームに支援依頼があった患者に該当職種の他のスタッフがかかわっている場合には、精神症状に関する見立てや治療・ケアの方針を伝え、逆にこれまでかかわってきた状況について情報を得るなどして、連携と相互理解を深める。リエゾンチームのメンバーが各職種のスタッフと、チームの支援が有効と考えられる状況について話し合い、看護以外のスタッフからもリエゾンチームに依頼がくるようになれば理想的である。

2) 重要な点

　他科スタッフとの協働を進めるためには、病院システムのなかでリエゾンチームが適正に位置づけされていることを前提としたうえで、「気軽な依頼システム」「適切な依頼タイミング」「チームによるエンパワーメント」「丁寧な連携とフィードバック」「精神疾患の影響による重篤な身体症状へのケア」を実現することが重要である。

(1) 気軽な依頼システム

　依頼システムとして、以前から存在しているのは、主治医から精神科医への「他科依頼」であろう。しかし、リエゾンチームへの依頼ルートが主治医のみに限られていると、他科の担当看護師がリエゾンチームの協力を得ようとしても、まず主治医に患者の状況について情報を伝え、主治医が状況を理解してから他科依頼をすることになるので、タイミングが遅れるリスクがある。もし、主治医に、担当看護師の対応上の困難やリエゾンチームの支援活動に対する理解がなければ、主治医が依頼を行わず、事態が行き詰まる可能性も否定できない。リエゾンチームが適切なタイミングで介入するためには、担当看護師からもリエゾンチームに、気軽に相談できるシステムがあることが欠かせない。相談を受けてリエゾンチームが状況を検討し、簡単なアドバイスですむのか、リエゾンチームとしての介入が望ましいのかを判断する。リエゾンチームの介入が必要な場合は、主治医に連絡し、リエゾンチームへの依頼を行ってもらう。もし主治医が依頼をためらうようであれば、リエゾンチームの管理医師から該当診療科の部長と主治医に協力を促してもらえばよい。

(2) 適切な依頼タイミング

　他科の担当看護師からの依頼が可能なシステムがあっても、看護師が依頼をためらい、事態が手遅れになってから依頼がくるようでは、リエゾンチームの使命を果たせない。リエゾンチームへの依頼を適切なタイミングで行えるようにする

ために、「スクリーニング→相談の基準」を定めることが望ましい。これについては、次項で詳しく述べる。

リエゾンチーム自らが病棟回診を行い、病棟看護師や主治医のニーズを聞くという方法もある。リエゾンチーム発足当初、依頼件数があまり多くない場合は、回診によって、チームへの相談しやすさをアピールし、信頼関係を築くことができる。回診が、他科スタッフによる患者や家族の精神状態のスクリーニングの動機づけになり、依頼するか迷う、スタッフ内で意見が食い違っている、患者の同意をどのようにとればよいか困っている、などの状況についても相談を受けることができる。病棟看護師とコミュニケーションをとりやすい精神看護専門看護師が中心となって回診するとよい。

(3) 精神科リエゾンチームによるエンパワーメント

精神症状によって患者の身体的治療に困難が生じると、他科の主治医や看護師に戸惑いや疲弊が生じ、患者への否定的な感情が生まれる。また、他科スタッフにとっては、精神症状への対応は専門領域でなく、取り組みに関心や意欲をもちにくい。他科スタッフが、このような抵抗感を乗り越えて、ケアに前向きな気持ちをもち、発生している精神症状、精神症状に関連した状況によりよく対応できるように、リエゾンチームが支援・介入を行う際には、まず、他科スタッフの話を傾聴し、否定的な感情に共感し、他科スタッフをエンパワーメントする必要がある。

リエゾンチームのメンバーが、患者や家族へ直接介入を行う場合でも、介入が他科スタッフによる治療・ケアをどう容易にするかという観点をもたなければならない。リエゾンチームは、他科スタッフが患者との信頼関係を深めて治療・ケアにあたることができるよう側面からサポートする。これによって、リエゾンチームと他科スタッフの協働がより円滑に発展する。リエゾンチームが専門的知識を振りかざして、他科スタッフを説教するような存在になってはいけない。

(4) 丁寧な連携とフィードバック

リエゾンチームは、依頼内容から他科スタッフのニーズをくみ取り、直接の治療・ケアにあたっている他科スタッフの困りごとを丁寧に聞き、事例についてリエゾンチームがどのような支援や介入を行うことが期待されているのかを把握する。リエゾンチーム内外の患者にかかわる多職種のスタッフから情報を得ると、アセスメントがより多角的になる。精神症状のアセスメント、治療・介入の方針、主治医や病棟看護師の対応方法などについて、その場でのやり取り、カンファレンスやカルテ記載などを通して、迅速かつわかりやすく伝える。

リエゾンチームの支援や介入によって、患者の精神症状への対応を行えたという経験を積み重ねることで、他科スタッフは、リエゾンチームの活動と、協働・連携の方法を理解していく。リエゾンチームの支援や介入によって、患者の精神状態が改善し、スタッフによる患者理解が深まり、それによる安心感や自信、ケ

ア能力や意欲の高まりを確認するために、よかった点や改善できる点などの意見を聞き、リエゾンチームへの評価を行えるシステムができれば、チームへのフィードバックにつながり、理想的である[5]。

(5) 精神疾患の影響による重篤な身体症状へのケア

　精神疾患患者、特にアルコール依存や薬物依存、摂食障害のために身体的に重篤な状況になった患者が身体の治療のために入院する場合、他科スタッフが患者の問題行動に困惑し、ケアに難渋して疲弊することがある。さらに患者の問題行動が、他の患者の迷惑になることもある。せん妄や不眠などの症状をきっかけに、リエゾンチームが介入できる場合もあるが、患者が精神科の治療の必要性を認めず、拒否する場合もある。精神疾患のために身体的に重篤な状況が生じているにもかかわらず、精神科の治療を拒否する場合は、担当科の治療について話し合う場に精神科医が同席し、精神科の治療を行わずに身体的な治療のみを行う場合の効果の限界、生命予後への影響などについて説明する必要がある。こういったかかわりが精神科の治療への導入になることが望ましいが、それでも患者が精神科の治療を拒否する場合は、担当科の治療は、限定的なかかわりを行うことになる。

3) 事例

(1) 事例の概要

　50歳代女性。肝硬変、肝性脳症、未治療のアルコール依存症がある．20年前に離婚後、20歳代の息子と二人暮らし。

　食思不振、不眠、看護師への暴言について病棟看護師からリエゾン精神看護専門看護師[*]（以下リエゾンナース）へ相談があった。病棟看護師の情報から、精神科的な評価と治療、家族へのサポート、社会的な支援が必須と判断し、主治医へ連絡をとった。リエゾンチームが、チームの作業療法士やソーシャルワーカーも含めた情報収集と対応を開始した。リエゾンチームではせん妄と判断したが、全身状態が改善せず、次第に不穏状態が強くなった。病棟看護師を激しく罵ったり、病棟を抜け出したり、暴力的な行為も続き、主治医や病棟看護師はせん妄があることは理解しても、長年のアルコール依存症や人格的な偏りによって身体状態の改善が困難であろうという無力感から、患者への陰性感情が高まっていた。陰性感情はリエゾンチームへも向けられ、葛藤が生じていた。

　リエゾンチームでは、直接患者と面接を重ね、信頼関係をつくった。また患者を支持する他に、家族や生活状況を確認し、不安が強い家族に対しても支援を行った。身体状態と精神状態を包括的に評価して、少しでも全身状態を改善することを模索し、抗精神病薬の調整に加え、せん妄に対して非薬物的なケアを病棟看護師とともに行った。他科スタッフ（主治医、病棟看護師、看護師長など）と頻繁に話し合いを続け、陰性感情をもって当然であることを支持しながら、患者や家族の包括的な評価をわかりやすく示し、行っているケアが適切であることを確認したうえで、

[*]精神看護専門看護師には、精神科病院で仕事をする専門看護師と総合病院で仕事をする専門看護師が存在し、後者をリエゾン精神看護専門看護師という。

具体的なかかわり方を一緒に考え、他科スタッフが粘り強くケアを続けることを支えた。

　身体状態の変動は続いたが、集中的な身体治療によって次第にせん妄状態が改善し、上記のかかわりによって他科スタッフとの関係も良好になった。

　この病棟では、アルコール依存症が原因の末期肝不全患者が、病棟看護師へ理不尽な怒りをぶつけることがその後も続き、その際に病棟看護師への支援を依頼されるようになった。本事例を通じて、困難ななかでも双方のチームが粘り強く協働・連携を行ってきたことが、その後の相談しやすさにつながったのではないかと考える。病棟看護師の気持ちのサポートに加えて、精神疾患と患者理解を深める重要性を確認するなどで医療の質が高まり、リエゾンチームの活動の理解とPRにもつながったと考えている。

　当院では精神科医への精神科依頼を中心に、多職種によるリエゾンチーム活動を模索してきた。依頼のあったケースについて、初回面接はできるだけ多職種で行うようにしており、週に数回チームとして各病棟を訪問している。また、救命救急センターでは毎朝リエゾンチームの精神科医がラウンドを行い、さらにリエゾンナースが病棟看護師へのラウンドを開始している。

　いわゆる困難なケースについては、他科スタッフとの連携を丁寧に行っている。リエゾンチームの多職種によるカンファレンス、および精神科全体のカンファレンスによって、患者の理解を深め、リエゾンナースが中心となって病棟看護師へ伝え、病棟看護師がかかわるうえでの困難さへの支援と、精神看護を共に行うよう努めている。このプロセスのなかで、次第に精神科依頼の前や、患者との葛藤が生じた際に病棟看護師から相談を受けることも増えてきている。

（佐藤寧子）

(2) 精神科リエゾンチームの支援の原則からみたコメント

❶病院システムのなかでの位置づけ

　本事例では、病棟看護師からリエゾンナースへの相談が行われている。週に数回の各病棟への訪問、毎朝の救命救急センターでのラウンドが行われていることとあわせて、病院システムのなかでの位置づけに問題はみられない。

❷精神科リエゾンチームへの支援要請

　病棟看護師は、食思不振、不眠、看護婦への暴言といった状況で、リエゾンチームへの相談を行っており、タイミングとしては適切であったと考えられる。

❸関係者へのエンパワーメント

　本事例では、病棟看護師がかかわるうえでの困難さへの支援や看護師の気持ちへのサポートが行われている。

❹支援者支援

　患者や家族の包括的な評価をわかりやすく示し、行っているケアが適切である

ことを確認したうえで、具体的にかかわり方を一緒に考えている。

　本事例のように、ケアの困難性が高い場合にはリエゾンチームによる関係者へのエンパワーメント、支援者支援がことのほか重要である。

〈秋山　剛〉

〈文献〉

1) Wood, R., Wand, A,P.：The effectiveness of consultation-liaison psychiatry in the general hospital setting：a systematic review．J Psychosom Res, 76（3）：175-192, 2014.
2) 野末聖香：精神科リエゾンチームによる介入の効果と課題−リエゾンナースの役割−. 精神神経学雑誌, 115（Speciai Issue）：SS626, 2013.
3) 見野耕一・他：無床総合病院精神科におけるリエゾンチームの在り方. 総合病院精神医学, 25（2）：130-143, 2013.
4) 岸　泰宏：身体疾患現場での共同治療・ケース・マネジメント. 総合病院精神医学, 26（4）：368-371, 2014.
5) Faculty of Liaison Psychiatry Royal College of Psychiatrists：Framework for Routine Outcome Measurement in Liaison Psychiatry（FROM-LP）．http://www.rcpsych.ac.uk/pdf/FRLP02.pdf # search='outcomes+and+performance+in+liaison+psychiatry

2. 他科の看護師に対するスクリーニングの研修

　他科の看護師が精神科リエゾンチーム（以下リエゾンチーム）に連絡するべき状況について、「適切なスクリーニング→リエゾンチームへの連絡」を適切に行うことができる必要がある。

　他科の看護師には、臨床経験、精神症状への対応、判断能力などにばらつきがあるので、リエゾンチームに連絡するべき状況について、一定の基準が定められていることが望ましい。

　基準を設けるべき項目としては、
　①認知症を含む精神疾患の既往歴
　②抗精神病薬、気分安定薬、抗うつ薬、抗認知症薬、抗てんかん薬の服用歴
　③興奮を伴う意識障害（せん妄）
　④身体疾患に伴う不安、抑うつ状態
　⑤自殺企図・希死念慮
　⑥身体拘束の施行
　⑦興奮を伴わない意識障害
　⑧診断を受けていない軽度の認知症
などがあげられる。以下、各項目について説明する。

1) 認知症を含む精神疾患の既往歴

　精神疾患の既往歴は、入院時の情報として把握されていることが多い。主治医が把握していることが多く、カルテから情報を収集できる。認知症を含む精神疾患の既往歴が認められたら、入院時に病棟看護師から精神看護専門看護師に情報

として連絡しておくことができれば理想的である。

　人口の急速な高齢化に伴って、総合病院において認知症を有する患者が非常に増えている。認知症はせん妄の準備因子であり、せん妄の発症によって症状が進むこともある．苦痛な身体症状や環境の変化によって行動・心理症状（Behavioral and Psychological Symptoms of Dementia；BPSD）が生じやすくなり、せん妄の遷延化と相まって、患者の日常生活機能や QOL への悪影響となる。

　認知症の BPSD には、
　①易刺激性、焦燥、興奮、脱抑制、異常行動などの活動亢進症状
　②妄想、幻覚および夜間行動異常など精神病症状
　③抑うつ状態および不安、多幸感など感情障害が強くかかわる症状
　④自発性や意欲の低下

などがある[1]。認知症が存在すると、治療やケアにさまざまな困難を及ぼすので、入院時に認知症が確認された場合には、認知症の程度の精査をリエゾンチームが行えるとよい。これによって、治療やケアに関する説明や指示を患者がどの程度理解することが可能かを把握できる。認知機能障害が認められた場合には、認知症の BPSD の予防にも努め、機能障害に合わせて治療や教育、退院時の教育などを行う必要がある。リエゾンチームへ相談しながら、その人らしさや患者の心理を尊重したいわゆるパーソンセンタードケア、不安な患者が今を心地よく感じられる対応や環境調整などの非薬物療法的なケアを、日頃から実施していくことが重要である。

　統合失調症、気分障害、パーソナリティ障害などの精神科診断をもつ患者が身体疾患の治療のために入院を必要とすることもある。手術や治療、検査などで服薬の中止や変更が必要な場合や、環境の変化や苦痛な身体症状などで精神症状が悪化した場合には、薬物調整、精神症状や副作用のモニタリングが必要になるので、リエゾンチームの協働が必要である。アルコール依存、薬物依存、摂食障害などがある患者が身体疾患の治療のために入院した場合は、身体症状の原因が精神疾患であるので、早期にリエゾンチームが協働するシステムが望ましい。患者が精神科的治療を拒否する場合は、他科の看護師へのコンサルテーションなどの介入方法を探る。

　認知症を含む精神疾患の既往歴について、入院時に精神看護専門看護師に連絡があれば、必要時に遅滞なく支援できるであろう。

2) 抗精神病薬、気分安定薬、抗うつ薬、抗認知症薬、抗てんかん薬の服用歴

　この情報は、主治医、病棟看護師では、必ずしも把握しきれないことがある。この情報を最も確実に把握できるのは病棟薬剤師であり、病棟薬剤師からリエゾンチームに連絡が入るシステムがあれば理想的である。

　これらの向精神薬を服用している場合には、精神疾患の既往歴があるはずなので、主治医が患者に確認する必要がある。

3）興奮を伴う意識障害（せん妄）

　せん妄は急性期の入院患者において高い有病率があり、リエゾンチーム活動で最も依頼の多い疾患である。身体疾患患者の精神状態が不安定になった際、最初に鑑別すべき疾患でもある。せん妄は、身体疾患に由来する意識障害であるが、発症、重症化、遷延化により、さらなる身体的な悪影響、患者や家族の苦悩、医療者の疲弊など多くの問題を引きおこす。看護師の研修においては、せん妄は精神的な問題というよりは身体由来のものであり、身体的に重篤な状況であること、そして患者には意識障害に続いておこる苦痛な主観的な体験があることを、スクリーニングと予防的なケアを続けていく動機づけのためにも認識してもらうことが必要である。

　せん妄の発症の要因や薬物療法・非薬物療法的なケア[2]などについては研究が進み、早期発見と対応には、病棟でかかわる看護師の役割が非常に大きいことがわかっている。入院時にせん妄の準備因子をアセスメントすること、家族などからもともとの認知機能や日常生活機能について情報を得て評価しておくことが必要である。

　せん妄の準備因子が認められた場合には、予防的なケアを継続的に行いながら、せん妄のアセスメントを行っていく。早期に予防的なケアを行うことが有効であることはわかっていても、非薬物療法的なケアは特別なものではないと思われがちであり、マンパワーがないなどの理由で、日々の臨床のなかで、継続して行うことは思うより困難で（Know do GAP）、意識的にアセスメントを続けていく環境づくりが必要である。国立がんセンター東病院では、せん妄の早期発見と介入のプログラムを多職種連携でできるように開発し、看護師の研修を行っている[3]。せん妄のリスク、定期的なせん妄症状、症状が認められた場合の介入をチェックするテンプレートを共有するこのシステムは、継続的にせん妄をスクリーニングするシステムとして有効であると思われる。

　ある病棟に限定して入院患者全員にせん妄の準備因子をスクリーニングし、せん妄の評価尺度（DST；Delirium Screening Tool，shortCAM；Confusion Assessment Method）を使って評価し、せん妄の可能性が認められた場合には身体疾患のケアや薬物・非薬物療法的なケアを開始し、ケアに難渋した場合にリエゾンチームへ依頼するという試みを行った[4]。病棟全体のせん妄についての意識が高まり、ケアにつながったが、限られたメンバーでスクリーニングを行うには時間と労力がかかり、評価尺度によるアセスメントだけでは評価が困難なこともあったという。

　せん妄の評価尺度には上記の他に、NEECHAM Confusion Scale、MDS（Memorial Delirium Assessment Scale）など、いくつか開発されているので、研修で紹介するとよい。意識障害や注意障害を評価すること自体、他科の看護師には簡単ではないので、現実に使いやすい評価尺度を選択し、病院全体で使用するのがよい。

　せん妄が発生した場合、どの段階でリエゾンチームが介入するのが適切かは、病棟看護師のせん妄ケアの能力およびリエゾンチームの支援活動の対応可能な依

頻数に影響される。一方、病院で発生しているせん妄の患者数は重要な臨床情報であるので、リエゾンチームの支援活動の対応可能な依頼数にかかわらず、患者にせん妄が発生した場合には、リエゾンチームに情報が入ると理想的である。

4）身体疾患に伴う不安、抑うつ状態

　身体症状、治療の苦痛、経済的事情や仕事などの社会的な問題、死の恐怖やさまざまな喪失体験などの強いストレスから、反応性に出現する不安や抑うつ状態の頻度は高い。不安、抑うつ状態の出現は正常範囲から精神疾患まで幅広く、重篤な場合は不安障害や大うつ病を発症し、自殺に至る場合もある。身体疾患に影響を及ぼしたり、治療選択が的確にできなくなったり、入院生活に支障をきたしてしまうことがある。

　不安、抑うつ状態は、多くの場合自然な心理的反応として出現するので、一般病棟の看護師には「何が病的な症状なのか」を判断するのではなく、入院した患者に「病気や入院治療をどのように理解していますか？」「どのようなことを期待していますか？」「どのようなことを心配していますか？」などの質問で自然に会話を始めることを勧める．患者の回答は患者の言葉どおりにカルテに記載して、他のスタッフと情報共有するとよい。もし、不安や抑うつ状態が病的なものであれば、入院当初から現実とかけ離れた回答をするであろうし、入院当初は「少し心配しすぎ」という程度であったものが、だんだん強度を増していくのであれば、不安や抑うつ状態が、徐々に病的になっていく過程を把握できる。

　患者に不安や抑うつ状態、希死念慮、怒りや理解できない反応があると、看護師の緊張や不安が高まり、通常のコミュニケーションがとりにくくなり、適切なアセスメントができなくなってしまう。患者の苦悩ゆえの防衛機制が心理的な背景にあることをわかりやすく研修で説明することが有用である。看護師に対するコミュニケーション研修は、精神症状を早期に発見し、対応していくためにも有効である[5]。

　不安や抑うつ状態を引きおこしやすい身体疾患（甲状腺機能障害などの内分泌疾患、心不全、糖尿病や全身性エリテマトーデスなどの慢性疾患、パーキンソン病や多発性硬化症などの中枢神経疾患、がんなど）や、ステロイドやインターフェロンなど不安や抑うつ状態を引きおこしやすい身体疾患の治療薬がある[6]こと、心理社会的状況を含めた不安や抑うつ状態のリスク因子[7]を病棟看護師が理解していることは早期発見と、リエゾンチームへの適切な依頼のために重要である。各病棟で多い疾患と治療の、精神症状との関連をより具体的に研修すると理解しやすい。不安障害やうつ病の症状（診断基準）のみでなく、実際に現れてくる具体的な症状を示し、注意深く観察する必要性を伝えることもよいだろう。

　抑うつ状態を評価する尺度として、PHQ-9（こころと身体の質問票）、DIC（つらさと支障の寒暖計）、HADS（病院不安および抑うつ尺度）などがある。うつ病の主要な2つの症状「抑うつ気分」「興味関心の低下」についてのみ質問する2項目質問法は、簡便で有用である[8]。サイコオンコロジー領域では、DICを含む生活のしやすさなどを用い、できるだけ多くの患者への精神状態のスクリーニ

ングを行うことが推奨されている。スクリーニングはテストを行うこと自体が目的でなく、患者の精神症状やつらさをいち早くとらえ、ケアにつなげるのが目的なので、患者の反応を確認しながら無理なく行っていく必要がある。

　日本精神保健看護学会のリエゾン精神看護領域ケアガイドライン[7]では、中等度の不安や抑うつ状態がみられたら、リエゾンナースとともに介入を行うことを推奨している。それぞれの病院や看護単位によって、リエゾンチームへの依頼の基準を決めるのがよいであろう。症状が認められたらまずはリエゾンナースに相談できるシステム、あるいはリエゾンチームがバックアップできるシステムがあれば、病棟看護師が積極的に患者と精神症状を話題にできる。

5）自殺企図・希死念慮

　自殺企図患者が入院した場合、入院中の再企図を予防するために、精神症状の評価、自殺企図に至った心理社会的背景の把握、必要な精神科医療の提供を行う必要があるので、リエゾンチームに入院後直ちに連絡が入るシステムが必要である。

　入院患者に自殺企図歴や精神疾患の既往歴などのリスク因子[9]がある場合には、患者との信頼関係をつくりながら、不安や抑うつ状態のアセスメントを行う。「死にたい」「楽になりたい」などの希死念慮、拒否的な態度や焦燥感など認められた場合には、直ちにリエゾンチーが介入しなければならない。リエゾンチームは希死念慮の具体性を評価し、必要な対応を行う[7]。患者に自殺企図や強い希死念慮がみられる場合は、タイダルモデル[10～13]と呼ばれる看護モデルの安全保障プランを他科の看護師に伝える方法がある。

6）身体拘束の施行

　急性期の病院でせん妄を発症すると、治療と患者の安全のための身体拘束が行われることが少なくない。身体拘束については、合併症、さらなるせん妄の悪化のリスクが指摘されており、身体拘束の必要性と解除のタイミングは、細かく適切にアセスメントされ、丁寧に実施される必要がある。せん妄のスクリーニングに加え、身体拘束をせざるを得ない要件や解除の基準、身体拘束中の観察とケアについても研修を行うことが重要である。

　身体拘束施行については、リエゾンチームが全例について、身体拘束の必要性の判断の適否、拘束方法やケアの妥当性について検討を行うことができれば理想的である。ただ、身体拘束が行われている件数によって、リエゾンチームの対応可能な依頼数が問題になり、ある程度の選択を行わなければいけない可能性もある。

　NTT東日本関東病院では、2015年4月から、身体拘束が医療的な配慮をもって最小かつ最適に行われているかを確認するために、リエゾンチームが中心となって週に1回拘束回診を行っている。

7）興奮を伴わない意識障害、および診断を受けていない軽度の認知症

　興奮を伴わない意識障害や診断を受けていない軽度の認知症は、他科の看護師が見過ごしている場合が多い。これらの要因があると、看護師などの指示・説明に対して、一見理解したような返事をしていながら、実際には指示が記憶されていないため、院内における転倒や、退院後の指示不遵守から状態が悪化して早期の再入院に至るといった事象のリスク要因になる。これらのリスク要因をもっている入院患者は、多数に上ると考えられ、これらの要因に対してどのようなシステムを組めるかは、今後の検討課題である。

　身体疾患患者の精神疾患を有する割合は 30 ～ 60％ともいわれ、一般健常者と比較して非常に高いことが指摘されている[14]。7 カ所の総合病院で、自記式の尺度を用いて行った調査では、55.3％の患者が適応障害、もしくはうつ病レベルの精神状態であったが、担当していた看護師が、「不安や抑うつ状態にある」と考えた患者はわずか 13.4％であった[15]。低活動型のせん妄や、不安や抑うつ状態、認知症などは、患者が訴えることは少なく、身体化した場合には、身体症状や治療の副作用とも考えられがちで、見逃されることが多い。

　身体疾患、治療、入院に伴う喪失体験や衝撃的な体験、患者にとっての体験の意味や理解の仕方は、24 時間日常生活を援助している看護師が最も察知しケアしやすい立場にある。身体疾患患者にも、精神看護の視点をもって看護に当たることが患者の全人的な医療には欠かせない。ケアが必要な患者をできるだけ漏れなく、早期にスクリーニングするのは、看護師が適切である。

　スクリーニングは教育研修だけでは実際に行うことは難しい。集合研修のみでなく、病棟単位の学習会や事例検討を使って、スクリーニングを学んでもらうのがよい。どうアセスメントしてよいかわからない場合には、リエゾンナースなどに相談するというシステムをつくり、一緒にアセスメントして、看護ケアを共に考えることも有効だろう。患者との自然なコミュニケーションで患者の精神状態を把握することが、患者の心理社会的背景を踏まえた関心につながり、看護の機能を高めることにつながっていく。

（佐藤寧子）

〈文献〉

1) 高橋　智：認知症の BPSD．日本老年医学会雑誌，48（3）：195-204，2011．
2) 日本総合病院精神医学会せん妄指針改訂班（統括：八田耕太郎）編：せん妄の臨床指針－せん妄の治療指針 第 2 版（日本総合病院精神医学会治療指針 1）．星和書店，2015．
3) 宮崎　梓：せん妄患者に対する初期対応プログラム．看護展望，39（6）：41-49，2014．
4) 中村英樹・他：当院総合内科における、せん妄の早期発見・早期対応を目的とした JNP の取り組みからの考察（会議録）．国立病院総合医学会講演抄録集，(70 回)：p4-18-1，2016．
5) 川名典子：がん患者のメンタルケア．pp.111-139，南江堂，2015．
6) 松永寿人：抑うつ・不安．「精神科臨床エキスパート他科からの依頼患者の診方と対応」．中村　純・編，p.41，医学書院，2015．
7) 宇佐美しおり・他：身体疾患で精神状態が不安定になった患者への対応（リエゾン精神看護領域ケアガイドライン）．日本精神保健看護学会誌，24（2）：91-104，2015．

8) Arroll, B. et al.：Screening for depression in primary care with two verbally asked questions：cross sectional study，BMJ，327：1144-1146，2003.
9) 日本うつ病学会気分障害の治療ガイドライン作成委員会：日本うつ病学会ガイドラインⅡ．うつ病（DSM-5）／大うつ病性障害．2016. http：//www.secretariat.ne.jp/jsmd/mood_disorder/img/160731.pdf
10) タイダルモデルウェブサイト．http：//www.tidal-model.com/
11) 萱間真美：バーカー先生とタイダルモデル．精神看護，9（6）：94-99，2006.
12) 大木千春・他：タイダルモデル（安全保障プラン）の看護面接における満足度調査．総合病院精神医学，22（Supplement）：S141，2010.
13) 秋山　剛・他：タイダルモデルで行なう院内自殺予防　NTT東日本関東病院の取り組みから．看護管理，23（6）：481-496，2013.
14) 岸　泰宏：コンサルテーション・リエゾン精神医学におけるアウトリーチならびに多職種介入の重要性．臨床精神医学，43（6）：853-858，2014.
15) 野末聖香・他：精神看護の看護技術評価—介入効果とコスト評価の視点から—．平成17-19年度文部科学省研究費基盤研究（B）研究成果報告書．2008.

3. ケアプラン展開への他科看護師の研修

一般病棟の看護師がケアプランを展開できたほうがよい精神症状の主なものは、
①興奮を伴う意識障害（せん妄）
②認知症
③認知症以外の精神疾患の既往歴
④身体疾患に伴う不安、抑うつ状態
⑤自殺企図、希死念慮
⑥身体拘束
⑦興奮を伴わない意識障害
⑧診断を受けていない軽度の認知症
であると考えられる。

本項では、これらの精神症状に対して一般病棟の看護師がケアプランを展開できるように、どのような研修を行えばよいかについて述べる。

1）せん妄

リエゾンチームに最もコンサルテーションが多いのは、せん妄を併発する患者である。せん妄がおこると、患者自身の苦痛となるだけでなく、転倒・転落などの医療事故、予後や身体機能の悪化、日常生活機能の低下、廃用症候群の悪化、治療選択に関する意思決定能力の低下、家族・医療者の心理的負担の増加など、さまざまな問題につながる可能性がある。そのため、リエゾンチームは、上記の問題を予防するために病院内のせん妄対策プランを検討し、患者・家族向けのパンフレット（6章4.-図2：107頁）を作成し、せん妄治療薬や睡眠薬の使用を基準化し、せん妄対策プランを院内に活用してもらえるよう情報を発信し、治療スタッフを教育する役割が求められる。

せん妄の介入には、患者にかかわるあらゆる職種間の協働とチーム医療の考え方が必要で、治療スタッフおよび精神科、神経内科、老年科など複数の科の医師

や看護師、専門看護師、認定看護師、薬剤師、理学療法士などからなる、統合的な多職種チームによる介入が推奨されている。現在、せん妄に対して有効な対応は、発症後の薬物投与ではなく、このような統合的な多職種チームが行う、非薬物療法的な多面的リスク要因アプローチによる発症予防であるとされる[1]。

最も広く用いられている多面的リスク要因アプローチとして、米国の HELP（Hospital Elder Life program）がある[2]。HELP は、
　①見当識維持プログラム
　②直接原因の治療プログラム
　③精神作用のある薬剤調整プログラム
　④早期離床プログラム
　⑤睡眠調整プログラム
　⑥適切な水分と栄養供給プログラム
　⑦聴覚・感覚補助プログラム
など、7 つのプログラムを患者のニーズに合わせて組み合わせ、多職種チームで実施する高齢患者のために開発された包括的なプログラムである。

英国 NICE（National Institute for Health and Clinical Excellence）のせん妄の診断予防管理ガイドライン[3] では、HELP の 7 項目をもとに、"低酸素症""感染""疼痛"のプロトコールを加えた、10 項目のせん妄に推奨される介入方法（**表1**）が述べられている。NICE ガイドラインを作成した Young らは、脱水の補正や早期離床など複数の危険因子を是正することで約 3 分の 1 のせん妄リスクを抑えることができると報告している[4]。

クリティカルケア領域においても、疼痛、不穏、せん妄に関するガイドラインである PAD ガイドライン（Clinical Practice Guidelines for the Management of Pain, Agitation, and Delirium in Adult Patients in the Intensive Care Unit）[5,6] では、重症患者にしばしば発生する、異常興奮などの精神症状は、実はせん妄で、重症患者にとってせん妄対策は重要であるとしている．せん妄対策の一環としては、必要以上に患者を鎮静しないこと、患者の痛みを十分くみ取ることが重要と述べられており、統合的な多職種チームで介入を行うことが推奨されている。

このように統合的な多職種チームが、患者に早期かつ継続的に多面的アプローチを行い、定期的なアセスメントと患者の個別性に沿ったケアを提供することで、せん妄の予防および認知機能や生活機能の低下を予防することに重点をおいたせ

表1　せん妄に推奨される介入方法[3]

① 見当識を促す（話しかけ、時計やカレンダーの設置）
② 脱水と便秘の防止
③ 低酸素症の評価と酸素投与
④ 感染対策とカテーテル使用の最小化
⑤ 早期離床の促進
⑥ 疼痛評価と疼痛コントロール
⑦ 薬剤評価・相互作用に注意
⑧ 適切な栄養管理と義歯装着
⑨ 感覚遮断の改善
⑩ 睡眠調整と睡眠衛生指導（夜間の処置回避、騒音を低減）

ん妄対策プランを病院全体で実行することが求められる。

　医療現場では、24時間患者の身近でケアにあたる病棟看護師が、せん妄の発症に遭遇することが多い。せん妄の多くは、夜間の医療スタッフが少ない時間帯に発症するため、病棟看護師が少ない人数で初期の対応を担わざるを得ない場合が多く、病棟看護師一人ひとりの対応が重要であるとともに、あらかじめせん妄リスクの評価をしておく必要がある。多面的アプローチによる、早期かつ継続的なせん妄対策プランを効果的に実行するためには、病棟看護師が、せん妄リスクおよびせん妄出現時の評価を行えるようトレーニングし、患者へのケア実践に発展させられるような研修プログラムが求められる。

　研修では、病棟看護師の主体的な学びを促進するために、講義形式だけではなく、ロールプレイングや事例検討、ビデオ教材やシミュレーション（模倣・再現）など体験型学習形態を組み合わせ、学習者を受動的にしない工夫をすることが、効果的な学習を促すために必要である。また、研修で得た知識や技術を現場で実践できるよう、研修終了後に職場内訓練（On the Job Training；OJT）を行うことは、継続的な病棟看護師の実践能力向上に効果的である[7]。

　リエゾンチームによるせん妄対策プランに基づいた病棟看護師へのせん妄研修の内容（表2）として、①せん妄のリスク要因をアセスメントし、せん妄のリスク要因を減らすための予防的介入が行える、②せん妄の早期発見と系統的な観察のために評価尺度を用いてせん妄を評価できる、③せん妄について病棟看護師間や主治医と情報共有を行い、チーム内で対策が検討できる、④リエゾンチームにコンサルテーションして連携できる、⑤せん妄発症の関連因子をアセスメントして、患者に安全感・安心感を提供し現実感覚を強化できるケア介入ができる、⑥せん妄をおこしている患者とコミュニケーションをとり、家族にはせん妄を説明し、患者に安全・安心感を与えられる患者とのコミュニケーションのとり方を提供できる、⑦不眠や不穏に対する薬剤使用が適切に行え、効果・副作用のモニタリングができる、ことがあげられる。

　せん妄のリスク要因のひとつである、薬剤誘発性せん妄についての理解も重要である。せん妄ハイリスク患者に対して、ベンゾジアゼピン系薬剤が投与されている場合、主治医に報告して薬剤調整を働きかけたり、クリニカルパスにあるベンゾジアゼピン系薬剤の使用を控えたりといった、薬剤誘発性せん妄を減らす取り組みを推進するためには、病棟看護師がせん妄を誘発しやすい薬剤、特にベンゾジアゼピン系薬剤について理解し、予防対策を実行できることが求められる。

　せん妄発症の関連因子はさまざまある。術後せん妄、認知症高齢者のせん妄、

表2　病棟看護師を対象としたせん妄研修の内容

① せん妄のリスク要因をアセスメントして予防的介入が行える
② せん妄の早期発見と系統的な観察のための評価尺度を用いてせん妄を評価できる
③ せん妄があれば看護師間や医師と情報共有を行い、チーム内で対策が検討できる
④ リエゾンチームにコンサルテーションして連携できる
⑤ せん妄発症の関連因子をアセスメントしてケア介入ができる
⑥ 患者・家族へのコミュニケーションがスムーズに行える
⑦ 不眠や不穏に対する薬剤使用が適切に行え、効果・副作用のモニタリングができる

終末期せん妄など、いくつかの事例を用いて、身体状態に応じたケア介入について理解できるような体験型学習形態を導入することが効果的である。

研修後のOJTとして、実践チェックリストを作成し、日々の看護実践に生かしてもらったり、職場内で勉強会を開催してもらったりなど、研修を受けた病棟看護師に、リエゾンチームのせん妄対策プランを啓発する役割を担ってもらうことが重要である。病棟看護師が、せん妄の予防が可能であることを知り、せん妄を引きおこす要因を除去すること、せん妄リスクのある患者に、より早期に的確な判断をしリエゾンチームと連携して、せん妄の重症化や遷延化を減少させることが、医療チームのせん妄の対応力を向上させ、せん妄対応に疲弊する病棟看護師のメンタルヘルス支援にもつながる。

精神看護専門看護師は、病棟看護師が日常のケアのなかでせん妄を発見できるよう支援できる立場にあるため、事例検討を用いたせん妄の早期発見・早期予防（早期離床、生活時間の流れの提供、身体感覚の強化、なじみのある人の面会・付き添い、安心感の提供）、せん妄発生後の介入（事故防止、非定型抗精神病薬の処方依頼、刺激の軽減、定期的な訪室と安全感の提供、丁寧な日常生活の支援、身体感覚の強化、生活リズムの確保など）を詳細に伝えていくことが重要である。

2）認知症

認知症の研修において必要な内容は、認知症のアセスメントや薬物療法、認知症患者への介入方法、身体症状に対するケア、認知症患者をケアできるような家族への介入について理解することである。

認知症患者の精神症状のアセスメントには患者の日常生活における言動を総合的に把握し、理解することが必要であるため、病棟看護師の観察とアセスメント能力が非常に重要である。認知症の確定診断については、臨床心理士の認知症検査を通じて、医師が行う。改訂長谷川式簡易知能評価スケール、コグニスタット（Cognistat）認知機能検査、MMSE（Mini Mental State Examination）など、よく用いられる評価の内容と解釈について理解しておく必要がある。患者の見当識を確認するためには、氏名、年月日、場所の質問がよく行われるが、短期記憶を確認する方法として、シリアル7（100から7を何回か引き算してもらう方法）、3桁・4桁の数字の逆唱などが行われるので、病棟看護師も練習しておくとよい。短期記憶が障害されている場合には、病棟看護師の指示をその場では理解しているようでも、記憶が残っていないため、転倒・転落、チューブ抜去、その他にも病棟看護師の指示・教育が守られないといった問題が発生する。薬物療法については、認知症の進行を食い止めるための薬剤、認知症に付随して発生する精神症状のコントロールのために用いられる薬剤の効果と副作用について知っておく必要がある。

認知症患者への介入については、刺激の調整、患者の意欲を維持し、患者の自己評価、これまでの人生を尊重しながらかかわる方法（会話の仕方、話しかけるときは患者の顔に影がかからないように斜め横から話しかける、ゆっくりしたペースで話す、一度にいくつものことを伝えない、患者の理解を伝えながら話を

進める、記憶力が低下している場合にはメモなどを活用するなど)、また認知機能低下の中核症状への働きかけとBPSDへの働きかけ方(妄想が強くなっている場合の刺激の調整、活動範囲を急激に広げない、怒りっぽいときはしっかりと怒りに耳を傾け説明で抑えつけないなどの対応方法など)についても研修のなかで扱い、場合によっては、ロールプレイを行うことも認知症患者への対応方法を修得するために必要である。

さらに、認知症患者の家族が患者の病気を理解して、対応できるための介入方法に関する研修も行うとよい。

3) 認知症以外の精神疾患の既往歴

精神疾患の既往歴がある場合、対人関係の特徴の把握、向精神薬の内服の有無、現在問題となっている精神症状の有無、病状の経過の把握が必要である。対人関係の特徴の把握は、病棟看護師と患者が円滑なコミュニケーションをとるために重要である。例えば、家族に対しては依存的であるが、家族以外の人とは話そうとしない場合は、病棟看護師が大事な話をするときは家族を含めて話す必要があるかもしれない。

下記のような精神疾患の既往歴が確認されたら、必ずリエゾンチーム、精神科・心療内科医師にコンサルテーションするように、研修で教示する必要がある。

- 統合失調症
- 双極性障害
- 抑うつ障害
- 神経発達障害
- 解離性障害
- 摂食障害
- 物質関連障害
- 強迫性障害

4) 身体疾患に伴う不安、抑うつ状態

身体疾患を有する患者の不安、抑うつ状態についてその状態をアセスメントし、状態に応じて日々の治療やケアを提供することができるようになることが重要である。

急な病気の発症や治療の開始により患者の危機、ストレスが強まり、不安症状によって対処行動がとれなくなることがある。適応障害、うつ病が合併しているときもあるが、精神科診断はともあれ、まずは目の前の不安、抑うつ状態のアセスメントとケア展開ができるよう研修を組み立てる。すなわち、①精神状態のアセスメント、②身体疾患の治療や病気が始まったことによるストレスや危機、それへの対処の仕方(怒りや悲しみの表現、感情の表出を促し、身体的にリラクセーションを促し、痛みを軽減するためのケア)、③軽度―中等度の不安、抑うつ状態時のコミュニケーションのとり方を研修することで、病棟看護師は患者への対

応が理解できるようになる。さらに、リエゾンチームに連絡するタイミング、リエゾンチームの介入後にリエゾンチームと協力しながらどのように病棟でのケアを行うことが効果的なのかを研修することで、病棟看護師はエンパワーメントされる。

また、身体疾患を有する患者の不安、抑うつ状態は、痛み、緊張、怒りっぽさ、治療・ケア拒否などの形で表現されることがある。研修では、身体状態と精神状態をアセスメントし、身体的なケアを通じて精神状態を緩和できることを強調しながら、患者への傾聴、共感、支持を行い、また抑うつ状態や不安の背景に家族における孤独感、家族関係が影響していることを伝える。さらに、自殺のリスクアセスメントと介入方法についても伝え、実際の介入方法を練習することで、病棟看護師による患者への危機介入につながり、不安感を軽減しながら患者に接することができるようになる。

さらに、うつ病に対する認知行動療法はエビデンスがあるので、身体疾患を有する患者の不安、抑うつ状態に対して認知行動療法を実践したことがある看護師から研修を受け、日常のかかわりのなかで認知行動療法の概念や技術を織り込めるようになれば、理想的である。

5) 自殺企図・希死念慮

自殺企図、希死念慮がある患者へのケアは、他科看護師に高い精神的な負担を生む。現在、自殺企図や希死念慮に対する看護ケアとして、最もよくまとまっているのは、英国で開発されたタイダルモデルであろう。タイダルモデルは、患者が人として生きるうえでの自らの問題に対処することを援助する看護面談であり、英国、アイルランド、カナダ、日本、オーストラリア、ニュージーランドなどで実践されている。

タイダルモデルのなかの安全保障プラン面談は、自傷・他害の可能性を低下させるために、患者本人に具体的に何ができるかを明確にする。質問用紙を使い事前に患者に記入してもらうか、患者が自分では記入できない場合は、看護師が聞き取りで記入する。面談は、面談室などプライバシーが守れる場所で行い、面談はプライマリーナースだけでなく、面談予定日の受け持ち看護師が担当する。面談の最後に次回の面談日を決める。患者の状態がどのように変化しているか、継続的に振り返る。はじめは週1～2回程度、状態が落ち着いたら1～2週間に1回の頻度で面談を行う。自傷のリスクが高い患者には毎日行われることもある。質問を理解しにくい患者（希死念慮・混乱が強い、発達障害）に対しては質問をかみ砕いて伝え、聞き取りを行う[8～11]（**資料1～3**）。

実施者はリエゾンチームのメンバーでもよいし、病棟看護師でもよい。研修ではこの面談方法と自殺企図、希死念慮を抱える患者へのかかわり方の基本を教える。

切迫した希死念慮があり、具体的に死ぬ方法を考えてしまう場合や自殺企図がある場合は、一般病棟でのケアの限界を超えているので、精神科病棟または精神科病院に移す必要がある。万一こうした状況で一般病棟でのケアを続けなければ

資料1

> **モニタリング評価**
> 1. 今日の気分はいかがですか？
> 2. 今日、どのくらい安心・安全でいられると思いますか？
>   （0：まったく安全でいられない〜 10：とても安全でいられる）
> 3. あなたの安全感を高めるために、どのようなことが役立ちそうですか？
> 4. 自分を傷つけてしまったり、他人を傷つけてしまう可能性はどのくらいですか？
>   （0：まったく傷つける可能性がない〜 10：とても傷つける可能性がある）
> 5. スタッフに助けてもらうことで安全感を高められると思いますか？
>   （0：まったく感じない〜 10：明確に感じる）
> 6. スタッフの支援以外でほかに役に立ちそうなことはありますか？
> 7. 次の面接まで安全が保てる確信はどのくらいですか？
>   （0：まったく確信がない〜 10：とても安全）
>
> 看護師＿＿＿＿＿＿＿＿＿＿　　患者＿＿＿＿＿＿＿＿＿＿

資料2

> **安全保障プラン**
> 1. あなたの安心感、安全感を高めるために、あなた自身は何ができるでしょうか？
> 2. あなたの安心感、安全感を高めるために、ほかの人は何ができるでしょうか？

ならない場合は、物品管理も行う必要がある。ネクタイ、紐などは、一時的に病棟看護師が預かり、ナースコールのコードも短いもので対応し、自殺企図があれば身体拘束を施行せざるをえない。

6）身体拘束

　身体拘束は、患者の人権を侵害する処遇であり、施行が許されるのは、自傷（転倒、重要なチューブの自己抜去など）・他害の予防に限定される。身体拘束は医師の指示で行うが、どういう状況で身体拘束を行わないと患者の安全を守れないか、どのような評価を行いながら身体拘束解除の可能性について検討するかについて研修を行う。

　身体拘束を行う用具としては、部分的または段階的な解除が可能なことや着脱が容易であること、さらに安全性が高いことからマグネット式拘束帯が推奨されている。身体拘束用具の使用方法について、メーカーの取り扱い説明書を参考に研修を行う。研修は院内の医療安全部門と共同で行うとよい。

　抵抗が強い患者に身体拘束を実施する場合、5名以上のスタッフをそろえ、患者への説明および身体拘束のための医療スタッフへの指示を出すリーダー役1名、リーダーの指示を受けて動く者4名以上などと、あらかじめ役割分担を決めておく。

資料3

> **モニタリング評価の進め方**
>
> 1. 今日の気分はいかがですか？
>   「初めに、今あなたはどのような気分ですか？」
>
> 2. 今日、どのくらい安心・安全でいられると思いますか？
>   （0：まったく安全でいられない～ 10：安全でいられる）
>   「非常に傷つきやすい状態で、まったく安心・安全を感じられない場合を0、最も安心・安全を感じられる場合を10とすると、今あなたはどれくらいですか？ どういう点で安全だと思いますか？」
>
> 3. 今、あなたの安全感を高めるために、どのようなことが役立ちそうですか？
>   「あなた自身のなかの安全感を少しでも大きくするために、どのようなことが役立ちそうですか？ 少しでも安心・安全感を高めるために、何をすればよいでしょう？」
>   「役に立ったかもしれないことは、何かありましたか？ 今まで行動化してないということは、何かが役に立っているはずです。それは何だと思いますか？」
>
> 4. 自分を傷つけてしまったり、他人を傷つけてしまったりする可能性はどのくらいですか？
>   （0：まったく傷つける可能性がない～ 10：とても傷つける可能性がある）
>   「もし自傷・他害をしそうな気持ちがあれば何をしてしまいそうだと思いますか？」
>
> 5. スタッフに助けてもらうことで安全感を高められると思いますか？
>   （0：まったく感じない～ 10：明確に感じる）
>   「今よりよくなるために、私（看護師）からの支援が役立つとしたらどのようなことでしょう？」
>
> 6. スタッフの支援以外でほかに役に立ちそうなことはありますか？
>   「では、私以外に今現在、あなたを支援できそうな人はいますか？ あなたを支援するために、その人たちに何をしてもらえるとよさそうですか？」
>
> 7. 次の面接まで安全が保てる確信はどのくらいですか？
>   （0：まったく確信がない～ 10：とても安全）
>   本人とスタッフの確信度の評価に食い違いがあれば話し合う
>   「あなたは確信できると感じ、私は確信がそれほどもてないのはなぜだと思いますか？」
>
> 看護師 _____　　患者 _____

　患者を傷つける可能性があるスタッフの所持品（例：腕時計、眼鏡、ボールペンなど）は取り外す。患者の周辺の環境にも注意を払い、危険物を除去し、他の患者には離れてもらう。はじめは患者から攻撃を受けない距離で、半身の姿勢をとる。リーダーが、①身体拘束の必要性について医師の指示がでていること、②患者に協力してほしいことを伝える。あらかじめ拘束帯をセットしてあるベッドに患者を仰臥位にし、ベルト、装飾品など危険物になる可能性のあるものは外して預かる。患者が抵抗する際には、頭部、上下肢の各関節をひとつずつスタッフが固定して、患者とスタッフの双方がけがをしないように配慮し、体幹、上肢、下肢の順で拘束する。

　身体拘束の手技を学ぶとき、看護師は患者役も体験したほうがよい。身体拘束

による屈辱感、無力感、不適切な拘束による不快感を体験することで、身体拘束が患者の人権を侵害する行為であることが実感できるからである。

患者が拘束抜けした場合は、抜けられた理由について正確にアセスメントする必要がある。例えば体幹の拘束抜けは抜け防止帯があれば予防できたのか、拘束用具が緩すぎないかなどについてアセスメントする。また、拘束用具について、各部署で在庫は必要数あるか、破損はないか、定期的に確認する必要もある。なお、拘束用具は、院内で統一したメーカーのものをそろえたほうがよい。そうすれば、研修でも統一した拘束方法を教えることができるし、部署で拘束用具が足りなくなった場合、他の部署から借りることができる。

身体拘束を施行している患者には、廃用萎縮が進まないようにリハビリテーションを行う必要があるので、身体拘束後のケアにリハビリテーション科への依頼を含める。さらに身体拘束はスタッフに罪悪感をおこすので、罪悪感を和らげるためにも身体拘束を解除するタイミング、身体拘束に代わるケア方法を検討し続けることが必要になる。

7）興奮を伴わない意識障害および診断を受けていない軽度の認知症

興奮を伴わない意識障害や未診断の軽度の認知症は、看護ケア上、見過ごされやすい。コミュニケーションがとりにくい、ひきこもりがちである、よく転倒している、ひとりで動いているなどの言動がある場合、軽度の意識障害や認知症を念頭に置いて、アセスメントすることが重要である。また日々のケアのなかで日時や場所、時間などを患者と確認し、1日の治療・ケアスケジュールに沿った行動がとれているかを把握して、患者の認知機能をアセスメントする。さらに、シリアル7、4桁の数字の逆唱などで、軽度の記憶障害の簡便なスクリーニングを行えるように、看護師の研修を行う必要がある。そして、記憶障害の可能性がある患者に、臨床心理士がコグニスタット認知機能検査などの精査を行い、記憶障害の程度を明らかにして、転倒・転落や指示不遵守といった事態を回避できるようにケアプランを立てる必要がある。

軽度の記憶障害を確認するもうひとつの方法は、指示を与えた際に、「わかりましたか？」「はい」といったやり取りで終わらせずに、「では、私が説明したことをもう一度話してください」「説明したようにやってみてください」といった確認を行うことである。患者の高齢化に伴い、このようなアセスメントの重要性が増している。

また、高齢者には抑うつ状態や軽度の認知症はあるかもしれないということを前提に、ゆっくりと話しかけ、患者の反応を待ち、どうしたいかの患者の意思を聞き、患者のこれまでの生活習慣を尊重しながら日々のケアを進めていくことで抑うつ状態や認知症悪化を防ぐことが可能になるので、これらの対応についても研修を提供する。

（福岡敦子、山本沙織）

〈文献〉

1) Inouye, S.K. et al.：Delirium in elderly people. Lancet, 383（9920）：911-922, 2014.
2) Inouye, S.K. et al.：Dissemination of hospital elder life program：implementation, adaptation, and successes. J Am Geriatr Soc, 54：1492-1499, 2006.
3) National Collaborating Centre for Acute and Chronic Conditions：Delirium：diagnosis, prevention and management（Clinical guideline；no. 103）. National Institute for Health and Clinical Excellence（NICE）, London, 2010.
4) Young, J. et al.：Diagnosis, prevention, and management of delirium：summary of NICE guidance. BMJ, 341：c3704, 2010.
5) Barr, J. et al.：Clinical practice guidelines for the management of pain, agitation, and delirium in adult patients in the intensive care unit. Crit Care Med, 41（1）：263-306, 2013.
6) 日本集中治療医学会 J-PAD ガイドライン作成委員会：日本版・集中治療室における成人重症患者に対する痛み・不穏・せん妄管理のための臨床ガイドライン．日本集中治療医学会雑誌，21（5）：539-579，2014．
7) 中井俊樹・編著：看護現場で使える教育学の理論と技法―個別指導や参加型研修に役立つ100のキーワード．メディカ出版，2014．
8) タイダルモデルウェブサイト．http://www.tidal-model.com/
9) 萱間真美：バーカー先生とタイダルモデル．精神看護，9（6）：94-99，2006．
10) 大木千春・他：タイダルモデル（安全保障プラン）の看護面接における満足度調査．総合病院精神医学，22（Supplement）：S141，2010．
11) 秋山　剛・他：タイダルモデルで行なう院内自殺予防　NTT東日本関東病院の取り組みから．看護管理，23（6）：481～496，2013．

4. 他科医師への支援に関する資料

　他科スタッフへの支援として、個々の患者についてのコンサルテーションを行うことはもちろんであるが、その前提として精神症状に起因して発生する患者の苦悩への対応などについて資料を作成し、研修を進めることは重要である。総合病院における精神科専門職のポストが非常に少ない現状のなかで、病院全体の精神症状への対応スキルの維持・向上に努めるためにも、他科医師が参照して自ら精神症状への対応ができるような簡便な処方プロトコールなど、支援に関する資料（以下支援資料）を作成することは有用である。

1）支援資料の概要

(1) 作成

　支援資料は、冊子、パンフレット、白衣のポケットに収まるサイズのポケットガイドなど、さまざまな形態で作成できる。他科医師が取り組みやすい簡潔、明瞭さを重視したもの、対応の推奨理由やエビデンスまで記した詳細な内容のもの、持ち運びを重視したものなど、必要に応じて作成する。
　作成時の注意点として、精神科の専門用語や、精神科専門職が用いる略語の使用は避ける。薬剤については、その病院（医療機関）で使用している薬剤を用い、さらに一般名ではなく、実際の処方時に使う商品名を載せる。あわせて初期投与時の処方用量も明記する。

(2) 周知

　支援資料を、他科医師に配布するだけでは、利用されない。周知にあたっては、リエゾンチームが開催する院内勉強会などを利用して、支援資料についての説明を行う。可能であれば、他科のカンファレンスの際に時間をもらって説明する。

　支援資料は他科医師への個別配布に加えて、共有の資料として、各病棟、外来診察室、各科の医局にも配布しておく。電子カルテ端末に収載することも有効である。

(3) 精神科リエゾンチームとの連携システム

　支援資料には、精神症状やその治療について、精神症状が重い場合、専門的な治療を要する場合、リエゾンチームへ依頼する場合というように段階を設けておく。また、リエゾンチームへの依頼手順や連絡先も記載しておく。

2）重要な点

❶精神症状対応スキル―他科医師にどこまでを求めるかを明確にする

　支援資料作成の目的は、病院（医療機関）全体での精神症状対応のスキルアップである。精神科以外の他科医師が、精神症状対応においてある程度のスキルをもっていれば、恩恵にあずかる患者数は、圧倒的に増える。ただし、ここで考えておく必要があるのは、精神科専門職ではない他科医師に、どこまで精神症状への対応を求めるかということである。不安や抑うつ状態に加え、パーソナリティ障害や発達障害など複雑な精神疾患を抱えるケースにおいては、経験のない他科医師が対応することで、かえって状況を悪化させてしまうこともあるだろう。総合病院で他科医師に求められる精神症状対応スキルとして、せん妄や不安・抑うつ状態のスクリーニングおよび初期治療・初期対応があげられる。

　支援資料作成にあたっては、精神症状対応や治療において、他科医師にどこまでを求めるかという点を明確にすることが重要である。

❷他科の事情に合わせた実践的な資料であること

　支援資料に、学会が作成したガイドラインをそのまま用いても、絵に描いた餅で実行されない。支援資料は、それぞれの医療機関、ならびに診療科ごとの事情を配慮した実践的なものである必要がある。上述したように、支援資料に載せる薬剤は当該医療機関で使用している薬剤のみとする。また、診療科ごとに扱う疾患、主な治療、治療で用いられる薬剤が異なる。例えば、消化器系の外科であれば、内服が困難なケースが多いので、点滴や坐薬を含めた内容とする。内分泌科に対しては、糖尿病では禁忌となる精神科治療の薬剤を要注意とする。乳腺外科であれば、乳がん治療として用いられることが多いホルモン治療薬と併用禁忌となる精神科治療の薬剤を要注意とするなどである。

❸ 精神科リエゾンチームがバックアップする保証

　他科医師は支援資料を用いながら、精神症状のスクリーニングや、軽度の精神症状への初期治療を行う。その際に「精神症状対応のすべてを自分たちに委ねられる」と感じてしまうと、逆に不安に感じ、拒否的になる。精神症状が増悪した場合、あるいは初期治療・初期対応がうまくいかない場合、いつでもリエゾンチームが引き継いで対応するというバックアップを保証し、連絡窓口となるメンバーの連絡先も明記する。不慣れな精神症状への対応にあたる他科医師が、"判断がつかない""自信がもてない"と感じることは当然なので、随時リエゾンチームに連絡がとれるという形でエンパワーメントを図る。

3）支援資料の実際例

　筆者が所属する病院で、リエゾンチームが他科医師に配布した支援資料の一例を紹介する．

　「せん妄薬物療法プロトコール」（図1）は、他科医師に、せん妄のスクリーニングと分類（低活動型せん妄、過活動型せん妄、終末期せん妄）の説明をした後に配布したものである。当院の精神科は無床であり、通常は夜間・休日には当直精神科医はいないが、この「せん妄薬物療法プロトコール」を参照して他科医師が夜間・休日にも積極的にせん妄の初期治療・初期対応を開始している。以前は経験のない他科医師が、せん妄の初期治療にベンゾジアゼピン系薬剤を選択して

図1　せん妄薬物療法プロトコール

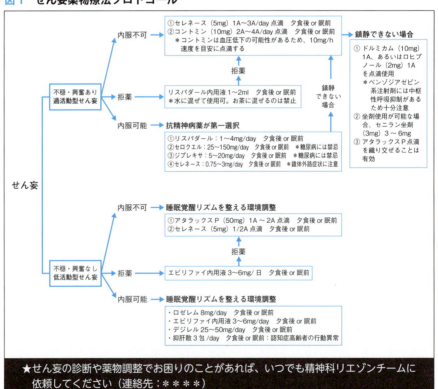

図2 「せん妄について」のパンフレット

せん妄 とは

- 身体の状態が弱っている
- 手術の後
- 新しい薬が身体に合わない　など

入院患者の約3割の方にせん妄が生じます

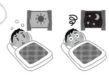

このようなときには、脳の中枢神経機能も不具合が生じます
そのため、『せん妄』と呼ばれる意識の混乱が生じることがあります

せん妄 の症状

- 場所や時間の感覚が鈍くなる
- 落ち着きがない
- ぼんやりする
- 幻覚がみえる
- 昼と夜の感覚が鈍くなる
- 話していることのつじつまが合わないことがある
- イライラ・怒りっぽくなる
- からだについている管を抜いてしまう

せん妄治療 の目標

せん妄の50〜70%は治療によって改善します
（※身体の状況によっては改善することが難しい場合があります）

- せん妄の状態が改善する
- 意識はやや混濁しているが、落ち着かない様子がやわらぐ
- 夜眠れる

せん妄 の治療

- せん妄の治療薬を使います
- 安全に、安心して治療が受けられるように、環境を整えます
  （※やむなく安全を守るため、体動センサーやミトン等の使用やご家族の付き添いの協力をお願いすることがあります）

ご家族 に協力いただきたいこと

普段親しんでいる方がそばにいるだけで、ご本人の安心が得られます．
一方で、せん妄が生じている患者様に付き添うご家族も戸惑うことが多いものです．
お互いの戸惑いを最小限にし、安心してすごせるよう、以下のことをご参考になさってください

- 時計（腕時計も可）やカレンダー、ご家族の写真等をご本人に見える場所に置いてください
- つじつまの合わないことを言っていても否定しないで、その気持ちを受け止めてください

★お気づきの点や何かわからないことがあれば、お気軽に病棟スタッフにご相談ください

症状を悪化させてしまうという事態もあったが、せん妄出現の早期からこのプロトコールに沿った薬物治療を開始することで、せん妄の重症化を予防できている。
　「せん妄について」のパンフレット（図2）は、他科医師や病棟看護師が、せん妄をおこした患者の家族にせん妄を説明する際に用いるものである。他科医師や病棟看護師からは、「せん妄に関して家族に理解してもらいたいことや家族に協力してもらいたいことがもれなく伝えられるので有用」と好評である。

（赤穂理絵）

5. 患者に応じた担当診療科・病棟の検討

1）コンフリクトの解決に向けて

　リエゾンチームが対応する患者は、合併症を複数もっていたり、社会背景が複雑だったりと問題が複雑かつ多様である場合が少なくない。そうした場合、入院・転棟時に担当する診療科や病棟が受け入れに難色を示したり、診療科や病棟、あるいは職種、特に医師と看護師とのあいだでコンフリクト（対立）がおきたりすることがある。
　ロビンスは、互いの利害や目標が相容れないと感じたときにコンフリクトがおきると述べている[1]。感情的にこじれ、信頼関係が失われては何も生まれない。勝つか負けるかという二者択一ではなく、見方を変え、患者・家族にとっての利益を最優先課題として、担当診療科や病棟間で、新しい考え方を生みだすことが重要になる。関係者がWin-Winになるように関係調整できれば、理想的である。

2）重要な点

　担当診療科や病棟間の利害が対立している場合の調整にあたっては、診療部長、副院長などの病院管理責任者に事例の状況を説明し、検討・裁定を依頼する。
　原則は、
　①より強い臨床ニーズへの診療・ケアを行う診療科、病棟が担当する
　②他科医師は頻繁なラウンドを行う
　③他の病棟看護師は、必要な看護ケアスキル、ケアプランなどについて支援を
　　行う
ことである。

3）事例

（1）事例の概要

　Aさん、40歳代、単身。外来受診で、肺がん（Ⅳ期）と脳転移、脳浮腫が判明

し、Aさんと姉に病状と今後の治療方針（化学療法と放射線治療）が説明されて入院した。放射線治療が終了し、全脳照射と化学療法が計画されていた。

　Aさんは過去に統合失調症の疑いと診断されたことがあり、自分の要求がすぐに叶えられないと病棟看護師を大声で怒鳴り、突然不機嫌になるなど、感情の変化が激しく、病棟看護師は対応に困っていた。

　呼吸器科主治医は、計画されている全脳照射と化学療法を行うべきと考えていたが、病棟看護師は治療どころではなく、精神科病棟に転棟させたほうがいいのではないかと考えていた。しかし、精神科病棟では、全脳照射と化学療法が必要な患者は受け入れられないとのことだった。

　Aさんは脳浮腫に対して、デキサメタゾンを投与されていた。主治医や病棟看護師に対して怒鳴ることがあるが、自傷・他害はなかった。Aさんは易怒的で頻繁に怒鳴り、理由がある程度理解できる場合とできない場合があった。若い病棟看護師は、いつAさんに怒鳴られるかわからないと思うと、怖くてベットサイドに行けないと言っていた。一方、Aさんは「さびしいからそばにいてほしい」「話そうと思っても、よくわからなくなってしまうことがあります」と話すことがあった。また、天井を見つめてぼーっとしている時があった。

　主治医は、今後なにも治療をしなければ、余命は2〜3カ月と考えていた。Aさんの姉は、治療しない場合の余命を主治医から聞いていた。「今の弟の病状や環境の変化を考えると、このまま入院させて治療を継続してほしい。精神科病棟への転棟は希望しない」と話していた。

(2) 精神科リエゾンチームのかかわり

　リエゾンチームの精神科医は、Aさんの精神状態が統合失調症の再燃なのか、脳転移に伴う器質性の精神障害やせん妄なのかを考慮して併診を行い、精神科薬物療法を検討・実施した。

　精神看護専門看護師はコンサルテーションを通して、Aさんとのかかわりに恐怖を感じている病棟看護師への傾聴や支持を図るとともに、Aさんのセルフケアレベルのアセスメントとケア方法を一緒に検討した。例えば、Aさんの症状と周囲の状況や身体症状に関連はないか、刺激を減らせば怒る頻度は減るのか、また安心感を提供するために頻回に訪室し、どのような話題ならばAさんとの接点がもてるのか、コミュニケーションが図れるのか、セルフケアのどこに支援が必要なのか、どのような環境と日常生活であれば落ち着いて過ごせるのかなどを把握していくこととした。そして、Aさんがどのような日常生活を送ってきたのかを姉からも情報を得たり、Aさんが好きなこと、得意なことを手がかりに、Aさんの思いを傾聴したりするようにした。すると、夜間せん妄で大声をあげる隣室の患者の声により眠れなかった日は易怒性が増すことや、排便と気分の変動に関係があることがわかってきた。そこで、環境調整を行うとともに、活動と休息のバランスをとり、排泄コントロールの低下に留意してかかわっていくことにした。

　また、Aさんの意向を確認したうえで、人間としての尊厳や権利擁護の観点から、精神科の診断結果を踏まえ、自己決定能力や判断能力などの臨床的・倫理的

問題を検討し、治療の方向性や療養場所を協議するために、治療・ケアにかかわる医療者が集まり話し合いをもった。

その結果、Aさんの精神状態のフォローアップ、看護チームへの支援はリエゾンチームが引き続き行うことを確認して、計画していた治療が呼吸器科で継続されることとなった。

（福嶋好重）

(3) 精神科リエゾンチームの支援の原則からみたコメント

❶病院システムのなかでの位置づけ

身体疾患、精神疾患の両方が重篤である場合、ケアは非常に困難になる。このような場合、患者の押し付け合いがおきる可能性があるので、最終的な裁定は、診療部長、副院長、院長、看護部長など病院管理責任者が行うように取り決めておいたほうがよい。

患者の治療が身体疾患担当科で行われる場合には、リエゾンチームが毎日、直接の支援にあたる必要がある。治療を精神科病棟で行う場合には、主科を身体疾患担当科と定め、検査・治療に関する対応が遅滞なく行われ、かつ必要時には、担当科医師にコールできる体制を確保する。

看護ケアの難度からいえば、精神科病棟のスタッフが「慣れない身体疾患のケア」にあたるほうが一般には容易である（特に精神科病棟のスタッフに、他科病棟の経験がある場合）。これに比べると、身体疾患を担当している病棟のスタッフが、「慣れない重篤な精神疾患へのケア」を行うのは非常に難しい。なぜなら精神疾患へのケアは、専門性が高いからである。

ただし、精神科病棟での問題は、配置されている看護師の数が少ないことである。可能であれば、HCUなどの看護師が重篤な精神疾患へのケアについても研修を積み、身体疾患へのアクティブな治療が必要な期間はHCU、治療が終わったら精神科病棟という組み合わせで治療が行えるとよい。

本事例でも述べられているように、患者の意向の確認、人間としての尊厳や権利擁護の観点、自己決定能力や判断能力などに関する臨床的・倫理的問題の検討、治療・ケアにかかわる医療者の話し合い、必要な場合には倫理委員会における検討などが重要である。

❷精神科リエゾンチームへの支援要請

本事例のような状況は病棟看護師に非常に重い負担となり、患者やスタッフに事故や被害が発生する可能性もある。コンフリクトの発生後直ちに、身体疾患担当科の部長、看護師長、精神科部長、精神科病棟師長で協議し、話し合いで結論がでなければ診療部長、副院長、院長、看護部長などを加えて、検討を行う。病院としては、いったん患者の診療を受けている以上、転院させる適切な施設を他に探せないかぎりは、施設内での診療を継続する義務を負っているからである。

医療者は、「応召能力（診療を行える能力）」があるかぎり、「応召義務（診療を行う義務）」を負う。これは、裏返せば、「応召能力がない場合は、必ずしも応

召義務はない」ということでもある。対応が困難な事例については、患者の希望などについて話し合う以前に、各病棟の応召能力についての冷静な検討が必要である。

本事例では、リエゾンチームの継続的な支援を前提として、計画されていた治療が呼吸器科で継続されている。

❸関係者へのエンパワーメント、支援者支援

本事例への治療やケアを身体疾患担当科で行う場合には、病棟看護師へのエンパワーメント、支援者支援を非常に強力に行う必要がある。

例えて言えば、全員が新人の看護師で重篤な精神疾患への対応を行っているようなものであり、アセスメント、ケアプラン、患者への対応について、精神看護専門看護師が細かく指導したうえで、毎日患者の状況を直接確認する必要がある。このような体制がとれれば、身体疾患担当科での治療やケアの継続も可能になると思われる。

本事例では、話題の接点、セルフケアや日常生活への支援の要点、患者の希望への傾聴、環境調整、活動と休息のバランス、排泄コントロールについてきめ細かい支援が行われている。

(秋山 剛)

〈文献〉

1) ステファン・P・ロビンス著, 永井裕久・他訳：組織行動のマネジメント−入門から実践へ. ダイヤモンド社, 1997.

6. 他科の医師・看護師の関係がよくない場合の対応−その1

1) 精神科リエゾンチームの医師が他科の医師を支援する

リエゾンチームがコンサルテーションの依頼を受けて患者に対応する際に、患者の主治医と病棟看護師のコミュニケーションがとれていない、そればかりか、両者が反目しあっているために患者への対応に齟齬が生じていると感じることがある。

主治医と病棟看護師の円滑なコミュニケーション、良好な協働は、患者支援に欠かせない。上記のような主治医と病棟看護師のあつれきに気づいた場合、リエゾンチームのケース介入の目的に、「主治医と病棟看護師のコミュニケーションの改善」を加える。そして主治医と病棟看護師のあいだに何がおきているのかを

明らかにするために情報収集する。情報収集の際に、医師は医師の言い分に納得する、看護師は看護師からの言い分に納得するというように、自らと同じ職種に感情移入しやすい面があるので、多職種からなるリエゾンチームカンファレンスにおいて、客観的に評価する。

リエゾンチームの精神科医が、主治医の意見や態度を擁護するだけでは、病棟看護師との対立を和らげることはできない。主治医の立場や心情に共感するだけでなく、病棟看護師が主治医に抱いている不満や病棟看護師とのあつれきゆえに生じている問題について、主治医が理解し受け入れていけるように働きかける必要がある。病棟看護師との感情的なあつれきがある場合、主治医に、一般論としての看護師との協働の重要性を訴えても、容易には受け入れられない。具体的な患者対応（治療・ケア）に関する問題点をあげて、主治医が「この患者の問題解決のためには、看護師との協働は欠かせず、歩み寄らねばならない」という、プロフェッショナルとしてのあるいは主治医としての責任を再認識できるように話を進める。

また、病棟看護師には、主治医が抱えている事情や苦悩を代弁するようにする。そのうえで、互いが歩み寄るための具体的な工夫も示していく。

リエゾンチームが主治医と病棟看護師のコミュニケーションの橋渡しをする最も効率のよい手段は、患者について病棟でのケースカンファレンスを行うことである。ケースカンファレンスにおいては、患者をめぐるやりとりのなかで、「双方の立場や考えを代弁する」「双方の苦労をねぎらい頑張りを評価する」「歩み寄るための具体的な工夫を提案する」などの手段を用いて、主治医・病棟看護師双方のコミュニケーションが促進されるように働きかけ、双方の感情的なあつれきを和らげるような介入をする。

筆者らのリエゾンチームが、医師・看護師のあつれきに介入した経験についてを示す（プライバシーに配慮して一部変更）。

2) 介入例

(1) 事例の概要

悪性腫瘍の脳転移からくる不穏、暴力行為が続いている患者に対して、外科A医師からリエゾンチームにコンサルテーションが依頼された。薬物療法を開始したが、精神症状コントロールが困難であり、リエゾンチームが病棟看護師に患者対応について相談した際に、「A先生は病棟にいる時間が短いので、患者さんの不穏の実態をわかっていないと思う」「A先生は、暴力の危険にさらされながらケアしている私たちの苦労を全然わかっていない」とA医師への批判があいつぎ、「A先生が今後どのような治療方針を考えているのか、私たちは何も聞いていません」「A先生に話しかけると、イライラした様子できつい言葉が返ってくるだけ。こちらが傷つくので、声をかけなくなりました」とA医師と病棟看護師のコミュニケーションが成り立っていないことが判明した。

リエゾンチームの精神科医がA医師に患者について相談すると、「脳転移に対

してすでに治療手段は尽くしており、鎮静も選択肢と考えているが、判断が難しい」「緩和ケア中心の医療への移行を何度も提案しているが、家族が積極的治療の継続を強く望んでおり、受け入れられない」と、A医師が患者や家族対応に問題や困難を感じていることがわかった。そして、外科の中堅であるA医師が、手術の他にその部門の内視鏡検査の責任者を引き受け非常に多忙であること、加えて研究業務も担っており18時以降の病棟業務ができない状況にあることもわかった。精神科医はA医師の多忙な日々をねぎらうと同時に、"鎮静の判断""家族の感情への支援"には、病棟看護師の協力が欠かせないことを示唆した（病棟看護師との協働の必要性を伝える）。

　リエゾンチームは、「精神症状コントロールに難渋する患者への対応を検討する」という目的で病棟でのケースカンファレンスを提案した。多忙なA医師のスケジュールを調整してケースカンファレンスの日時を決め、リエゾンチームからは精神科医とリエゾンナースが参加した。リエゾンチームのもうひとつの隠れた目的は、A医師と病棟看護師とのコミュニケーションを促進することであった。

　ケースカンファレンスの開始直後は、A医師と病棟看護師はともに硬い表情で、積極的に話が始まらない状況であったため、リエゾンチームの精神科医、リエゾンナースが交互に、「病状についてA先生から説明していただけますか」「看護師としては、ケアで一番苦労しているのはどのような点ですか？」など質問形式でコミュニケーションを開始した。さらにコミュニケーションをつなぐために、「A先生は、このようにお考えなのですよね」「看護師さんたちが困っているのは、こういうことですよね」と、事前に情報収集していた互いの考えを代弁して語ることにした（双方の立場、考えの代弁）。さらに精神科医はA医師の前で、病棟看護師の苦労をねぎらい、看護ケアの工夫を高く評価した。病棟看護師からは、「こんなふうにねぎらってもらうと、少しは苦労が軽くなります」という言葉が聞かれた（医師がとるべき態度を代行）。また精神科医は、さりげなくA医師の多忙な業務を話題にし（医師の置かれた状況を代弁）、「A先生には18時からは研究室へ行くという時間制限があり夕刻はあわただしいため、患者の申し送りは、手術や検査が始まる前の時間と決める」という提案もした（歩み寄るための具体的な工夫を提案）。

　このカンファレンスの後、A医師と病棟看護師とのコミュニケーションは少しずつ改善し、間欠的鎮静、家族への支援を協働して行うことができた。

（赤穂理絵）

(2) 精神科リエゾンチームの支援の原則からみたコメント

❶病院システムのなかでの位置づけ

　リエゾンチームが、「精神症状コントロールに難渋する患者への対応を検討する」という目的で病棟でのケースカンファレンスを提案している。このような提案ができる位置づけにあることは理想的である。

❷精神科リエゾンチームへの支援要請

　「A医師と看護師のコミュニケーションが成り立っていない」時期よりは、もう少し早い時期に支援要請があるのが望ましいと思われる。

❸関係者へのエンパワーメント

　「看護師としてのケアでの苦労」「医師の置かれた状況の代弁」などが行われており、これらは関係者へのエンパワーメントのなかで重要な要素である。

❹支援者支援

　「双方の立場、考えの代弁」「医師がとるべき態度の代行」「歩み寄るための具体的な工夫の提案」が行われている。他科のスタッフ内部で葛藤がおきているときに、リエゾンチームがこのような支援を行えることは理想的である。

(秋山　剛)

7. 他科の医師・看護師の関係がよくない場合の対応－その2

1）精神科リエゾンチームとしての支援は、他科の看護師を中心に行う

　看護師と医師の協働を適正に行うためには、看護師は良質な情報や意見を医師に提供し、医師は看護師などのスタッフからの情報や意見を取りまとめて治療方針を決定するという流れが必要である。しかし、実際にはこういうプロフェッショナルとしての対等なパートナーシップを築くことができていない場合もあるのではないだろうか。

　医師が治療方針を決定する際に、看護師からの情報や意見を取り入れないことがある。医師は「治療方針の決定は医師の裁量であり、医師が治療の結果に責任を負うのだから、他人の意見に左右される必要はない。自分で方針を決める」と考えるかもしれないが、医師が決めた治療方針が不適切であると、患者に不利益が生じ、看護師には患者におきる不利益、不都合に対応しなければならないという責任と負担が生じる。また、看護師には、医師が最良の治療方針を決定ができるように、質のよい情報を提供するという責任もある。看護師がせっかく治療の方向性や今後のケアの方向性を示すような質のよい情報を提供しているのに、それに耳を傾けず、不適切な治療方針を決定し、その方針に基づく患者対応を看護師に任せる、または押しつける医師は、看護師が職務を誠実に実行することを妨害しているともいえる。

　一方、看護師側でも、医師の治療方針に疑問を感じているのに、疑問を意見と

してまとめられず発言を控えてしまい、不満が高じると裏で医師の悪口を言ったり、突然怒りを爆発させたりすることがある。判断や責任を医師に委ね、治療方針の決定に参加したくないと考える場合もある。逆に、「医師との対等な関係」を誤解し、「看護師が治療方針を決める」と思い込んでしまうと、医師との職務上の関係が混乱する。

医師と看護師の関係は、臨床上さまざまな場面に影響するが、他科の医師と看護師の関係がよくないと、リエゾンチームが治療やケアを行う際に大きな支障となる。

他科の医師と看護師の関係がよくない場合の精神看護専門看護師の対応として、
① リエゾンチームとしての支援は、他科の看護師を中心に行う。他科の看護師を支援しやすいように、精神看護専門看護師が、ある時期患者への直接ケアを行いながら他科の看護師の負担を減らす。
② 問題状況をとらえ直し、看護チームが安心して向き合っていけるように、看護チームを支え、働きかける。抱いている感情、思いが正当であることを肯定的にフィードバックする。

があげられる。そのためにも直接ケアと並行して看護チームへのコンサルテーションを行っていくことは非常に重要である。

2) 事例

(1) 事例の概要

60歳代の女性。腹膜がん、がん性腹膜炎と診断され、化学療法が開始された。その翌月、呼吸困難、心不全で入院となった。

入院当日に主治医より患者および家族へ病状が厳しいこと、緩和ケア病棟への入院も検討するように説明された。

入院3日目に「鎌倉のお寺が見える」などせん妄が出現し、夜間の不眠、「治らないと言われて怖くなった」などの不安を病棟看護師へ訴えるようになった。

入院5日目に主治医は抑うつ、適応障害を疑い、ミルタザピンの処方を検討し、病棟看護師より「せん妄」「夜間の不安」について、精神看護専門看護師へ介入の依頼がされた。

患者の状況を聞くために病棟に行くと、病棟看護師は患者のことを話す前に主治医への不満を話した。「主治医の指示の出し方がわかりづらいうえ、病棟にあまり来ないのでやりづらい」と述べた。

主治医は、着任してまもない医師であった。新しく勤務し始めたばかりの病院で、わからないこと、やりづらいことが多いことは容易に想像できた。慣れない環境で診療にあたっている主治医をねぎらい、話を聞くと、「病棟看護師は自分の指示どおりに薬を使ってくれない」と不満をもらした。

これまでも病棟看護師は、患者の状態、薬効と使用時間などを考慮し、医師の事前指示のなかから使用薬剤を判断して使っていた。しかし、主治医は、書いて

ある順番どおりに薬剤を使用してほしいと考えていた。両者が前提としていることが違っていたのである。また、主治医は病室には毎日足を運んでいたが、ナースステーションには看護師がいないことが多く、どういうタイミングでどの看護師に声をかけていいのかわからず、黙って病棟を後にしていたということだった。主治医も病棟看護師も、相手の動き方がそれまでの自分の経験と違うことに不安や不満を感じ、相手の考えていることがわからず困っていたのである。

そこで、双方に何がおこっているのかを伝え、話し合うための機会をつくってもらった。その結果、順番どおりの薬剤使用を指示する場合は、その旨を指示書に書いてもらうこととなった。また、主治医・病棟看護師間の報告、連絡・相談が円滑になるよう、その日のリーダーナースの所在がどこを見ればわかるのかを共有した。薬剤の指示変更を出す場合や薬効を観察しての評価・相談など、互いに声をかけあうことを確認した。

(2) 精神看護専門看護師の面接、アセスメント

一方、患者との面接では、今後の病状への不安の他、主治医への不満があることが判明した。外来での病名告知の際に、治らないことの伝え方があまりにも冷酷だったと涙ながらに語った。

夜間は軽度の意識の変動がみられるので、薬剤調整と今後のサポート体制づくりを視野に入れてリエゾンチームの精神科医へ相談した。

翌日リエゾンチームの精神科医が診察したところ、せん妄は消退しており、頓用薬のみでよいだろうと判断され、不穏時にクエチアピン 25mg が処方された。

その後も、精神看護専門看護師は、患者との面接を継続した。患者と主治医との関係について、患者のとらえ方を支持的に傾聴し、感情表出を促していった。その過程で、患者は「主治医は言いにくいことをはっきり言ってくれた」ととらえ直すようになった。しかし、最初の出会いが衝撃的だったため、主治医に対してどこか信頼しきれない思いをぬぐえずにいた。一方、主治医なりに一生懸命やってくれているので事を荒立てたくないとも考えていた。

退院後の過ごし方について話を進めていくなかで、「家族との時間を大事にしたい」との意思が固まり、在宅退院の方向で調整が開始された。自宅で家族との時間を過ごすことを決めたが、在宅医を導入すれば主治医との関係も終了できるとの思いもあった。

ところが、主治医は、前勤務地では地域の在宅医療が整っておらず、主治医が外来フォローも行っていたことから、退院後も自分が主治医になるつもりでいた。心不全をおこしたことへの責任も感じており、主治医自身が最期までしっかりフォローしたいとの考えがあった。

入院 51 日目に患者本人より精神看護専門看護師に主治医変更の申し出があった。

精神看護専門看護師は主治医の上級医に相談し、上級医の同席のもと主治医に患者の希望と、近隣の充実している在宅医療の状況について話し合い、主治医は、もしも入院が必要なときにはいつでも入院していいことを保証し、自宅退院、在

宅医に主治医交代して訪問診療を行うこととなった。

がん告知後の患者の反応やせん妄、主治医・患者関係、主治医・看護師関係の悪化が重なり、病棟看護師が患者への対応に苦慮していた。精神看護専門看護師は、主治医、病棟看護師双方から話を聞き、双方の心理的負担軽減と話し合いの場の設定、患者本人のエンパワーメントを行った。また同時に、看護チーム、治療チームへ定期的にコンサルテーションを行いながら、主治医・看護師関係の対応方法について検討を行った。

多職種協働によるチーム医療を推進していくためには、相互尊重の視点にたったアサーティブなコミュニケーションが欠かせない。アサーティブなコミュニケーションでは、「自分はどう考えるか」がなければ発言できない。また、話す内容だけではなく、表現の仕方も重要である。「私は」を主語にして、自分の考えを明確に述べるとともに、医師の考えにも耳を傾け、そのうえで互いに歩み寄り話し合っていくプロセスが重要となる。看護チームが自分たちの考えや思いを明確にして整理できると、過度に防衛的になることなく発言しやすくなる。

リエゾンチームが、看護チームが安心して向き合っていけるように、看護チームを支え、働きかけることの意味は大きい。看護チームが安定して機能できれば、患者へのケアが一貫したものとなるからである。したがって、看護チームが安定して支援できること、あるいは並行して精神看護専門看護師が患者に支援を行い続けることは看護チームの安定感にもつながるだろう。

（福嶋好重）

(3) 精神科リエゾンチームの支援の原則からみたコメント

❶病院システムのなかでの位置づけ

医師と看護師の関係の悪化自体は、リエゾンチームの管轄ではないが、病院システムにおいては、大きな問題である。近年、職務上の行動とそれ以外の行動を混同することは、「ハラスメント」として処分の対象になる問題行動として取り上げられるようになっている。医師、看護師が「適切な情報収集に基づく治療方針の決定」「医師への情報提供や医師が定めた治療方針の施行」という職務とそれ以外の行動を混同すれば、関係が悪化するばかりでなく、行きすぎた行動があれば「ハラスメント」として訴えられる可能性もある。

他科病棟に入院している患者の精神症状へのケアをめぐって、医師、看護師の関係の悪化がみられる場合には、リエゾンチームが看護師などのスタッフからの相談依頼を受けるように定め、周知しておく必要がある。本事例では、病棟看護師からリエゾンチームに「患者への相談」という形で、主治医への不満について相談が行われている。

❷精神科リエゾンチームへの支援要請

本事例では、病院に新しく着任した主治医と病棟看護師のあいだのすれ違いが、しばらく続いてから、精神看護専門看護師への相談が行われている。

❸関係者へのエンパワーメント

　本事例では、主治医と病棟看護師に何がおこっているのかを伝え、話し合うための機会が設けられ、慣れない環境で診療にあたっている主治医をねぎらっている。また患者への直接ケアと並行して看護チーム、治療チームへの定期的なコンサルテーションが行われ、病棟看護師へのエンパワーメントが行われている。

❹支援者支援

　本事例では、「薬剤使用の順番指示」について、具体的な調整が行われている。その後は、精神看護専門看護師が、直接患者への看護面接を行うことによって、診療が適切な流れで進むよう支援が行われている。

　こういった、精神看護専門看護師による直接ケアに加えて、他科病棟において、医師と看護師の関係が悪化している場合、下記の対応について、リエゾンチームが検討できると、さらに望ましいであろう。

①コミュニケーションに関するアドバイス

　医師、看護師双方に対して、コミュニケーションに関するアドバイスを行う。具体的なアドバイスには、さまざまなものがあるが、原則は、「相手の状況への配慮を示す」「自分の困難、自分の状況の限界を説明する」「相手の状況と自分の限界の妥協点を探る提案を行う」「一定期間後に状況を振り返る」といったものであろう。医療従事者は、現在のところ、一般的に「対立を解決するコミュニケーション」について、研修を受けていない。「医療」という「善意」に基づく行為について、対立をあまり想定しないからであろうか。　現実には、「医療」は人間にとって非常に重大な行為であり、患者や家族とのあいだでも、スタッフのあいだでも、対立は頻繁に発生する。今後は、「対立を解決するコミュニケーションの研修」についても、検討する必要があろう。

②同じ科の医師に関する情報収集

　看護師はチームで機能しているが、医師は、「主治医」として個別に機能していることが多い。ある医師と看護チームの関係性に問題が生じている場合に、関係性の問題が、当該科の多くの医師とのあいだに生じているのか、ある医師に限定しているのかを分析する。ある医師に限定されているのであれば、当該科の責任者と情報共有し、相談を進める。問題が、当該科の医師全体に及んでいる場合には、当該科の臨床状況、管理状況に問題がある可能性が高いので、リエゾンチームの管理医師に相談する。

③リエゾンチームの管理医師への報告

　医師と看護師の関係性の悪化が当該科の医師全体に及んでいる、関係性がある特定の医師に限定されている場合でも患者への治療やケアに現実的な不利益が生じているといった場合には、状況をリエゾンチームの管理医師に報告する必要がある。この状況を放置すると、病院が適切な治療やケアを行えず、状況によっては、患者や家族からクレームを受ける可能性があるからである。この意味でも、リエゾンチームの管理医師は、精神科部長ではなく、診療部長、副院長、院長といった病院管理責任者であることが望ましい。

（秋山　剛）

〈文献〉

1) 平木典子・他編著：ナースのためのアサーション．金子書房，2002．

第 7 章
トラブル時の対応

1. 他科の医師の拒否・抵抗

　ここでは、他科の医師が、精神科リエゾンチーム（以下リエゾンチーム）の活動に理解がなく、リエゾンチームの活動に拒否や抵抗を示すときに、どのように解決すればよいかについて、事例をあげながら述べる。

1）事例の概要

　事例：60歳、男性。咽頭がん。
　58歳時に耳鼻科を受診した際、咽頭がんが疑われた。その後、腫瘍の進行により気道が狭窄し、腫瘍摘出のため気管切開手術が施行された。放射線療法を主治医から勧められたが拒否したため緩和医療の方向も考慮されたが、主治医からの説明に納得して、放射線療法が開始された。術後1カ月でスピーチカニューレを装着し、入院2カ月目に患者の希望もあり退院となった。
　退院1カ月後の診察にて腫瘍の再発が疑われ、主治医から入院を勧められたが、患者は「入院はできない」と拒否した。その後主治医から数回の説明があり、再度入院し、咽頭摘出術を行うこととなった。入院後、「すぐに退院したい」との訴えが頻回にあり、その都度主治医が入院継続を説得した。
　再入院から2カ月後、咽頭瘻孔が発見された。瘻孔を閉鎖する手術が必要になる可能性があり、入院期間が1～4カ月程度延びることが伝えられた。その後不眠が顕著になり、病棟看護師に対して「手術が失敗したんだろ？」「いつ退院できるんだ？」との訴えが続いた。患者から病棟看護師に「誰に相談したらいいのかわからない」との訴えがあったため、病棟看護師がリエゾンチームについて説明すると、「相談してみたい」とのことで病棟看護師からリエゾンチームに依頼があった。

2）アセスメント

　本事例は、今回の入院以前に、食道がんのために入院して内視鏡的粘膜下層剥離術を受けていた。その4カ月後に咽頭がんが見つかり、腫瘍摘出のため気管切開手術、胃瘻造設が行われた。放射線療法を行い退院となったが、その1カ月後に腫瘍再発のため入院、さらに2カ月後に咽頭瘻孔のため再手術という事態がわずか1年強のあいだにおこっていた。
　患者はもともと入院に対して強い抵抗感があり、治療のために声も失う可能性

があったにもかかわらず入院治療を了承したのは、主治医の説明を受け入れ、主治医を信頼したからこそであったと考えられる。そのような患者が、入院治療の延長という説明を受けた後に、病棟看護師に対して「手術が失敗したんだろ？」と訴えるようになった。その背景には、それまでの主治医に対する信頼感の裏返しともいえる感情、つまり「医療を信頼した自分自身に対するやり場のない後悔」や、「医療に裏切られた思い」があったと考えられた。

　リエゾンチームでカンファレンスを行った結果、医師への不信感が強まっている患者に対して、精神科医という新たな医師が介入することで、治療への抵抗感が増してしまう恐れが考えられた。また病棟での訴えは頻回ながらも大きな問題をおこすことなく入院生活は継続できており、精神科医の早急な介入は必要ないのではないかとの意見があり、まず心理士が単独で介入を行うこととなった。

　病棟からの依頼理由は「患者の不安・混乱への対処」であったが、心理士としては依頼理由を念頭に置きながら、患者のもつ医療への不信感や後悔を少しでも和らげることを意識して介入を行うこととした。またリエゾンチームへの依頼を病棟看護師が行うというシステムが医師のあいだで共有されていない可能性もあり、主治医との関係を調整する必要もあった。

3) トラブルへの対応

　主治医は、それまでリエゾンチームと直接かかわったことのない医師であり、主治医がリエゾンチームに対してどのような認識をもっているのか、どのようなニーズがあるのかを把握する必要があったため、リエゾンチームの活動について説明することにした。

　主治医に電話連絡を行い「病棟の看護師さんから、患者の不安が強いということで精神的な面での介入をどうか、という依頼をいただいたのですが…」と説明すると、主治医からは「誰がそんなことを言ったんですか？」「どういったことで不安が強いってなったんですか？」と、やや強い口調で質問があった。

　主治医から警戒的な反応が示されたが、事前に病棟看護師から「責任感は強い」「看護師の意見はしっかりと聞いてくれる」との情報を聞いていたので、「病棟看護師に定期的に御用聞き活動（病棟での情報収集活動）を行っており、これまでも患者を紹介してもらって、かかわりをもたせてもらっている」など、病棟看護師との関係について説明した。すると「そうですか」と少し口調が和らいだ。

　突然の電話連絡について謝ったうえで、患者の不安の強さや治療への動機づけについて、主治医として懸念はないかと尋ねると、「確かに、これまでも何度か外来に来なかったことがあったんですよね。入院中もそういうことがあって、ちょっと困ってはいるんですよ」ということだった。「心理士が介入することで、不安や動機づけの低さの背景について情報が得られるかもしれない」と伝えると、「でも、カウンセリングって何か内面をいろいろと探るんでしょ？」という質問があった。「心理士の介入といっても、患者さんの心の内面に入り込むアプローチだけでなく、不安が強い人にはリラクセーション法の指導を行ったり、気分転換のためにお話をしたり、少しでも治療への動機づけを上げていくような介入を

行ったりします」と説明した。すると「そうですか。そういうことならお願いします」との返事であり、あらためて病棟看護師に確認を行ったうえ、病室にて患者に面接を行った。

　初回面接では、「当初は1カ月くらいの入院だと思っていたが、検査をやって手術が必要となり、もう3カ月くらいになっている」と、ややイライラした口調で話した。心理士が「今後の治療についてはどんなふうに聞いていますか？」と尋ねると、「『外来での治療は続くし、場合によってはまた手術の可能性もある』と言われている。治療費もかかるので、どのくらい通院が必要なのかが知りたい」と答えた。「治療費が心配ということでしたが、経済的な不安があるんですか？」との問いかけに対しては、「自営で仕事をやっていて、この数年経営状態が厳しい」「借金もしていて今後も医療費を払えるかどうかわからない」「家の都合でアルバイトをしている妻に対して申しわけない」と語った。

　経済的な状況と通院との関係について話を進めていくと、「これまでお金のことが気になって通院をやめたこともあるが、結局いつもしんどくなって来ざるを得なくなった」、「病院のソーシャルワーカーには、入院費についての話はしたけど、生活の話はしていない」とのことであった。

　面接終了後、主治医に電話して、経済的なことが通院中断の要因になっている可能性について伝え、ソーシャルワーカーとの相談を勧めてよいか確認した。主治医より「お願いします」との話があり、患者にもその旨を伝えると、「そういう相談をしてもよいと知らなかった」との反応があった。その後、リエゾンチームの精神保健福祉士に連絡し、病棟担当のソーシャルワーカーが対応することとなった。

　病棟看護師に対しては、患者が今回の入院延長という事態に対して、医療者への不信感をもち始めている可能性があることを伝え、主治医と病棟看護師からの説明に統一性をもたせたほうがよいと伝えた。また患者はもともと積極的に相談を行わず悩みを抱えやすい傾向があることを伝え、病棟看護師から気になることはないかなど尋ねてみること、相手の反応が「大丈夫」といったものであっても病棟看護師からの問いかけが患者に安心感を与えることについて説明した。

　その後も心理士の介入を継続した。「吸引器などの日常生活に必要なものについて行政からの補助があることを聞いてほっとしている」「障害者手帳の申請についても担当のソーシャルワーカーと相談をしている」など、穏やかに話すこともあれば、退院後の不安や医療者に対する不満などについて話すこともあったが、徐々に口調は和らいでいった。随時病棟看護師に、「看護師の対応が患者に安心感を与えているのではないか」とフィードバックを行った。入院6カ月後に退院となり、心理士の介入も終了になったが、その後も通院中断をすることなく治療を継続している。

　本事例では、患者から金銭面についての話題が出てきて、通院中断の背景が徐々にみえてくることとなった。主治医や病棟看護師と違う立場として心理士が会うことで、患者の医療に対する不満、愚痴を含めた思い、さらには金銭的な話や生活の面での困りごとについても話が出てきたように思われた。

4）重要な点

　堀川[1]は、「一般診療科の医療者が精神疾患や精神科に対してネガティブな考えをもっていることもある～中略～リエゾン精神医療における精神科医の姿勢や振る舞いを考えるときには、このような不満や不信を知ることも必要であろう」と述べ、具体的な不満の例をあげている。そういった例を知っておくことは、精神科リエゾン活動を行っていくうえで、他科の医師や看護師に対する自分自身の態度や行動を振り返るきっかけ、実際の活動の指針になる。

　McDanielら[2]は、精神科と他科では訓練や言語、基盤となる理論や文化の面においてさまざまな違いがあり、その違いを認識していないと協働の妨げになることを指摘している。また、他科の医師から精神科医への依頼を想定したやり取りが書かれており、依頼を受けた精神科医が、患者に対する主治医の怒りの感情を指摘したり、主治医が早急な対応を求めるのに対して「しっかりした評価をするのに2週間かかる」と答えたりすることは、主治医を苛立たせると述べている。

　実際の場面では、ここまで違いが表面化することはないかもしれないが、少なくとも他科と精神科との時間感覚の違いを意識することは有意義だと思われる。特に心理士は精神科のなかでも、じっくりと時間をかけたかかわりを行うことが多いため、時間感覚の違いを他の職種以上に意識しておくことが必要であろう。依頼が来てから実際の介入をするまでの時間、介入を行ってからアセスメントや患者の様子を依頼者に報告するまでの時間、そういった時間感覚の違いから、主治医、病棟看護師のリエゾンチームに対する抵抗が生じることがある。

　今回の事例では、主治医に対して、リエゾンチームが病棟看護師と常に連係をとりながら介入を行っていること、病棟看護師からの依頼を受けて介入を開始すること、そういった依頼が特別なことではないことを伝え、リエゾンチームにおける心理士の仕事に関しても説明した。リエゾンチームの位置づけをシステムとして明確にしたうえで、このような説明を行うと、他科の主治医の抵抗感を減少させる。また、リエゾンチームの重要な役割のひとつに、関係する医療スタッフのエンパワーメントがあるので、事前に病棟看護師から、主治医が患者への心理的サポートをどのように行っているかを聞いておき、主治医の努力を支持しながら関係を構築していくとよい。

　他科の医療スタッフの抵抗感を防ぎ、良好な関係を築くための基本は、リエゾンチームの明確な位置づけ、院内への周知、チームのメンバーの日々のコミュニケーションである。近年電子カルテが多くの病院で導入されており、他科の医療スタッフとのやり取りは電子カルテや電話を通じて行われることが多いが、その結果、「やり取りはしているが顔がわからない」「文面だけの連絡なので真意が伝わりにくい」といった事態がおこりうる。院内において電子カルテや電話での依頼や紹介のやり取りのみを行う関係は、患者を通した公式の関係に過ぎない。その関係を補足する意味で、顔の見えるコミュニケーションを意識し、廊下ですれ違ったときや食堂で会ったときなどに挨拶をする、他科の医師や看護師にリエゾンカンファレンスへの参加をお願いする、リエゾンチームで病棟に赴いてカン

ファレンスを行うことなどは、ケースを通じてできた関係を維持していくのに役立つであろう。

(富安哲也)

○精神科リエゾンチームの支援の原則からみた振り返り

❶病院システムのなかでの位置づけ

　本事例で主治医との関係の調整が必要となったのは、病棟看護師から連絡、依頼を受けた場合は、リエゾンチームが患者の状況をアセスメントし必要と判断すれば介入する、それには主治医の判断を要しないというシステムが確立していなかったからである。リエゾンチームの位置づけを院内で明確にし、部長会議などで役割と依頼の受け方、介入の行い方について、正式に周知しておくとよいであろう。

❷精神科リエゾンチームへの支援要請

　本事例では、「誰に相談したらいいのかわからない」と患者から訴えがあったときに、病棟看護師がリエゾンチームの存在について説明している。その前に「手術が失敗したんだろ？」「いつ退院できるんだ？」との訴えが続いたようであり、この段階で病棟看護師から精神看護専門看護師、さらにリエゾンチームへ連絡があればもっとよかったであろう。

❸関係者へのエンパワーメント

　本事例では、主治医、病棟看護師、病棟担当のソーシャルワーカーが主な関係者であった。
　主治医には通院中断しがちな患者の治療を長年にわたって引き受けていることについてねぎらっている。
　病棟看護師には、主治医と患者との微妙なずれが存在するなか、「手術が失敗したんだろ？」「いつ退院できるんだ？」という難しい質問への対応を行っていることをねぎらっている。患者の疾患や入院生活における精神面でのかかわりの中心は病棟看護師であり、病棟看護師のニーズに応えることが、患者のニーズに応えることに最もつながりやすい。一方、まずリエゾンチームのチームメンバーである精神看護専門看護師と話し合い、一緒に病棟看護師のニーズを確認し応えていくと、かかわりがより広がると考えられる。
　この事例では、ソーシャルワーカーと話し、経済的な問題の解決に方向性がみえたことが事態の好転につながった。ソーシャルワーカーには、このことについて謝意を伝え、他の事例での協力を要請したものと思われる。

❹支援者支援

　本事例では、患者から金銭面についての話題が出てきたりして、通院中断の背景がみえてきたことが、好転のきっかけとなった。心理士が、このような情報を確認して主治医や病棟看護師などに伝えれば、より円滑に患者への支援を行うこ

とができる。その他、病棟看護師のかかわりが患者にどのような変化を引きおこしているかについて主治医に伝える、という形で病棟看護師への支援者支援を行っている。

　具体的な記載はないが、関係者へのエンパワーメントや支援者支援については、おそらく心理士だけでなく、精神看護専門看護師などリエゾンチームの他のメンバーも協力したものと想像される。そのほうが効果的である。

　ところで、本事例の主治医は、初めにリエゾンチームに対して若干の警戒感を示したものの心理士の説明を受けた後には、リエゾンチームの介入にそれほど強い抵抗・拒否を示してはいない。実際の事例では、もう少し抵抗・拒否を示す他科の医師も存在すると思われる。そういった際には、相手科の治療チームとリエゾンチームの話し合い、相手の部長とリエゾンチーム管理責任者との話し合いなどが有効であろうと思われる。最終的には、他科の医師に事例を通してリエゾンチームの効果を実感してもらうことが最も重要である。

（秋山　剛）

〈文献〉

1) 堀川直史：精神科への紹介 ―他科の医療者との連携を深めるために―．「精神科リエゾンガイドライン（精神科治療学　第 19 巻増刊号）」，pp.133-137，星和書店，2004．
2) McDaniel, S.H, et al.：Medical Family Therapy-A Biopsychosocial Approach to Families with Health Problems．Basic Books，1992．／渡辺俊之・監訳：メディカルファミリーセラピー―患者・家族・医療チームをつなぐ統合的ケア．金剛出版，2016．

2. 精神科医からの依頼がない、拒否・抵抗がある

　ここでは、精神科医から依頼はなかったものの、緩和ケアチームのなかで臨床心理士が依頼を受けて精神科医と協働してかかわった事例を紹介する。事例を通して、緩和ケアチームとの協働においてリエゾンチームでどのような対応をとることが必要だったか、そして、リエゾンチーム内での精神科医と臨床心理士の将来の協働に向けて工夫したことについて考察する。

1) 事例の概要

　事例：50 歳代の女性、小腸腫瘍。
　現病歴：X 年 5 月、腹膜播種を伴う小腸腫瘍による癒着性イレウスに対する加療目的で入院し、腹痛や不安の訴えが強かった。コンサルテーション・リエゾン診療に依頼があり、精神科医が診療を開始した。不眠の訴えに加えて、疼痛や副作用への強い不安がみられた。また、退院に向けての見通しがみえずに入院が長期になっていたことや、ADL 低下のつらさなどについても訴えがあり、適応障害と診断され、精神科医が薬物療法と支持的精神療法による治療を開始した。
　一方、同年 7 月に、腹痛のコントロールを目的として緩和ケアチームへのコ

ンサルトの依頼があった。緩和ケアチームは、疼痛の軽減を目指してオピオイド製剤の調整を行った。薬剤の増量や調整、さまざまなオピオイドスイッチング（オピオイドを変更することで、除痛効果が高くなることや副作用の軽減を目指すこと）を試みたが、除痛効果が継続せず、嘔気や眠気などの副作用の訴えばかりが続き、さらにレスキュー（痛みの増強や突出痛に備えて追加で使う鎮痛薬）の使用も頻回になってコントロールに難渋した。患者は「痛みだけではなく、心配や不安で鎮痛薬を使ってしまうこともある。ぼんやりできるから」と述べ、病棟看護師に患者の希望どおり薬剤を使用してよいか、迷いが生じていた。また、患者には「痛みや不安があるなら眠っていたいが、家族がいるときには起きていたい」という希望があり、患者自身、薬剤をどう使用したらよいのか困っていた。

2) アセスメント

臨床心理士のアセスメントは以下のようなものであった。

❶患者と病棟スタッフの問題

- オピオイドスイッチングや薬剤の増量を行っても除痛効果が継続せず、副作用や疼痛の不安が強くなる。
- 疼痛軽減以外の目的で鎮痛薬のレスキューを用いることがある。その結果、起きていたい時間（家族が面会に来るとき）に寝てしまうため、病棟看護師も鎮痛薬の使用方法が現状のままでよいのか悩んでいる。

❷疼痛への心理的要因の関与

身体状況の悪化のために、実際に疼痛は増強していたと思われる。しかし、疼痛に対する不安から身体的感覚に過敏になり、鋭敏になった身体的感覚がさらに不安を高めるという悪循環がおきており、これが疼痛時以外のレスキューの使用につながっていると考えられた。レスキューを使用すると意識がぼんやりして不安を回避でき、腹部への過敏さが薄まるというメリットがある一方、頻回な使用によって、家族の面会時に起きていられないというデメリットが生じていた。また患者自身が自分の課題に直面しないことを助長していると考えられた。

3) トラブルへの対応

(1) 精神科医と緩和ケアチームの介入

精神科医は、緩和ケアチームに依頼がある前から継続的に介入し、週に一度、欠かさずに訪室し、患者のつらさの背景にある疼痛や副作用への不安、見通しがもちづらい状況、ADL低下のつらさに対応していた。精神症状の評価、薬物療法に加え、そのときどきの患者の気持ちや考えに丁寧に傾聴し、精神的な安定を支えていた。精神科医は、治療選択についての患者の思いを受け止めながら現状を整理して患者を支え、詳細な病歴や家族についての話を聞くなかでこれまでの

患者の生活を振り返り、心理的・実存的問題へのかかわりも行っていた。

　一方、上述の疼痛への心理的要因、病棟看護師の困りごとについては問題解決の立案がなされていなかった。臨床心理士は、リエゾンチームではなく、緩和ケアチームに向けて依頼された疼痛コントロールの困りごとに対応するかたちで、患者への支援に参加した。緩和ケアチームは、患者の訴えを傾聴し、薬剤変更の際には選択肢を説明し、患者の希望を重視して自己選択を支援していた。さらに、患者の安心感を強化するため、誰からどのようなタイミングで情報提供するのかを検討しながら、患者の訴えに沿った疼痛コントロールを試みていた。

(2) 精神科医との話し合いと疼痛に対する心理的介入

　上述したアセスメントの内容、不安と身体的感覚への注目、レスキュー使用の関係について、臨床心理士が精神科医と話し合ったところ、心理的要因が疼痛のすべてを説明するわけではないが、一部影響しているという認識が共有され、この点について臨床心理士と患者で取り組むこととなった。

　臨床心理士が患者と話したところ、患者自身も心理的要因の可能性を否定しなかった。そこで、不安と身体的感覚に没頭せずに過ごせるよう、日中にベッド上でできる活動を始めることになり、患者はDVDを見るなどの視覚的刺激を選択した。

　家族が面会に来る時間に起きて話ができるように、面会の予定時間の前にこの対処を実践してみることとなり、病棟看護師ともこの対処の意図と内容を共有し、DVDを見るなどの活動を目にしたら声をかけてもらうようにした。その結果、疼痛時以外のレスキュー使用が少しずつ減少してきた。

　疼痛コントロールには、多職種の協働を要した。例えば、精神科医からの継続的な精神的支援がなければ、疼痛への不安はもっと強固なものであった可能性が高く、その場合、前述の対処はうまく機能しなかっただろうと考えられる。さらに、緩和ケアチーム、病棟看護師も患者の訴えに沿った薬剤選択の相談を行っていた。自分でできることが失われていくなかで、レスキューや薬剤を自分で選択することが自律性の担保につながり、さらに、そうした自己決定を支え、自律性を尊重するかかわり方が、患者の満足度を高め、痛みやストレスへの耐性の改善につながることを目指す方向性で多職種の協働は一致していた。そこで、臨床心理士は緩和ケアチームや病棟看護師がかかわりに取り組んでいる点を言語化してねぎらい、支持を伝えた。

4) 重要な点

　多職種の協働は、役割分担や介入の場についての縄張り争いではなく、固有の職能とその重なりのそれぞれを活かす方向の模索でなければならない[1]。本事例は、患者の不安や心理的葛藤が非常に高く、精神科医、臨床心理士、緩和ケアチーム、病棟看護師が、認識を共有しながら、それぞれの立場からの心理的支援を継続したことが、患者の精神症状の改善につながったと考えられる。このように、多職種協働は、ある患者への包括的アセスメントを共有し、それを基盤に互いが

役割を補完し合う柔軟なものであるべきであり、それが患者への質の高いケアをもたらすと考えられる。

多職種の協働では、「互いの職能を知る」ことが基本である。臨床心理士は、多職種協働チームのなかで臨床心理士の役割として期待されていることを把握し、心理療法や心理アセスメントがどのように役立つかについて、周囲に伝え、発信していく[2]。

本事例では、精神科医がすでに介入していて、臨床心理士は緩和ケアチームで本事例と出会い、疼痛コントロールのケアに取り組み、結果的に精神科医とも協働することになった。本事例に対する支援を共に行った経験は、その後の協働を促進するための素地づくりとして機能した。また、一緒に協働した精神科医以外の精神科医、他の部署、院内の勉強会やカンファレンスなどでその協働について発信していくことも役立つ。こうした取り組みを積み重ねることで、「互いの職能を知る」という基礎を固めることができる。

多職種の協働では、臨床心理士がアセスメントした患者の理解や対応を、他職種が理解できるように言語化して共有することが重要である。また、カンファレンスに参加するときは、自分がかかわっていないケースについても、リエゾンチームの臨床心理士としての意見を述べる努力を行う。そうすることで、リエゾンチームの臨床心理士がどのようなことをどういうふうにアセスメントし、どのような介入が行える職種なのかを提示することができる。

最も情報が豊かに伝えられるのは、対面での会話である[3]。対面の会話には、ノンバーバルコミュニケーションが含まれ、質疑応答を繰り返せば議論をより深めることができる。記録やメモなどでの伝達に頼らず、「言葉にしなくてもわかってくれるだろう」という期待をせずに、できるだけ対話によってリエゾンチームの臨床心理士の職能を提示する機会を得ることが望ましい。積極的に周囲とのコミュニケーションを図り、協働のための素地を育てたい。

最後に、こうした発信にはもうひとつメリットがある。それは、臨床心理士自身のなかで考えが精緻化するということである。これにより、さらに明確なアセスメントや介入を検討することが可能となり、より機能的な介入を進めていく助けになる。

（五十嵐　友里）

○精神科リエゾンチームの支援の原則からみた振り返り

❶病院システムのなかでの位置づけ

精神科医からリエゾンチームへの依頼が少ないときには、精神科医がリエゾンチームの役割をどのように理解しているかについて確認する必要がある。本事例の病院ではコンサルテーション・リエゾン診療の窓口は精神科医であり、他科に入院中の患者へのケアを担当するときは、医師が適応と判断したケースが臨床心理士に相談されるシステムであった。コンサルテーション・リエゾン診療に取り組んでいる病院では、包括的な範囲の介入を丁寧にこなす精神科医に恵まれ、精神科医から臨床心理士へのリエゾン領域の依頼が多くないこともある。

しかし、この状況については、患者の心理的なニーズを精神科医が本当に満たしているのかという問題がある。本事例の精神科医は、広くかつ深い支援を患者に対して行っているが、他の精神科医が同様の支援を行えない場合もある。精神科医があまりリエゾンチームに依頼しないという状況があるときには、精神科医とリエゾンチームの役割分担について、精神科部長、リエゾンチーム、副院長や診療部長などの病院管理責任者のあいだで話し合いをもつことが望ましい。

本事例では、緩和ケアチームとリエゾンチームの役割分担についても触れられている。一般的に、緩和ケアチームでは、身体的苦痛・精神的苦痛・社会的苦痛・スピリチュアルペインなどのトータルペインを介入の対象とし、疾患の罹患に対する心理的反応などの精神症状緩和も役割に含まれている。一方、リエゾンチームは、より重篤で困難な精神症状に対するコンサルテーションや精神科診療を行うことを役割とする[4]。リエゾンチームと緩和ケアチームの役割が、一部重複することに問題はなく[4]、本事例で心理士が緩和ケアチームのメンバーとして活動を続けたことは妥当であったと考えられるが、患者の心理的問題への支援について、2つのチームの役割分担を大まかに話し合っておくことも重要である。

❷精神科リエゾンチームへの支援要請

本事例では、疼痛コントロールを目的として緩和ケアチームへのコンサルテーション・リエゾン診療の依頼があったことが、支援・介入のきっかけとなっている。患者の支援にあたっていた精神科医からリエゾンチームへの支援要請があれば理想的である。

コンサルテーション・リエゾン診療に依頼があった際に、精神科医の診療だけでよいか、臨床心理士も介入したほうがよいかを、リエゾンチームとして検討したかには、触れられていない。臨床心理士が緩和ケアチームのメンバーとして活動し続けることが適切であるのか、リエゾンチームのメンバーとして介入する形に移行させたほうがよいかについても、話し合いが行われれば理想的である。

❸関係者へのエンパワーメント

精神科医に対しては、他科の病棟で、他科の患者に対して、他科のスタッフとの関係調整を図りながら、患者への支援を行っていることに敬意を払ってから関係を構築している。

❹支援者支援

本事例では、精神科医に対してリエゾンチームが行った支援については、あまり記載がない。本事例の精神科医は、経験が豊かで臨床能力が優れているので、支援の必要がなかったのかもしれない。精神科医によっては、精神症状に対する処方調整以外の臨床能力が十分でない場合もあるので、こういった場合にはリエゾンチームがその他の役割を分担する形で、精神科医のかかわりを支援することが重要になる。

また本事例は患者のADLの低下もみられ、日常生活における安心感や安全感が重要であるため、精神看護専門看護師を中心とした病棟看護師との具体的な連

携、QOLを高めるための介入があればさらにケアに対する患者の満足度が高まったと思われる。

（秋山　剛）

〈文献〉

1) 齋藤慶子：チーム医療活動．「医療心理学を学ぶ人のために」．丹野義彦・利島　保編，世界思想社，2009．
2) 名島潤慈・原田則代：心理臨床家と精神医学的知識．「心理臨床家の手引」．鑪幹八郎・名島潤慈編，第3版，誠信書房，2010．
3) トマス・ジェファソン：チームプレイ．「チームワークの心理学–エビデンスに基づいた実践へのヒント」．マイケル・A・ウェスト編／下山晴彦・監修，高橋美保・訳，pp.161-182，東京大学出版会，2014．
4) 赤穂理絵：精神科リエゾンチーム ―多職種協働チーム医療を考える―．臨床精神医学，43：905-911，2014．

3. 病棟看護師からの依頼が少ない

　ここでは、病棟看護師からの依頼が少ないという状況をどのように把握していけばよいか、リエゾンチームとして支援できることをどのように共有していけばよいか、また潜在的な精神的ケアに対するニーズの掘りおこしとその後の対応をどうすればよいかについて、事例をもとに検討する。

1）事例の概要

　本事例でとりあげる病院では、リエゾンチームを立ち上げて2年が経過していた。リエゾンチームは精神科医2名、精神看護専門看護師1名、精神科外来勤務の看護師1名、臨床心理士1名で構成されており、毎日決まった時間に各病棟をラウンドして、さまざまな相談や依頼に対応していた。年度末に相談件数の累計を整理したところ、一部の病棟からの相談件数が少ないことがわかった。相談が少ない病棟は、A病棟（脳神経外科が中心）とB病棟（救命救急センターの後方病棟として機能する混合病棟）で、ともに重症度が高く、忙しい病棟だった。2つの病棟では、精神科薬物療法の調整に関する依頼や相談が数件、主治医からリエゾンチームに寄せられていたが、病棟看護師からの相談はほとんどなかった。

　そのため、リエゾンチームは、2つの病棟をラウンドする際に、病棟の状況を詳しく確認し、積極的に病棟看護師に声をかけてみることとし、その中心的役割を精神看護専門看護師が担うことになった。

　以下は、それぞれの病棟でリエゾンチームへの意識を高めてもらうために、精神看護専門看護師が声をかけたときの病棟看護師の反応である。

＜A病棟＞

リエゾンチームのラウンド中は病棟看護師が忙しそうにしていたので、精神看護専門看護師はラウンドが終わってから病棟を再訪した。主任看護師が忙しそうに点滴の準備をしているところだったが、精神看護専門看護師が声をかけるとため息をつきながら、「病棟が忙しすぎて、脳腫瘍の終末期患者（20歳代の女性）とその家族へ十分にかかわる時間がもてず、みんなイライラしている」と話した。

患者はたびたびパニック様の過呼吸発作をおこすのだが、主治医からは「終末期なので不安になるのは当然だ。それをケアするのが看護師だ」と言われており、このようなやり取りが続くことに、受け持ち看護師も半ばあきらめてしまっていると説明してくれた。

本当ならば過呼吸発作をおこす原因をしっかりと確認し、患者と家族が安心して残された時間を過ごせるように支えたいと思いつつも、それが叶わない状況に看護チーム全体が不全感を抱いている様子が伝わってきた。

また、周囲にいた他の看護師は「別の患者のことですが」と前置きしながら、脳卒中後のリハビリテーションに向き合えず、抑うつ的になっている患者（50歳代の男性）のことを主治医に相談しているが、「リハビリテーションができるように意欲を向上させるのが看護師の役割だ」と言われてしまい、その後の具体的なケアについて相談できないまま時間が過ぎてしまっていると話した。その看護師は、患者に具体的なケアが提供できない状況のなかで、患者を置き去りにしてしまっているように感じてつらいとも話した。

＜B病棟＞

ある日、リエゾンチームのラウンドでB病棟を訪れた精神看護専門看護師は、チームリーダーの看護師にラウンドで訪問していることを伝えたが、「リエゾンチームって何でしたっけ？ 栄養サポートチームとは別ですよね？」という回答が返ってきた。

精神看護専門看護師はリエゾンチームのラウンドの目的を説明しながら、「患者への精神的なサポートのことで困っていることがあれば、気軽に相談してほしい」と伝えた。

チームリーダーは、院内に設置されている数多くの多職種協働医療チームの存在は知っていたが、それぞれの役割・機能について熟知していないことを振り返り、「救命救急センターの後方病棟なので、突然の病気で戸惑う患者や家族への精神的ケアは重要だと感じている。しかし、具体的にどのような患者のことを相談すればよいのか判断に迷う。それに、患者はすぐに他の病棟に移動するため、かかわる期間も短い。普段困ったことがあれば、主治医に相談して、なんとなく解決している…そんな感じです」と話した。

2）アセスメント

　A病棟で、病棟看護師からの依頼が少ない理由は、主に主治医が「（心理的ニーズに関する）病棟看護師による一次スクリーニングとケア→（必要時の）リエゾンチームによる二次アセスメントと支援」という役割分担について知識がなく、多忙な病棟看護師に過大な負荷を指示していたことによる。B病棟では、チームリーダーの看護師が、数多くの多職種協働医療チームの存在は知っていたが、それぞれの役割について熟知しておらず、極めて多忙な臨床状況のなかで、精神的ケアについては、流すような対応を行っていた。つまり、この2つの事例とも、リエゾンチームの役割について、医師、病棟看護師に十分に周知されていないという病院システムの機能不全がみられた。

　一方、日常的にリエゾンチームで活動していると、「依頼や相談の多い病棟は○○だ」「△△の病棟はいつも同じような相談ばかりが続いているので、根本的な解決策について検討しなければならない」といったことがチーム内で話題にあがる。依頼や相談が少ない病棟のことも気になるのだが、どうしても依頼や相談が多い病棟に目が向いてしまう。そこで、リエゾンチームの活動実績を定期的に振り返る機会が必要となる。事例にあげた病院では相談件数の累計から、かかわりの少ない病棟を確認できたが、件数だけではなく、日頃のラウンドでの気づき（リエゾンチームの訪問に対する病棟の反応や雰囲気など）などをチーム内で情報共有するとよい。ここでは、①対象となる病棟が置かれている状況、②精神的ケアに対するニーズの2点について検討する。

(1) 病棟が置かれている状況

　A病棟では、多忙な状況に加え、医師との連携不足やコミュニケーションのとりにくさがみられている。このような医師との関係性が、受け持ち看護師のあきらめや、看護チーム全体の不全感を引きおこし、看護の方向性を定めることができないといった状況ばかりか、患者ケアにおけるさまざまな課題を看護チームが抱えこむ状況を生み出し、看護チームの疲弊感につながっていた。A病棟の看護師たちは、日々の忙しさと、医師との関係性における葛藤から、慢性的な疲弊状態に陥っており、このことが、リエゾンチームをうまく活用できていないことに影響していると思われた。

　B病棟では、チームリーダーとの会話から、多職種協働医療チームについての認識が十分ではなく、リエゾンチームの目的が理解されていない状況が確認できた。また、救命救急センターの後方病棟という特性から、患者とのかかわりが短期間で終了するため、精神的ケアに問題があったとしても、自分たちの病棟でのかかわりに限界を設定し、積極的な介入につながっていないと考えられた。

(2) 精神的ケアに対するニーズ

　A病棟もB病棟も、精神的ケアに対するニーズは高い。ともに重症患者を受け入れている病棟であり、患者および家族への精神的ケアの充実の必要性は述べるまでもなく、そこで働く看護師たちも懸命に患者に向き合っている。しかし、A病棟では、多忙に加えて医師との関係性における葛藤があり、またB病棟は患者へ短期間しかかかわれないといった現実がある。このような状況のなか、精神的ケアに対するニーズよりも目の前の対処が優先され、リエゾンチームへの相談まで辿りついていないと思われた。

3）トラブルへの対応

　上述のアセスメントから、病棟看護師からの依頼が少ない場合の対応について考える。

❶看護師が置かれている状況の把握と、リエゾンチームとして支援できることの共有

　A病棟の場合、看護チーム全体が慢性的な疲弊状態にあり、多忙なため相談の機会を逸している状況がある。一方、精神的ケアを必要とする患者や家族への対応が十分に提供できないことに対する葛藤もみられる。

　このような場合は、病院全体への周知に加えて、病棟師長や病棟医長と相談しながら、ある決まった期間、定期的に病棟カンファレンスにリエゾンチーム（精神看護専門看護師が担うことが多い）が出席することにし、病棟看護師とのかかわりを意図的に増やすとよい。病棟カンファレンスに参加すると、その場で病棟看護師と一緒に問題解決の糸口が見いだせ、リエゾンチームを身近に感じてもらえるというメリットがある。その時々の看護チームの状況を確認しながら、リエゾンチームが支援できる内容（薬剤調整が必要なケースには精神科医の往診日を速やかに設定する、看護面接による支持的かかわりが必要なケースへの面接時間を受け持ち看護師と調整するなど）について情報を共有する。

❷潜在的な精神的ケアに対するニーズの掘りおこしと、現実的かつ具体的な対処法の検討

　B病棟では精神的ケアへの関心はあるが、患者とのかかわりが短期間であることから、精神的ケアよりも身体的ケアを優先している状況があり、それがリエゾンチームへの依頼が少ないことに関連していた。このような場合は、「精神的ケアへの関心」の詳細を把握し、B病棟の精神的ケアに対するニーズを明らかにするとよい。B病棟の勉強会などの機会を通して、リエゾンチームの目的をアナウンスするとともに、日頃のケアにおいて埋もれている「突然の病気で戸惑う患者や家族への精神的ケア」についてディスカッションや事例検討を行う時間を設定する。抑うつや不安といった、患者の心理社会的ニーズへのアセスメントやケアについて、病棟看護師への研修をもう一度行うことも有効であろう。

また急性期病棟なので急激な発症とインフォームド・コンセント、危機介入など、リエゾンチームの対象となる患者に対して具体例を示すとよい。

こういった準備を経て、B病棟の患者の心理社会的ニーズがよりよく把握されるようになったら、そのニーズを病棟師長はじめ病棟看護師と共有し、リエゾンチームとして支援できる部分を明確化していく。

4）重要な点

身体疾患と心理的な問題や精神症状をもつ患者に対し、リエゾンチームは患者の精神機能やセルフケア能力を丁寧にアセスメントし、患者および周囲の人々が抱えている問題や課題を理解し、患者の早期回復や病棟看護師の負担軽減につなげていく。しかし、リエゾンチームの活動が軌道に乗るまでの過程において、チームが役割を十分に発揮できないことがある。リエゾンチームが直接ケアやコンサルテーションを積極的に行っていくなかで、病棟看護師が患者へのケアの質が向上したと認識し、病棟看護師の負担軽減につながったと感じられれば、リエゾンチームに対する信頼が高まり相談が寄せられるようになる。

依頼が少ない場所にこそ精神的ケアのニーズが潜んでいる可能性があることを理解したうえで、院内への周知に加えて、病棟看護師のエンパワーメントに基づく、アウトリーチ*の取り組みについてリエゾンチーム内で検討することが重要である。

一方、院内周知の方法や内容によっては、リエゾンチームが何でもすぐに解決してくれると過度な期待を抱かせることがある。特に、対人関係上の問題を抱える患者または家族と看護チームとの関係が悪化している状態で、ケアに関する相談が寄せられる場合は、リエゾンチームへの期待が高まっていることがある。これは、対人関係上の問題に対応する病棟看護師のスキルに限界があるためだが、一方、リエゾンチームがすべてを解決できるわけではないので、看護チームがリエゾンチームに対してどのような期待を抱いているのか、リエゾンチーム、病棟看護師、主治医などのあいだで、どのように役割分担してその期待に応えることができるのか、カンファレンスを開いて検討する。

（寺岡征太郎）

*アウトリーチ：「外へ（out）手を伸ばす（reach）」という意味。病棟看護師が、困難を抱えながらも支援の必要性を自覚せず、精神科リエゾンチームへの相談に至らない状況に対して、チームが自ら病棟に赴き、潜在的なニーズを適切にとらえ、専門性を活かしながら問題解決に向けて働きかけるという活動を指す。

○精神科リエゾンチームの支援の原則からみた振り返り

❶病院システムのなかでの位置づけ

病院のシステムのなかで、リエゾンチームが適正に機能するためには、「（心理的ニーズに関する）病棟看護師による一次スクリーニングとケア→（必要時の）リエゾンチームによる二次アセスメントと支援」「病棟看護師は、主治医の同意なくリエゾンチームに支援に関する要請を行える」という役割や位置づけの明確化が前提として必要である。この理解は、院長、各診療科部長、看護部、病棟師長、病棟看護師など、病院全体で共有されている必要がある。

❷精神科リエゾンチームへの支援要請

本事例では、A, B病棟とも、リエゾンチームへの支援要請が適切に行われていない。院内への周知に加えて、記載にあるようにリエゾンチームがアウトリーチ活動を行い、病棟看護師が置かれている状況の把握や潜在するニーズの掘りおこしを行うとよいであろう。自発的にリエゾンチームへ相談や依頼をしない病棟看護師に積極的に働きかけ、必要な支援の実現を目指す。リエゾンチームが病棟の潜在的な精神的ケアに対するニーズを掘りおこし、現実的かつ具体的な対処法を共に考えていけるように支援すれば、事態は改善していくであろう。そのなかで精神看護専門看護師は重要な役割をもつ。

❸関係者へのエンパワーメント

病院のシステムが機能していないと、病棟看護師に、現場の担当者として多大な負担がかかる。病棟看護師が、困難な状況のなかで患者に精一杯の支援を行っていることについて、十分なねぎらいと敬意を伝えてから関係を構築することが重要である。

❹支援者支援

リエゾンチームに適切に支援要請が行えるように働きかけることは、病棟看護師にとっての支援でもあり、また同時に、病棟看護師が対象としている患者への支援でもある。

（秋山　剛）

4. 病棟看護管理者からの依頼がない、拒否・抵抗がある

ここでは、病棟看護管理者（病棟師長・主任）がリエゾンチームの活動に拒否・抵抗があるときに、チームのコンサルテーションへの理解の促進、看護チーム内に潜むコンフリクトへの気づき、解決の糸口の模索をどのように行うかについて、事例をもとに考えていきたい。

1）事例の概要

「整形外科病棟に入院中の患者への対応について相談したい」と、病棟看護師のチームリーダーからリエゾンチームのメンバーである精神看護専門看護師に連絡があった。精神看護専門看護師がチームリーダーへ何時ごろに訪問すればよいかと確認したところ、「できれば病棟師長がいない時間に来棟してほしい」とのことであり、病棟師長が会議で不在の時間帯に訪棟することを約束した。

精神看護専門看護師が訪棟すると、チームリーダーは、患者の概要と問題点について以下のように説明した。

患者は脊柱管狭窄症の手術目的で入院中の男性（50歳代）で、数年前に精神科を受診したことがあるようだが詳細は不明である。入院時に、手続きの説明がわかりにくかったと立腹し、オリエンテーションを担当した病棟看護師を責め立て、攻撃的な口調で暴言を吐くというエピソードがあった。

　これ以降、病棟看護師は患者を怒らせないように注意し、腫れ物に触るような対応を続けているが、患者は常に高圧的である。主治医からの指示（転倒予防のためにひとりでは動かないように説明を受けている）を守らないため、ひとりで歩いているところを見かけた際には、「遠慮なくナースコールで呼んでくださいね」と伝えるが、病棟看護師の声には耳を貸さない。仕方なく、同じ説明を繰り返すと、激高することがある。

　このような状況のなか、対応に困難を感じスタッフカンファレンスを何度も開いているが、いつも「患者を怒らせないように、とにかく気をつけよう」という話で終わってしまう。患者の攻撃が続くうえ、同室者から苦情が出るほど病室では多弁で、夜間も不眠がみられる。病棟スタッフからは「何か精神的な問題を抱えているのではないか、リエゾンチームに相談したらどうか」という意見が出るが、病棟師長は「何でも精神的な問題と決めつけるのはよくない。入院時の（病棟看護師の）対応の悪さが引き金なのだから、自分たちでしっかりケアしていくべきではないか。今は興奮させないように丁寧に説明を続けるしかない。転倒するようなことは絶対にあってはいけないので、みんなで注意しあうように」と言う。主治医に意見を求めても、「手術前の大切なときなので、とにかく転倒しないように注意してほしい」というばかりであった。このような病棟師長や主治医の発言があるため、病棟看護師たちはスタッフカンファレンスで発言しなくなってしまった。「自分たちの気持ちはわかってもらえない」「病棟師長も主治医も転倒がおきないことばかり気にしている」と陰で不満を言い合っているのが現状だ、とチームリーダーは精神看護専門看護師に説明した。

　チームリーダーは、「病棟看護師が患者から理不尽に攻撃されることに納得できないし、病棟師長は現状を正確に理解できていないのではないか」と感じていた。病棟師長は普段から、「多職種協働医療チームを頼る前に自分たちの力で問題解決を図ることが大切」というスタンスをとることが多く、リエゾンチームの活用をこころよく思っていないようであった。「現場の状況をよく見ないで意見する病棟師長に、正直うんざりしている。そのため、今回は病棟師長には内緒でリエゾンチームに相談することにした」と申しわけなさそうに話した。

　この話を聞いた精神看護専門看護師は、チームリーダーの気持ちに共感しながら、なぜ病棟師長がリエゾンチームの介入を好意的に思っていないのか、チームリーダーに尋ねてみたが、「よくわからない」とのことだった。

2) アセスメント

　本事例の問題の根本は、患者の暴言への対応を、病棟看護師の「患者をなだめる対応」に頼っていることである。患者には治療を受ける権利があるが、同時に他の患者が平穏に治療を受ける権利を侵害してはならないという義務もある。暴言を吐き、多弁であることは、直接的に他の患者の平穏を乱すほか、病棟看護師の精神的なリソースを無意味に消耗させることによって、間接的にも他の患者の治療やケアに不利益をもたらす。患者の暴言に対しては、「病院で治療を受けたければ、そのような行動をやめるように」という働きかけがなされるべきであるが、本事例では、病院にそのような対応をとる体制が未整備であると考えられる。そのため、患者の問題行動への対応が、一番弱い立場にある病棟看護師にしわ寄せされている。

　もし、病院が上記の体制を直ちには整えられないことを前提とすれば、病棟看護師が患者の怒りに対応するしかない。そもそもなぜ患者は暴言を吐くのだろうか。患者の攻撃性の背景に何があるのか、それを知ることで対象への理解が深まれば、患者とかかわる際に病棟看護師が抱く不安や緊張が軽減されるかもしれない。脊柱管狭窄症の患者は、下肢の痛みやしびれ、間欠性跛行などの症状の苦痛による日常生活への支障が大きく、生活上のストレスが長期続くため、抑うつ、イライラが募り、それが怒りに転じて他者に向かうことがある。看護チームではスタッフカンファレンスを何度も開き、対応を検討しようと努力してきた。しかし、具体的な対応策を見いだすことができず、それが病棟看護師だけでなく、病棟師長にとっても不全感や不安の高まりにつながり、この看護チーム全体の活力を低下させていた。

　相談者であるチームリーダーの意向を確認しながら、病棟師長がリエゾンチームに対してどのようなイメージを抱いているのかを探り、リエゾンチームが患者および看護チームへどのように介入していくかについて、検討する必要があると考えられた。

　病棟師長がリエゾンチームの活用をこころよく思っていない背景として想定される可能性を考えてみよう。ひとつには、病棟看護師がリエゾンチームに相談する状況を「病棟看護師の依存」ととらえ、それを制止しようと働きかけている可能性が考えられる。リエゾンチームは病棟看護師になりかわって対応の難しい患者にケアを提供している、といったとらえ方にとどまっているのかもしれない。

　本事例では、問題が患者の暴言であり、おそらく病棟師長自身、対応に内心の葛藤を抱えていると思われる。そのために、病棟看護師がリエゾンチームに相談したいと考えている具体的な内容（期待）や、それを受けてリエゾンチームが介入することになった場合の具体的な目的を十分に病棟看護師と共有することができていない。チームリーダーが「病棟師長には内緒でリエゾンチームに相談することにした」と述べている状況から、看護チーム内で十分なコミュニケーションが図れずにいる可能性が推察される。そこにはコンフリクトが存在しており、チームリーダーが本事例をリエゾンチームに相談しようと判断した真の理由と、病棟

師長がなぜリエゾンチームへの相談を控えるように働きかけているのか、その理由が双方で共有されず、齟齬をきたしていると考えられる。

一方、リエゾンチームがかかわることについて、病棟師長が「自分の病棟管理の力量を査定・評価されるのではないか」と誤解し、多職種協働医療チームの活用に消極的となる場合もある。リエゾンチームの活動目的は管理体制を評価するためのものではないが、病棟師長自身が、リエゾンチームが何に焦点をあて、何のために、どのような形で介入（相談への対応）しようとしているのかを理解していないと、リエゾンチームの介入に脅威を感じ、抵抗を示す場合がある。

3) トラブルへの対応

前述したアセスメントに基づいて、リエゾンチームのかかわりに消極的な病棟師長への対応を次の3つの視点に整理して述べる。

①**リエゾンチームによるコンサルテーションについて理解促進を図る**

病棟師長がリエゾンチームの活動目的を正確に把握できていないと、病棟看護師がリエゾンチームに相談することを単に「病棟看護師の依存」ととらえてしまう。これは特に、コンサルテーションシステムの活用に不慣れな時期におこりやすい。コンサルテーションでは相談者に対して援助を提供するため、援助する側、援助を受ける側といった関係が形成されるが、これは援助を受ける側が援助する側に依存するということではない、ということについて理解を求める必要がある。リエゾンチームのコンサルテーションに対するポリシーを明示することや、コンサルテーションのあり方をフローなどで視覚化するといった対応はもちろんのこと、「依存関係」に陥らないようにリエゾンチームがどのような配慮をしながら看護チームにかかわっているのか、といったことを病棟師長に説明する。この際、看護部長や副看護部長などと一緒に話し合うという方法もあるだろうし、看護師長会議でリエゾンチームが説明を行うことも有効であろう。積極的にリエゾンチームを活用している看護師長たちから消極的な看護師長へリエゾンチームが有効であるという情報が伝わることも重要なので、他病棟の状況についても、看護師長会議などで情報を共有できるとよいであろう。また精神看護専門看護師が病棟へのラウンドを通しながら病棟看護師とのコミュニケーションを強化し、精神看護専門看護師やリエゾンチームが何をするのかを日々の実践を通じて理解してもらう必要があるだろう。

②**看護チーム内のコンフリクトに気づき、解決の糸口をともに探る**

リエゾンチームは客観的な立場で看護チームにアプローチできるため、そこでおこっているさまざまなコンフリクトに気づきやすい。このコンフリクトは、リエゾンチームへの相談・依頼内容と密接に関連し、時にその中核をなしている場合もある。

本事例においては、相談者であるチームリーダーの考えは確認できるが、それだけでリエゾンチームの介入方針を定めるのではなく、病棟師長や主治医などの意見も取り入れ、問題の全体像を把握しなければならない。それには、当事者の話をよく聞くことが欠かせない。コンフリクトを解決していくのは当事者たちで

あるが、潜在する問題の確認と、解決の糸口をともに探ることについて、リエゾンチームは第三者として貢献しうる。例えば、カンファレンスに同席し、病棟看護師の感情表出を促進することや、患者との関係性、または看護チーム内におけるダイナミクスの理解を深めることができる。本事例の場合、リエゾンチーム、病棟師長、病棟看護師が一緒になって、病院が患者の暴言に適切な管理的対処を行うことを求めるということも考えられる。

看護チームが陰で病棟師長への不満を言うだけでなく、フォーマルなカンファレンスのなかで、お互いが感じたり、考えたりしていることをしっかり共有できることが肝要である。これは、風通しのよい職場環境づくりや、病棟の治療的雰囲気の向上にも寄与する。コンフリクトがおきているときの対応の原則は、リエゾンチームがそれぞれを支持、エンパワーメントし、それぞれとよい関係をつくることである。この基盤があれば、リエゾンチームが仲立ちする形で、それぞれの考え、感情を、共有、理解したうえで、解決のための方策について話し合いを行うことができる。

③過敏な反応を示す病棟師長への対応

病棟師長自身が抱える、危機に陥っている病棟を何とか立て直さなければならないといった焦りや不安は、「自分の病棟管理の力量を査定・評価されるのではないか」といった疑念に結びつきやすい。特に本事例では、チームリーダーが病棟師長には内緒でリエゾンチームへ相談をしてきた経緯がある。相談を秘密裏に進めることはコンフリクトをより強めることにもなりかねない。よって、病棟師長の疑念を助長しないように、病棟でおこっている問題やグループダイナミクス*をチームリーダーだけではなく病棟師長とも共有し、リエゾンチームがかかわるうえでの現実的な着地点を一緒に考えていく。そしてそのプロセスを病棟師長とともに確認するといったスタンスでの対応が望ましい。さらに、リエゾンチームの介入が病棟の批判や評価につながることはないことを説明し、むしろこのような困難な状況のなか、病棟師長の役割を懸命に遂行しようとしていることへの支持を丁寧にフィードバックする必要がある。

4) 重要な点

患者の暴言への対応は、病院の管理責任であるが、この責任が果たされていない状況で、病棟師長とリエゾンチームの関係における問題が浮き彫りとなっている。リエゾンチームが対応する事例においては、患者の問題だけではなく、看護チーム内のコンフリクトが関連していることが少なくない。そのため、病棟師長が問題に第三者がかかわることに不安や葛藤を強め、第三者の関与に抵抗し、阻止しようとすることがある。

管理者である病棟師長とチームリーダーや看護師スタッフとの関係は、患者ケアに影響を及ぼす。本事例では、チームリーダーをはじめとした病棟看護師の多くが、高圧的で攻撃性が高い患者への対応に苦慮している。病棟看護師が具体的なかかわり方や看護ケアを見いだせないと、患者へのネガティブな感情反応が強まる。また、病棟師長や主治医に支援を求めても解決できなければ、病棟看護師

*グループダイナミクス：「集団力動」と訳される。どのような条件があればその場に存在する集団の凝集性は高まるのか、どのようなリーダーだとメンバーが協力的または非協力的になるのか、どのような目標があればその集団の一員個々が互いに目標に向かって行動するのかなどについて、個人と集団が互いに影響を及ぼし合う状況について検討する。

の怒りや無力感が増すという悪循環が生じる。こういう場合、危機に陥っている病棟を立て直さなければならないといった焦りや不安を病棟師長自身が抱いていると思われる。焦りや不安に直面することを避けるために病棟師長が防衛的な反応を示している可能性を視野に入れたうえで、病棟師長をねぎらい、敬意を伝えてエンパワーメントしていく方策をリエゾンチーム内で検討する必要がある。

　リエゾンチームは、病棟看護師が本来の力を発揮できるように病棟看護師のストレスの軽減を図り、病棟全体のモチベーションが向上し、ケアへの意欲を取り戻せるように働きかけることが使命である。病棟師長を批判するものではないことを伝えながら、病棟師長と連携しながらリエゾンチームが活動を展開することの重要性について、病棟師長と認識を共有する。精神看護専門看護師が、看護管理者との協働を通して組織の発展にかかわる場合も、精神看護専門看護師の役割や介入の目的を相手に十分に理解できるように説明し、相手が納得いく行動で示していくことが重要である。

（寺岡征太郎）

○精神科リエゾンチームの支援の原則からみた振り返り

❶病院システムのなかでの位置づけ

　本事例のトラブルにおける病院システムの根本的な課題は、患者の暴言に対して、毅然とした対応を行える体制を整備することである。この体制の整備なくしては、対応するスタッフが主治医であれ、病棟師長であれ、病棟看護師であれ、すべて「本来業務ではない無意味な感情的消耗」を強いられる。間違えても、「患者の暴言を治めることは、リエゾンチームや病棟看護師の役割だ」などという位置づけになってはいけない。病院の対応に対して、患者自身が暴言が問題であることを認め、暴言の背後にある不満や怒りを和らげるための支援を求めてくれば、リエゾンチームが病棟看護師などのスタッフと協力して患者支援を行えばよい。

　もうひとつのシステム的な課題は、過敏な反応を示しやすい病棟師長に対して、どのようにリエゾンチームのコンサルテーションについて理解促進を図るかである。例えば看護長会議などで、チームの活動について説明すればよいであろう。また何よりも病棟師長がリエゾンチームや精神看護専門看護師に脅かされることなく、協力者として認識してくれるよう日々の労をねぎらいながらコミュニケーションを図っていくことが重要だろう。

❷精神科リエゾンチームへの支援要請

　本事例では、チームリーダーは、問題状況がかなりの期間続き、病棟看護師が強い不満を抱えながら、問題の解決を半ばあきらめかけている状況でリエゾンチームに相談している。こういった管理的な側面に関する相談についても、リエゾンチームが対応できる部分があり、なるべく早期の相談が望ましいことについて周知しておくとよいであろう。

　またリエゾンチームの活用の前に精神看護専門看護師との連携を図り、リエゾ

ンチームへの依頼を行いやすくすることも必要だろう。

❸関係者へのエンパワーメント

本事例では、病棟運営や管理上の責任者である病棟師長の不安が刺激されているようであるが、リエゾンチームは、病棟師長、病棟看護師の双方を支持、エンパワーメントしなければならない。双方とのポジティブな関係を構築できてはじめて、リエゾンチームがかかわる目的、チームの活性化といった点について、関係者全員で話し合うことができる。病棟管理の大変さ、苦労をねぎらい、病棟がよく運営されていることを肯定的にフィードバックすることが重要である。

❹支援者支援

ここでは病棟師長がリエゾンチームや精神看護専門看護師により脅かされないよう、日々の労をねぎらい、コミュニケーションをとる必要があるだろう。

またリエゾンチームが看護部と一緒に問題の解決にあたるのであれば、看護部に対して情報を提供することができる。

(秋山　剛)

5. 患者の拒否・抵抗

ここでは、病棟看護師、医師はリエゾンチームの介入が必要と考えるが、患者本人が拒否・抵抗している場合への対応について、抗がん剤の治療にアンビバレントな反応を示し、後に重症うつ病エピソードを発症した事例に基づいて述べる。

1) 事例の概要

事例：50歳代後半、女性。子宮がん。
経過：子宮がんの告知後より、不安、不眠が出現していた。手術の入院時には、同じことを何度も確認するなど不安が強い様子で、精神科受診の希望があるか尋ねたところ「大丈夫」と断っていた。その後、抗がん剤治療目的の入院と通院を定期的に開始したが、抗がん剤の副作用から、「薬の量を多く投与されているから副作用が強いのではないか？」「わざと痛く針を刺している」「手術を失敗したのではないか？」などの言動が次第に聞かれ、入院・外来受診をしぶるようになってきた。家族が「先生や看護師がそんなことをするはずないだろう」と言っても納得せず、「庭の植木鉢を盗まれた」などありもしないことを言って困っている、という話が家族からあった。主治医より、3回目の抗がん剤治療の入院の際に、患者に精神科への相談を勧めたが「私はおかしくないから必要ない」と受診を拒否した。家族の説得と、患者自身の抗がん剤治療を受けないことへの不安で、毎回なんとか入院治療を続けている状況であった。治療中断にもなりかねないと主治医より、「悩み事や心配事を聞いてくれる専門の看護師がいるから、相談してみませんか？」と話すと、「看護師なら話をしてもよい」とのことで精神看護専

門看護師に面接の依頼があった。

　面接と介入後の経過：主治医からの紹介で、精神看護専門看護師が面接を行った。患者は、「（抗がん剤）治療で髪が抜けて、皮膚も爪も荒れてしまって、みっともない恰好でごめんなさい」と言いながら面談室に入ってきた。帽子をかぶり、身なりは患者が気にするほどではなく、整っていた。

　「私が悪いことばかりしてしまうのでみんなに迷惑をかけている。私のためにお時間を取らせてすみません」「時間に薬を飲めていない。だから、わざと点滴を失敗されてしまう。実験台にして何度も点滴を刺してくる」「副作用で髪が抜けてしまう。がんだけでなくて内臓も溶けてしまいそう」など、患者自身から話を始めた。「だから、何もしないでじっとしているのが一番です」と言うので、「じっとしていて、問題は解決しますか？」と話すと「精神科の方は、うまいことを言うわね。…どうしたらいいのか、自分でもよくわからない」と苦笑いする。抗がん剤治療について、「副作用のことをとても心配していましたが、治療は受けたくないと考えているのですか？」と聞くと、「受けないとどうなりますか？」と質問があり、「抗がん剤治療は受けない」「受けないのもやっぱり怖いから受けたい」というアンビバレントな気持ちの表出があり、最終的には「（抗がん剤治療を）やるしかないですよね。先生に任せます」と抗がん剤治療の継続を希望し、「私は、大丈夫です」と面接を終わらせたい様子がみられた。

　精神看護専門看護師は、現時点では抗がん剤治療を受けないことも不安で治療を受けているが、治療に対する被害妄想から治療中断につながっていく恐れがあると判断し、「悪いほうに悪いほうにと物事を考えているように思います。不安で考えがうまくまとまらなくて、どうしてよいかわからない様子にも思います。治療を続けるためにも、私が一緒にチームで働いている精神科の先生に相談してみませんか？」と伝えると、患者は少し悩みながらも精神科受診やリエゾンチームの往診を承諾した。

　リエゾンチームの精神科医の診察の結果、抑うつ状態、不安、妄想、希死念慮などが認められ、入院治療が勧められたが、患者本人・家族が抗がん剤治療の優先と通院を希望し、精神科の外来受診と精神看護専門看護師の看護面接でフォローすることになり退院した。抗がん剤治療目的の入院の際には、リエゾンチームが往診することとなった。家族のサポートもあり外来受診は継続できたが、精神症状は安定せず、内服薬を拒否することもあった。精神科病棟への入院治療をリエゾンチーム、主治医、家族で検討をしていた矢先に、自傷行為があり、「世界が崩壊する。逃げないとみんな死んでしまう」と叫ぶ状態になったため、抗がん剤治療をいったん中断して、精神科の治療を優先することになり、医療保護入院となった。精神病症状を伴う重症うつ病エピソードの診断で3カ月の入院加療にて精神症状は安定して退院し、抗がん剤治療が再開された。

　その後は、抗うつ薬の内服・精神科の受診を継続しながら、抗がん剤治療も落ち着いて受けることができ、患者は「当時のことは、ほとんど覚えていない。家族から大変だった様子を聞いた。また、そうならないように抗がん剤の治療とあわせて精神科の治療も受けていこうと思っています」と穏やかに話した。妄想、抑うつ状態、希死念慮などの精神症状の再燃もなく、抗がん剤治療を継続できた。

2）アセスメント

　面接では、詳細な聴取は患者が抵抗を示すことが予測されたため、可能な範囲での精神状態のアセスメントと精神科受診につなげることを目標とした。事前に、カルテと主治医からの情報に加えて、家族と病棟・外来看護師からも情報収集を行ったところ、精神疾患の既往や遺伝負因はなかったが、受診に至るまでに、いくつかの医療機関を経由した経緯があった。また、外来看護師から、がん告知後から手術、抗がん剤治療への不安の訴えが聞かれていたとのことで心的負荷は大きかったと推察された。

　被害妄想、罪業妄想、注察妄想などが認められたが、疎通性は保たれていた。また、副作用、身体的な症状や苦痛、治療を受けないときの病状の悪化への不安がみられた。「抗がん剤治療を受けることへの不安と、受けないことへの不安」の葛藤にアプローチをすることで、精神科受診へつなげることができるのではないかと考えた。

　精神科受診につながった後も、拒薬により精神症状が安定せずに精神科の入院治療が必要となった。担当科の主治医・看護師とリエゾンチームで、精神・身体状態などの情報共有と検討を行っていき、精神面と身体面の治療の連携を図っていった。その結果、精神科病棟に入院中に必要な検査、診察を行い、退院後には早期に抗がん剤治療を再開することができた。

3）トラブルへの対応

　本事例では、精神科受診は拒否していたが、精神看護専門看護師の面接には応じて、そこから受診につなげることができた。しかし、精神看護専門看護師と会うことも拒否するケースや、面接につながっても精神科受診・リエゾンチームの介入を拒否するケースもある。

（1）拒否・抵抗の理由

　患者の拒否・抵抗について、担当科の医師・看護師から相談を受けたとき、患者の身体・精神状態の状況とともに、拒否・抵抗をしている理由を確認する。筆者がコンサルテーションで経験した患者の精神科受診・リエゾンチーム介入への抵抗・拒否の理由は主に以下のようなものであった。

①病識の欠如
・未受診の統合失調症の患者。
・治療を中断しており、再度精神科受診を勧めても拒否をする。「前の病院で、精神病と言われた。しかし、私は、精神病ではないから必要はない」

②精神科への偏見や誤解
・「精神科は、おかしい人が行くところ。私は、狂っていないから精神科受診は必要ない」

- 「精神科の薬は、一度飲むとやめられなくなる。どんどん増えていくと聞いたから飲みたくない」

③精神科受診での嫌な体験
- 「進行性の病気と告げられてから気分が落ち込み、心配した家族に連れられて近くの精神科を受診した。『これから大変だね』と先々のことを言われてさらに不安になった。診察は数分で、『薬を出しますね』と薬だけたくさん出された。信用できなくて薬も飲んでいない。精神科の受診はしたくない」
- 「以前入院中に勧められて精神科を受診したら、その後、精神的な問題だからと担当科の主治医が精神科に任せきりになって来なくなった」
- 「薬を処方するだけで、ほとんど話を聞いてくれない。精神科では解決にならない」

④自己イメージ、家族との関係
- 「精神科にかかるほど、自分は弱い人間ではない。自分は大丈夫」
- 「家族の問題がストレスの要因だが、家族の問題を知られたくない。自分が一生抱えていくことだから、相談はしたくない」
- 「精神科を受診したいが、家族に知られると怒られる」

(2) 拒否・抵抗のある時の対応

　リエゾンチームによる支援に対する患者の拒否・抵抗を和らげるために、病院ができることは、まず入院パンフレットなど患者向けの資料であらかじめリエゾンチームなどの多職種協働医療チームの存在・機能・支援について説明しておくことである。これは、「入院中に、一般的にこのような必要性が発生することがありうる」という患者教育であり、いざ必要性が生じたときに、「自分だけではないのだ」という納得を得るためでもある。

　精神科医の診察には拒否的な場合でも、精神看護専門看護師の面接は了承してくれることが多い。病棟看護師や主治医から「他の患者さんも、よく相談にのってもらっている看護師さんだから、一度話を聞いてもらいませんか？」など、本事例の場合のように勧めてもらうと、相談への不安や抵抗が和らいで承諾してくれることもある。精神科受診が必要と思われる精神状態であることやリエゾンチームの説明をすると、精神科受診につなげられることが少なくない。不安・抑うつ状態による集中力・注意力・判断力の低下、自己評価・自信の低下、精神科を受診することへの罪責感や偏見などが精神科受診の拒否へとつながることがある。「精神科を受診するほうがよいのか、しないほうがよいのか、自分でもよくわからない」というように、患者の気持ちに葛藤がみられる場合は、「治療を受けたくない気持ち」を十分に傾聴、共感したうえで、精神科受診のメリットをわかりやすく説明する。

　以前、疼痛と精神的な影響をもつ患者への精神科の介入を担当科が必要と感じていたが患者が強く拒否をした事例があった。精神看護専門看護師の面接は希望したので面接を行ったところ、精神科医の往診を拒否した理由を、「以前にも同じようなことがあったときに精神科を受診したら、主治医が精神科に任せきりで

診てくれなくなった。痛みは精神的なものと片づけられたから嫌だ」と泣きながら語った。精神看護専門看護師との定期的な面接は希望したので、面接を行いながら患者との関係性の構築を図っていった。痛みの原因がわからない不安、痛みが消えないつらさなどを傾聴するとともに、看護師がそばにいて話を聞いてくれるときのほうが痛みが和らぐなど、痛みと精神面との関連を患者が話すのをとらえて心理教育的に面接を進めた。何度か面接を行ううちに患者自身も痛みは身体が原因であるとともに精神面も影響がありそうであることを感じるようになり、「不眠や不安でパニックになるときには精神科の薬は効果があるだろうか？」など、質問するようになってきた。そこで、精神科を受診しても担当科の医師も連携して診ることを約束すると、リエゾンチームでの介入を希望し、精神科医の診察、薬物療法につながった。

　拒否・抵抗の理由について、リエゾンチーム、担当科医師、看護師、また患者にかかわるほかの医療チームと情報共有し、介入のタイミングやリエゾンチームの介入が可能な範囲をカンファレンスなどで検討することで、患者が介入や支援を受け入れられることがある。

4) 重要な点

　精神看護専門看護師の筆者がこれまで行ってきた対応方法・役割について表に示す。
　病識がない患者や精神科への強い偏見、受診に抵抗のある患者の場合は、精神看護専門看護師との面接も拒否することがあり、精神看護専門看護師、リエゾンチームにつながったとしても内服薬の拒否や治療中断になってしまうこともある。また、医療者への暴言・暴力、問題行動に困ってリエゾンチームに相談がくるケースも多い。既往の精神疾患の症状・問題行動として相談される場合と、患者の行動に精神疾患が関連していないかについてのアセスメント、患者の行動への対応についてアドバイスを求められる場合がある。後者のケースでは、身体疾患の病状への不安や苦痛、入院環境のストレスや医療者側の対応が患者の行動の原因であることもあるが、症状性・器質性精神障害、パーソナリティ障害、認知症などの精神疾患が隠れていて、精神科受診を勧めることができずに相談されることもある。可能なかぎり情報を入手するとともに、カーテンやドア越しに、医療者と患者の会話をリエゾンチームで聞いたり、精神看護専門看護師が病棟看護師とさりげなく一緒に訪室したりケアを行ったりして、患者の精神状態を把握する。そして、アセスメントの内容や対応についてのアドバイスや、担当科の医師・看護師とカンファレンスを開催するなどの対応を行う。

（白井教子）

○精神科リエゾンチームの支援の原則からみた振り返り

❶病院システムのなかでの位置づけ
　本文でも述べられているようにリエゾンチームによる支援に対する患者の拒

表　精神科受診を拒否する患者への対応方法と精神看護専門看護師の役割

<精神科受診を拒否する患者のアセスメントと医療チームの対応・連携>
①精神科受診の必要性（緊急度を含めた）に対してのアセスメント
　→精神科医への非公式なコンサルテーション
②拒否している理由に対するアセスメント
③精神科診療に対する正確な情報の提供
④精神科受診のタイミングを医療チームで検討

<精神科受診を拒否する患者に対する精神看護専門看護師の役割>
①患者の精神状態、患者－医療者間に生じている問題のアセスメントとチームへの情報提供・対応のアドバイス、医療チームの調整を行うアドバイザー的役割
②患者の病気や治療に関する恐怖感や不安感を取り除き、患者に安心感や安全感を提供し、患者に対するこころと身体のケアを行う役割
③精神科受診が必要な患者を受診につなげるように調整する役割

否・抵抗を和らげるために、病院が入院パンフレットなどの患者向けの資料であらかじめ説明しておくことが重要である。

<患者と精神科リエゾンチームとの橋渡しにおける精神看護専門看護師の役割>
　治療や疾患に関する恐怖感や不安感は患者の今後の生活や治療に影響を与える。そのようななか、日々の生活と身体・こころの状態を表現しやすい看護師の存在は重要であり、特に精神状態に変動がみられるような場合には、看護師である精神看護専門看護師の存在は、恐怖感、不安感を減少させるだけでなく、医療との橋渡しにおいて重要な役割をもつ。患者が医療やケアを拒否している場合には、職種の特殊性を活用しながらリエゾンチームを運用していくことが必要になる。

❷精神科リエゾンチームへの支援要請
　本事例では、「何とか入院治療を続けているが治療中断にもなりかねない」という段階になって、リエゾンチームの支援について患者に説明している。もう少し早く、「薬の量を多く投与されているから副作用が強いのではないか？」「わざと痛く針を刺している」などの言動があり、入院・外来受診をしぶるようになってきた段階で、リエゾンチームへの相談があってもよかったと考えられる。

❸関係者へのエンパワーメント
　精神症状への治療やケアを必要としている患者が介入や支援を拒否すると、他科の病棟看護師や担当医には、非常に高い負荷がかかる。病棟看護師や担当医が、困難な状況のなかでさまざまな工夫を行っていることについて、十分なねぎらいと敬意を伝えてから関係を構築するとよい。

❹支援者支援
　問題事例が発生した場合は、リエゾンチームが他科の病棟看護師や担当医へのエンパワーメントを行ったうえで、情報の共有を行い、介入のタイミングやリエゾンチームが介入可能な範囲についてをカンファレンスなどで検討する。
　患者がリエゾンチームの介入を承諾しても、診察に行くと「話すことはない」

と拒否することがある。面接を承諾しても、服薬は拒否することもある。無理に介入すると、かえって治療への拒否が強まるので、精神症状・身体状態、治療・ケアへの支障の程度に応じて、可能な範囲での介入を試みる。介入後は、他科スタッフと一緒にカンファレンスを開き、他科スタッフとリエゾンチームが、それぞれ何ができるかについて話し合う。

　例外的には、患者が精神科的な介入を拒否するのであれば、病院として担当科の治療を提供できないという状況もありうる。こういった場合は、病院の倫理委員会で、臨床スタッフ、病院の責任者、法律の専門家、当事者側の委員などを含めて、包括的な検討を行う必要がある。

（秋山　剛）

〈文献〉

1) 小林聡幸：リエゾン精神医療でよく見る精神症状とその対応「怒りっぽく、攻撃的である」．「精神科リエゾンガイドライン（精神科治療学　第19巻増刊号）」．「精神科治療学」編集委員会編, pp.33〜36, 星和書店, 2004.
2) 白井教子・他：精神科受診を拒否する症例に対する対処について　チーム医療におけるリエゾン精神専門看護師の役割（会議録）．心身医学, 46 (6)：584, 2006.

6. 家族の拒否・抵抗

　ここでは、リエゾンチームの介入に対して家族の拒否や抵抗がある場合のアセスメントと対応について述べる。

1) 事例の概要

　事例：21歳、女性。境界性パーソナリティ障害、アルコール依存症。
　経過：両親は患者が2歳のときに離婚、患者は母親に育てられた。19歳時から一人暮らしで生活保護を受けていた。
　18歳時から行動化、自傷行為、パニック発作がみられK精神科病院に外来通院していた。今回出産するためK精神科病院から当院への紹介となる。エチゾラム（1日3回）、ミルナシプラン、ロルメタゼパムを毎日内服していた。妊娠32週で、動悸、吐き気、パニック発作があり、早めに入院となった。精神状態が安定したら退院して出産を迎える予定である。未婚で、母親とは関係が悪い。今回の妊娠・出産は自分の希望であり、出産反対であるために母親には何も伝えていなかった。生活保護を受けており、アルコール依存の問題があり金銭管理、精神疾患の症状管理も悪く、このことで母親と言い争いになっていた。母親に相談すると母親が過干渉となり、そうすると本人がパニックとなり、行動化してしまうことが繰り返されていた。
　当院に転院時には精神科医がかかわることを了承していたが、K精神科病院で処方された向精神薬の内服を続けることになったため、当院での精神科受診は不

要と患者は考えていた。また産科医、看護師、助産師が適切に対応してくれれば出産できると考えていた。産科医は、患者の考えが安易ではないだろうか、今の現状で出産・育児を乗り越えられるのか、またこれまでの行動化の経緯から、ストレスが加わったときにどう乗り越えるのかに不安を感じており、リエゾンチームへ依頼となった。しかし患者は、自分にはリエゾンチームは必要ないと介入を拒否した。今後の生活や生まれてくる子どもを含めた支援の必要性を考えると母親に出産を知らせておいたほうがいいとの受け持ち助産師の判断で、受け持ち助産師、精神看護専門看護師が患者と話し合い、妊娠33週目に母親へ出産のことを伝えることとした。母親は患者への治療体制に対して不信感があり、リエゾンチームがかかわる必要はないと考えていた。

2) アセスメント

　患者は、母親から一方的に反対されたり、非難されたりしたときに怒りが表現できずに手首を切るという行動化をしていたが、母親と離れていれば行動化はなかった。出産・育児に向けての受け持ち助産師からの指導については、出産や授乳、育児の準備などに対処できないと考え不安になっていたが、生まれてくる子どもへの関心はあり、受け持ち助産師の説明には耳を傾けていた。しかし、自己認識が甘く、出産後の世話の練習や準備にあまり関心がなく、喫煙、アルコールの量は減ってはいたがやめることはできなかった。

　患者の不安は、出産・育児という未知の体験、その準備に直面することで強くなり、不安が強くなると自分の状態がわからなくなったり、洞察や判断ができにくくなったりしていた。また、生育史において何かに挑戦しようとするといつも母親に反対されていたことから、母親や周囲が理解してくれるとは思っておらず周囲への信頼がなく、リエゾンチームの介入も、母親との体験、すなわち何かやろうとすると拒否される、ということと同じことであると考えていた。その一方で、依存的であり、自分はやれないのではないかと無力感を感じていた。また母親も、患者が努力しようとしていること、また患者が努力しながら達成できるということへの信頼がないため、患者は何を介入しても無駄だと考えており、患者に対する怒りがリエゾンチームに向けられていた。

3) トラブルへの対応

　家族の抵抗・拒否に関する介入や支援を、リエゾンチームが適切に行うために、まず、受け持ち助産師が、「患者のセルフケア能力と育児能力」「患者がどの程度家族の支援を必要としているか」「必要な支援が家族から得られるか」について、スクリーニングを行った。受け持ち助産師によるスクリーニングの後、「患者自身が今後出産できるのかがよくわからない。また母親が患者の支援を拒否し、リエゾンチームの介入も拒否しているため、どうしたらいいだろうか」と精神看護専門看護師に相談があり、まず精神看護専門看護師がアセスメントや支援を開始した。

リエゾンチームによる対応としては、おきている事象が家族の抵抗や拒否であっても、患者、家族（ここでは母親）双方に介入していくことが必要と考えた。
　まず、患者に対しては、患者のニーズ、これからどうしていきたいのか、どのような方法が可能であるかを一緒に話し合い、出産や育児で取り組む課題について、患者ができることを確認した。また、一度にアドバイスを伝えるとパニックになってしまうことから、1回にひとつのことを丁寧にゆっくりと伝えた。指導は患者の理解度を確認しながら繰り返し行った。本事例の場合は、出産と育児の準備を受け持ち助産師と精神看護専門看護師が一緒に行い、受け持ち助産師が精神看護専門看護師に相談しながら進めていきたい、ということを患者に伝えると患者は了承した。またアルコールや喫煙に関する問題には、最初は触れず、患者が自由に自分の意見を表現できるようになってから触れていくこととした。
　精神看護専門看護師は、受け持ち助産師の出産・育児指導に立ち会いながら、患者がどのようなときにパニックになるのか、そのときにどのような対応が可能なのかについても取り上げ検討した。
　受け持ち助産師が他の産婦と同じように出産・育児に関する知識を患者に伝えると、患者は不安になり、「もういい」と投げ出そうとする場面がみられた。そのため、精神看護専門看護師は、多くの情報を一度に提供せず、わかりやすく短く伝えてほしいことを受け持ち助産師に伝え、精神看護専門看護師も同席しながら患者に出産や育児に関する情報を提供していった。
　出産時の準備、授乳技術、乳房マッサージ、などについて確認しているなかで、わからないこと、対処できないこと、2つのことを同時にやろうとすると患者はパニックになることがわかった。したがって、なるべく早い段階でパニックを認識してクールダウンを図ったり、人に怒りを伝えたり、歩いたり、臨時薬を内服するなどパニックへの対応について検討を行った。
　精神看護専門看護師とのあいだに信頼関係ができたところで、今後の生活における社会資源（訪問看護、ヘルパーの利用など）の活用、臨時薬と定期薬の向精神薬の見直しについてリエゾンチームと一緒に検討してはどうかと患者に伝えた。患者の了承が得られたのでリエゾンチームが介入することとなった。
　これらの患者とのかかわりを踏まえて、精神看護専門看護師が母親と話し、患者がリエゾンチームを受け入れていること、患者自身がリエゾンチームの支援を受けて出産・育児を自分自身でやろうと努力していることを伝えた。母親は、それはいつもの患者の行動パターンであること、今まで意思決定をするが行動に移したことはなかったことについて怒りを表現した。そして、母親の助言を受け止めないこと、母親がそのことを非常に不愉快に思っていることが語られた。精神看護専門看護師が母親の怒りや思いを受け止めたところ、母親は患者とリエゾンチームが一緒にやっていくのであればリエゾンチームの介入を親として拒否はしないと話した。しかし、母親として関与したくないとも話した。
　その後も母親の怒りを継続して電話で聞いているうちに、面会に来るようになり、親として最低限のことであれば支援する準備があると話し、これを患者に伝えた。母親に基本的に子どもの育児は患者自身がやること、しかし訪問看護師が定期的に訪問して子育ての様子をモニタリングしたり育児に関する助言したりす

第7章　トラブル時の対応

ること、また患者への安心感の提供と事故がないかどうかを確認し、これらを母親とも情報交換したいことを伝えると了承した。

4）重要な点

家族が患者へのリエゾンチームの介入を抵抗・拒否している場合には、
①病棟を介して患者と精神看護専門看護師が、こころのケアに関して信頼関係をつくる
②患者と精神看護専門看護師の信頼関係が構築されたところで、リエゾンチームの介入を導入する
③患者とリエゾンチームとのあいだで信頼関係が展開されていること、患者自身が努力していることを家族に伝える
④家族が患者に対する怒り、不満を表現する場をつくり、家族の怒りや不満を受容し、をねぎらう
⑤家族だけが患者を支援するわけではないこと、今後の生活において具体的な支援計画が立てられていることによって家族の負担が減ることを説明する
⑥家族のこれまでの患者への怒り、不満を十分表現してもらいながら、家族の患者への怒り・無力感を受け止め、家族としてはどうしていきたいのかの意思を尊重する。患者にかかわりたくないということであれば、社会資源を十分活用することを考えていく
⑦どうしても家族にかかわってもらう必要がある場合には、かかわってもらいたい場面を特定し、患者自身が家族に依頼ができるよう患者を支える。また、医療スタッフが、患者、家族双方を支援する状況、場面について家族に説明する

ことが重要である。
　なお、家族の拒否や抵抗については、「患者には何ら精神的にはおかしな点はないから、リエゾンチームの介入を拒否する」というパターンもありうる。こういった言い方は、患者をよく知らない家族や親族が行いがちで、患者の日常の様子を知っている家族は、普通は患者の精神症状、身体機能への影響、そのほかのニーズを理解していることが多い。「患者をおかしいと思われたくない」という気持ちを傾聴しつつ、現実的な対応は、患者の状態を理解している別な家族に説明しながら行うのがよいであろう。

（宇佐美しおり）

○精神科リエゾンチームの支援の原則からみた振り返り

❶病院システムのなかでの位置づけ
　本事例では患者および母親が入院当初、リエゾンチームの介入も拒否していたことについては、リエゾンチームの使命、役割、支援の内容について、病院が入院パンフレットなどの患者向けの資料であらかじめ説明しておくとよい。
　本事例ではリエゾンチームの精神看護専門看護師が、患者と信頼関係をつくり、

リエゾンチームが介入できる土台をつくっている。こういった支援、介入の流れは有効である。

❷精神科リエゾンチームへの支援要請

「今後の生活や出産のことを考えるとさまざまな人が支援したほうがいい」と受け持ち助産師が考え、リエゾンチームへの支援要請を行ったことは極めて適切であったと考えられる。もし、この判断がなければ、患者および母親のリエゾンチーム介入への拒否が続き、治療経過、産後の対応などが混乱した可能性がある。

❸関係者へのエンパワーメント

本事例では、病棟看護師や受け持ち助産師には、「トラブルがおきそうな患者へのケア」を行っていることへのねぎらいや敬意の伝達、患者本人には、「精神的な問題を乗り越えて、出産・育児をしようとする意欲」への支持、母親には「長年の患者へのサポートの負担と怒り」への共感を示している。リエゾンチームが、関係者それぞれと信頼関係を構築できて初めて、患者が病棟看護師や受け持ち助産師の指導を受け入れ、母親が患者への支援への反対を取り下げてくれる。

❹支援者支援

本事例では、出産と育児の準備への支援を受け持ち助産師と精神看護専門看護師が一緒に行う体制を組むことができている。

（秋山　剛）

7. 患者の不安への対応

リエゾンチームとして、不安を呈した患者に対する相談を身体科のスタッフから受けることが多い。ここでは、患者の不安への対応について事例をあげて考えていく。

1）事例の概要

事例：Aさん、30歳代の男性。
経過：半年前に感冒症状を呈し、その後も咳がなかなか治まらないため、精密検査を勧められてB病院を受診した。入院して検査した結果、進行した肺がんであることがわかり、化学療法を行うことになった。化学療法開始にあたって、手術は難しいこと、根治が難しいことについて、医師よりインフォームド・コンセントがなされ、Aさんも納得して治療が開始されたが、次第に強い痛み、息苦しさを訴えるようになった。胸水を抜く処置が行われたが、Aさんの息苦しさに対する訴えは変わらず、不安が強くなった。痛み止めのオピオイド使用希望も頻回となり、夜間、スタッフステーションにやってきて不安を病棟看護師に訴えることが多くなったため、病棟看護師が主治医と相談のうえ、リエゾンチームに対

応を依頼した。

2) アセスメント

(1) 初回の面談

　どのようなことがおきているのかについて、リエゾンチームは、主治医や病棟看護師から情報収集を行った。Aさんは、進行がんの告知を受けたときは涙を流していたが、次第に前向きな言動をみせ、病棟看護師にも笑顔で対応していたという。息苦しさがおきるとナースコールを頻回に押し、病棟看護師がベッドサイドに到着するまでの時間が待ちきれず、苦しそうにスタッフステーションに来て、カウンターやその付近に倒れ込むことを繰り返していた。病棟看護師が話を聞くと落ち着き、病室に戻り、その後は売店に出かけていくことから、精神的な不安定さがあると病棟看護師は考え、リエゾンチームに依頼した。

　その後、精神科医がAさんに会って話を聞いたところ、息苦しさと脇腹の痛みを強く訴え、「このつらさを何とかしてほしい。息が苦しくて仕方ない、もうこのまま死ぬのかと思う。どうせ近いうちに死ぬのなら、いっそのこと今死んでしまいたい」と述べ、治療に伴う不安を強く訴え、不眠もあると述べた。また、母親に病気のことは知らせたが、遠方のためなかなか会えないことや、現在Aさんには同居している女性がおり、その女性にも病気を知らせていること、よく面会に来てくれること、彼女の前では弱いところをみせられないと思っていることが語られた。精神科の受診歴は今までないとのことであった。

(2) 生育歴、家族歴

　Aさんは2人きょうだいの長男で、成績はよくはなかったが仲間はたくさんいたという。高校中退後アルバイトを転々とし、主に工事現場などで日雇いとして働いていた。職場では先輩から可愛がられ、後輩から慕われたと自慢げに話した。父親はすでに他界し、母親はAさんの妹の家族と暮らしており、かなり遠方に住んでいるが、Aさんとの仲は悪くなく、年に数回は連絡を取り合っていた。

　現在結婚を前提に同居している女性がいるとのことであった。Aさんは人懐っこい雰囲気をもっているが、知的にはあまり高くなく、背伸びをした自分をみせたがる印象であった。

(3) 介入方針の決定

　リエゾンチームでカンファレンスを開き、介入方針について検討を行った。

　Aさんは、進行がんの告知を受けて、前向きに治療に取り組もうとしてはいたが、痛みや息苦しさの出現で病気の進行を実感して、「今後の生活が立ちいかなくなる、そうなると彼女とも別れなくてはいけない、独りぼっちになってしまう」という不安が高まっており、息苦しさに伴ってパニックになっている可能性が示

された。また、疼痛コントロールが安定していないことからくる不安も高いようであった。

一度不安定になると、落ち着かず病棟看護師に延々と死ぬのではないかという不安を訴え、ある程度落ち着くと病室に帰るということを繰り返していた。同居している女性には弱いところをみせたくないと言っており、不安をみせないようにしているようだった。しかし夜ひとりになると不安が高まり、病棟看護師への訴えが増えていた。

不安や不眠を薬物療法でコントロールしたうえで、病気に対する不安な気持ちについてカウンセリングを行うことが支援につながるのではないかと話し合われた。そして、精神科医が薬物療法を行い、精神看護専門看護師は病棟看護師に対して、Aさんへの対応と病棟看護師の精神的支援の介入を、臨床心理士はAさんに対するベッドサイドでの継続的な面接を行うことになった。短時間でも多くの医療スタッフが顔を出すことがAさんの安定につながるとリエゾンチームで判断した。この方針は病棟看護師に伝えられ、主科である呼吸器内科のチームとリエゾンチームが情報を共有してAさんの支援にあたることになった。

(4) 介入後の経過

リエゾンチームとして、Aさんに介入方針を説明し、かかわりが開始された。

Aさんは「いろいろな方が来てくださるのがありがたいです」と述べ、各医療スタッフの関与に対して協力的であった。臨床心理士が面接のなかで痛みの程度について聞くと、ひどく痛いときは10/10であると述べた。Aさんが思っている自分の性格について尋ねると「明るく、前向きで後輩から慕われるタイプ」「面倒見がよい」とのことであったが、「自分は小心者なので、ちょっと痛かったり苦しかったりすると一気に不安定になってしまう」との言葉も聞かれた。ひとりになると不安が募る様子であったため、ベッドサイドでの面接は1回にかける時間は短時間だが、頻度を多めに行っていった。「自分は小心者」と自らも述べているように、不安耐性は低めで、何か刺激があるとすぐに不安が増強するようであった。

リエゾンチームの精神科医からは不安時にリスペリドンが処方された。臨床心理士の面接内容について、電子カルテ上で情報共有した。また、病棟のリーダー看護師や呼吸器内科の主治医と直接話し合い、Aさんの対応について検討した。Aさんとかかわっていくなかで、「不安が募ると強く訴えるが、本来寂しがり屋であり、人とかかわりをもちたいタイプである。人との関係のなかで安心すると症状も治まっていくため、継続的な面接を行い、症状緩和のために薬物療法も同時に行う」という方針が確定した。また、リエゾンチームが介入したことで、Aさんの精神的不安定への病棟看護師の不安も低減した。臨床心理士が「寂しがり屋なので、人とかかわっていたほうが安心できるのでは」とAさんに伝えると、そうだと思うとのことであった。医療スタッフのかかわりが増えたことでAさんは安定し、不眠の訴えも聞かれなくなった。

3) トラブルへの対応

　　リエゾンチームが介入して落ち着いていったAさんであったが、ある朝、息苦しさで目が覚めた。病棟看護師を呼んだが、ちょうど急変している患者がおり、Aさんへの対応が少し後回しになった。客観的には、長時間待たされたわけではないが、息苦しさで、身体がうまく動かない状態で、とてつもなく長い時間に感じられたようであった。

　　臨床心理士が面接でそのときの状況を詳しく聞いたところ、「病棟看護師がすぐに来なかったことを責めているのではない。精神科から出されていたリスペリドンを飲もうとしたが、うまく身体をおこせなかったのでつらかった」と語った。その気持ちについて詳しく聞いたところ、「これを飲めば治まると自分でもわかっているのに、手が届かなくて焦って、つらく苦しい時間が余計長く感じられたんです」「苦しい時間が長く続くと、病気が進んでいるのかなと考えてしまう」「俺、死ぬのかな。でも今死ぬわけにはいかないんですよ」とのことであった。

　　その頃から、Aさんは「痛い」「苦しい」と言いながらも売店に出かけていき、売店付近で出会う患者たちによく話しかけるようになっていた。ある高齢患者が売店付近で疲れて動けなくなっているとき、その患者を当該病棟に送り届け、病棟看護師に「もっと気をつけてあげてください」と強めに訴えるなど、過剰に人にかかわる傾向もみられるようになった。呼吸器内科のチームとしては、病状としては深刻ではあるが、オピオイドによる鎮痛対策をとっているのに、ここまで痛がる、苦しがるのは大げさではないかととらえており、他部署の病棟看護師の対応に不満を強く訴えてきたことに対し困惑もみられていた。

　　その件についてAさんに臨床心理士が面接で尋ねたところ「母親が忙しかったので、自分は祖母に育てられた。祖母には心配かけたくないので病気のことを言っていないが、会いたい。お年寄りを見ると、話しかけてしまう」とのことであった。「状態が悪化したのでは」と予感させる出来事があったため、不安が高まり、また会いたい相手に会えない寂しさも募り、特に高齢者に過剰に反応してしまう様子であった。

　　病棟看護師とAさんのあいだの感情について、精神看護専門看護師がコンサルテーションのなかで取り上げ、「病気に対する不安な気持ちが身体的苦痛をさらに増強させている可能性がある」「病棟看護師への不満はAさんの不安な気持ちの現れと考えられる。困っている他者を助けることで対人欲求を満たそうとし、その困っている人の気持ちを代弁しようとする形で自分の不安を不満という形で表出しているのではないか」「直接関係する担当の病棟看護師には強く出ることができず、他部署の病棟看護師に対して不安、不満を表出している」と伝えた。

　　担当の病棟看護師は、リエゾンチームの見解を理解し、Aさんに「お年寄りに優しいんですね」という声掛けを行ったところ、Aさんは笑顔で祖母に育てられたこと、会いたいと思っていることなどを素直に語り、その後徐々に強い不安の訴えや怒りをぶつける行動が消失した。その後の臨床心理士による面接では、強い不安やパニック発作が治まったAさんに「今後はどうしていきたいのか」を

中心に聞いていった。Aさんは家族に心配をかけたくない思い、病気の進行に対する不安、婚約者への申しわけないという思い、経済的な不安などをより素直に語り、「もう一度働けるようになりたい」と語った。経済的不安については、ソーシャルワーカーに対応を依頼し、通院治療に切り替える方向で医療スタッフとAさんの話し合いを続けた。Aさんは不安になると急に調子が悪くなるという点を自分で理解し、リスペリドンを飲めば落ち着くことや、呼吸を自ら整えようと深呼吸するなどの対処法を身につけていった。

その後Aさんは退院し、生活保護を受けながら退職した職場に時々顔を出し、食事会に誘ってもらうなど、人とのつながりを維持しながら安定を保っている。定期的に精神科を受診し、同日に臨床心理士による面接を短時間であるが受けており「人と話すことが自分の安定剤になっています」と述べている。

4) 重要な点

Aさんの精神的な不安定さの解消を第一の目的としてリエゾンチームへの依頼がなされた。

不安を軽減するには薬物療法も必要であるが、不安がどのような意味をもつのか、Aさんの思いをじっくり聞くことが必要であった。患者のパーソナリティから理解されること、状況から理解されることを解きほぐし、患者理解を深めていった。臨床心理士が面接を重ねていくと、予後への不安、それに伴う家族や周囲に対する気遣い、職場復帰したい思いなどとともに元来の不安耐性の低さ、対人希求性が複雑に絡み、現疾患の息苦しさに加えてパニック発作という症状が出ているものと考えられた。

Aさんの思いを聞き、その結果考えられることを病棟看護師に伝え理解を深めることが、Aさんの症状の軽減や、病棟看護師の困惑した思いの整理に役立ったと考えられた。また、リエゾンチームが介入していることで、病棟看護師の安心感が増し、Aさんに対してかかわりやすくなったのではと考えられた。

肺がんの患者や呼吸障害がでた患者は死への恐怖感や不安感をもつことが多い。Aさんの支援についてチームで方向性を共有するためにリエゾンチームと病棟看護師とで数回合同カンファレンスを行った。Aさんが過剰に他人にかかわり、他部署の病棟看護師に対して強く主張するなどの行動を取り始めた頃から病棟看護師は「困った人」という目でAさんを見るようになり、Aさんが不安を訴えてきても「またか」という思いを抱くようになっていた。そこで、リエゾンチームとして病棟看護師のアセスメントも行い、そのうえで病棟看護師に対してのアドバイスを精神看護専門看護師から適宜行うようにしたところ、病棟看護師は新たな理解に基づいて安心感を取り戻し、Aさんの症状も緩和されていった。また、Aさんが抱える経済的な不安という社会的な問題については、ソーシャルワーカーに支援に加わってもらい、生活保護への手続きを進めることになった。

進行がんなど重い身体疾患に罹患した患者は、死への恐怖、痛みや不快な症状の出現、家族に心配をかけたくないという気遣い、人生について計画していたことが遂行できないのではないかという心配、経済的なことなど、さまざまな要因

について不安を抱く。

　全人的な苦痛を扱うという視点は、どの職種でももっているものの、ときにみえにくくなってしまう。そこに、第三者としてリエゾンチームをはじめとするメンタルケアのスタッフが入ることで、あらためて病棟看護師もAさんの背景に何がありこのような症状を呈しているのかを全人的な苦痛の点からとらえ直し、Aさんはどうしたいのかを理解したうえで治療と支援が進められるようになった。

　この例では、全人的な苦痛に対して、病棟看護師、リエゾンチーム、ソーシャルワーカー、そして何よりもAさんが、それぞれの役割を果たすことによって、Aさんの苦痛が軽減されたと考えられる。

(花村温子)

○精神科リエゾンチームの支援の原則からみた振り返り

❶病院システムのなかでの位置づけ

　本事例では、病棟看護師による患者の不安のスクリーニングから、リエゾンチームへのアセスメント・支援の要請が円滑に行われており、病院システムのなかの位置づけに問題はみられない。

❷精神科リエゾンチームへの支援要請

　本事例では、「夜間、患者がスタッフステーションにやってきて不安を看護師に訴えることが多くなった」時点で、リエゾンチームへの対応依頼が行われており、リエゾンチームに支援を要請するタイミングは適切であったと考えられる。

❸関係者へのエンパワーメント

　リエゾンチームの重要な役割のひとつに、関係者へのエンパワーメントがある。呼吸器内科チームとリエゾンチームが情報を共有して、Aさんの支援にあたった。方針や情報の共有は、エンパワーメントの重要な要素である。これに加えて、繰り返される不安の訴えへの対応を行っていることへのねぎらいを伝えることも重要である。

❹支援者支援

　本事例では、患者の不安がもつ意味、不安の背景にある要因などについて、リエゾンチームが病棟看護師に繰り返し説明を行っている。また肺がんの患者や呼吸器に障害のでる患者は死ぬことへの恐怖感や不安を強くもちやすく、それが頻回に出現する。そのため、病棟看護師は、対応が困難となり、「厄介な人」という見方をもちやすいが、今回はそれを変えることができている。他科の病棟看護師の身体疾患の精神症状への影響、精神症状およびその意味への理解を深めることは、優れた支援者支援であると考えられる。

(秋山　剛)

〈文献〉

1) 日本専門看護師協議会編、宇佐美しおり、野末聖香編：精神看護スペシャリストに必要な理論と技法．日本看護協会出版会，2009．
2) 「精神科治療学」編集委員会編：精神科リエゾンガイドライン（精神科治療学　第19巻増刊号）．星和書店，2004．

8. 抑うつへの対応

　心身にストレスがかかったときや何かを失ったときなど、誰もが抑うつを経験する可能性がある。抑うつとは、喜びや楽しみの喪失、意欲の低下を指すが、身体機能の喪失による自由度の低下、痛みやその他の不快な症状のために抑うつ状態が出現することは珍しくない。精神症状に不慣れな医療スタッフは、患者が抑うつ状態を示すと不安になる。「死にたい」などの希死念慮があればなおさらである。そのような事例における、リエゾンチームの対応について臨床心理士の立場から述べる。

1）事例の概要

　事例：Bさん、30歳代前半の女性。
　経過：腰の痛みがあって受診したところ胆嚢がんと診断された。手術による根治が期待できないと説明を受けたBさんは冷静に主治医の説明に耳を傾けていたが、そばにいた母親は取り乱して泣いてしまった。入院して化学療法を続け次第に痛みが強くなったため、オピオイドの投与が行われたが、ある日を境に急に抑うつ的となった。病棟看護師や主治医、家族の呼びかけにもあまり返答せず、Bさんは涙を流していることが多くなったため、リエゾンチームに対応の依頼があった。主治医や病棟看護師は、病状告知、インフォームド・コンセントが行われたあとに抑うつ的になるのなら理解できるが、そのときは気丈にしていて、あるときから急に抑うつ的になったことに戸惑っていた。また「つらいし、痛いし、もう死んでしまいたい」というBさんの発言に対して、どう対応したらよいかわからないという状況であった。

2）アセスメント

（1）初回の面談

　まずリエゾンチームの精神科医が面談し、Bさんの話を聞こうとしたが「私のことは構わないで結構です」と拒否的で、「夜眠れない、気分がすぐれない」とだけ述べたので、抗うつ薬と少量の睡眠薬を処方することになった。「死んでしまいたい」という発言については、「今は大丈夫です」と答えた。精神科の受診歴や家族歴、精神症状の既往歴はないとのことであった。病棟看護師は精神科医

に、「落ち込んだ経緯についてはよくわからない」「若くして死を目前にしているBさんに対してどうかかわったらよいのかわからなくて、Bさんの部屋を訪問する足が遠のいてしまい、必要最低限のかかわりになっている」と述べた。

(2) 生育歴、家族歴

Bさんは会社勤務の父親と専業主婦の母親のもと3人きょうだいの長女として育った。下には弟が2人いる。もともと成績優秀で、しっかり者と言われ、国立大学を卒業したあと商社に勤務し、職場でも面倒見のよい姉御肌の先輩として後輩に慕われていた。高校や大学時代の仲間と旅行に行くなど友人関係も広かった。

(3) 介入方針の決定

リエゾンチームのカンファレンスでBさんへの対応・介入について話し合った。その結果、薬物療法で様子をみながら抑うつ気分や不眠が少し和らぎ、精神科に対する抵抗が弱まれば、臨床心理士による面接を勧めてみることになった。母親が常に付き添っているので、Bさんが本心を語りにくいのではないか、何か話したい気持ちはもっていても、それをあきらめてしまっているゆえの拒否なのではないか、ということもカンファレンスで話し合われた。このリエゾンチームとしての方針を主治医、病棟看護師に伝えた。

精神科医からの薬剤投与でBさんの抑うつ状態は多少改善した。臨床心理士の面接の提案がなされると、Bさんは乗り気というほどではないが応じた。病棟看護師が、「死んでしまいたい」というBさんの発言に戸惑っている件については、精神看護専門看護師が対応し、病棟看護師の患者への対応方法について検討することになった。

(4) 臨床心理士のかかわり開始による、さらなるアセスメント

臨床心理士がBさんのベッドサイドで面接を行うようになったが、いつも母親がそばにいて問いかけに対して母親が答えてしまいBさんはあまり話さなかった。母親が「せっかく先生が来てくださっているのに、もう少しお話しなさい」と勧めると、Bさんは困ったように寂しそうな笑顔をみせた。

臨床心理士は病棟看護師に面接での様子を話し、Bさんが病棟看護師にはどのような顔をみせているのか尋ねた。すると、Bさんは病棟看護師にもあまり話さず、母親ばかりが話している、自分の気持ちを話そうとはしない、とのことであった。臨床心理士は病棟看護師に母親が不在の時間帯を聞き、その時間に病室を訪ねてみることにした。

病室でひとりでテレビを見ていたBさんは、訪室した臨床心理士に初めて少し表情を和らげて話をしてくれた。「病気はショックだったが、自分の力ではどうにもできないので、治療は病院にお任せしようと思っている。母親が心配性で、ずっとそばにいるので疲れる。しかし、あれが母親の愛情の示し方なのだと思い

黙っている」「死にたい気持ちについては、今は落ち着いているが、母親が私に無断で私の友人に『見舞いに来てください』とメールをしてしまった。その時期はとても痛みが強かったし、笑顔を保つのがつらかった」「来てくれた友人の携帯電話の待ち受け画面が子どもの写真で、幸せそうな友人を見てつらくなった。抑えていたはずの気持ちが急に出てきて、落ち込んでしまい、もう、どうでもよくなってしまった」とのことであった。また、「精神科医がかかわりはじめた頃は痛みも強く、だるくて、人とのかかわりが面倒になっていたのでぶっきらぼうだったと思う。もともとは元気だった。本当はこんな自分は嫌だ」とのことであった。

　臨床心理士は、身体の調子が悪ければ気分も落ち込みやすくなることへの共感を伝え、また「Bさんは実はこういう気持ちだったのだということを、医師、看護師はじめ、チームで共有してよいか」と聞くと了承が得られたため、主治医、病棟看護師、リエゾンチームのメンバーにBさんの語りを伝えた。

　もともとは元気で前向きであり、少々癖のある母親との関係も冷静に対処してきた人が、急な病気で心身ともに弱り、抑うつ的になったと理解された。あらためてBさんにかかわる病棟看護師とリエゾンチームで合同カンファレンスを行い、内科での治療に並行して、精神科医と臨床心理士がかかわりを継続していくこと、病棟看護師の対応における不安に対しては精神看護専門看護師がかかわっていくことが確認された。

　精神看護専門看護師からは病棟看護師に対して、抑うつのために希死念慮がおこるときがあるなど大変な状況に向き合っていることをねぎらい、死にたいという発言を恐れず、Bさんがつらい思いをしていることをしっかりと受け止めて寄り添ってほしいこと、若くして死に向かいつつあるBさんに対してどのような声かけをしたらよいのか看護師としても戸惑いはもって当然であることなどを伝えた。また、治療や処置を契機としてかかわりの機会を増やしてほしいこと、治療や処置もBさんから言われて訪室するのではなく、こちらから積極的に声をかけていくことなどかかわりに関してコンサルテーションを行い、バックアップすることを伝えた。

(5) その後の経過

　臨床心理士との面接のなかで、Bさんは、自分の性格を「『しっかり者』と言われてきた」と述べたうえで、「だから見舞いに来た友人に弱った自分を見せたくなかった。でも、母親なりに私を思ってやってくれたことなのだろうと思う。母親の愛情は時に息苦しいが、拒否すると母親がパニックになるので、何とか気持ちを抑えてきた。元気なときは、友人と出かけたり、後輩を連れて飲みに行ったり、発散の場がいろいろあったけど、今はないので、それがつらい」と語った。母親は、祈祷した水などをBさんに勧めているようだった。

　精神科医による投薬と臨床心理士による面接を続けるうちにBさんの抑うつ状態が少しずつ改善されていった。「つらいと看護師に伝えるのも申しわけないし、そういう自分が嫌なので、なるべく我慢している」と述べるBさんに「ひとりで頑張りすぎる癖をちょっとゆるめてはどうですか」と提案すると、Bさん

は「考えてみます。忘れないように書いておきます」と笑顔をみせるまでになった。面接内容を電子カルテに記載しリエゾンチーム内で連携をとるだけでなく、担当科スタッフとも病棟での対話を重ねるなど情報共有した。

3）トラブルへの対応

　Bさんは落ち着きを取り戻したと思われたが、一時、オピオイドの副作用と思われるせん妄状態になって部屋がわからなくなることがあり、痛みもさらに強くなっていた。その頃から、Bさんは再び抑うつ的になった。母親は「人と会ったほうが元気になるから」と、Bさんの友人や、母親自身の友人にも見舞いを促していた。面接で、Bさんは「自分が自分でなくなっていくのが悲しい」「もういろいろ疲れた。早く楽になりたい」「母親も私のために毎日病院に通って疲れている。申しわけない」と、静かに泣いた。この件で、病棟看護師が再び動揺し、カンファレンスを開催することになった。

　カンファレンスでは、Bさんがせん妄や痛みから自分の予後が長くないことを意識して再び抑うつ的になっていること、母親の対応はBさんが望む内容でないこと、しかし互いに気を遣い合っていることについて話し合った。担当科スタッフは抑うつのきっかけになった痛みのコントロールについてさらに取り組むことになり、リエゾンチームはせん妄への対処を行うと同時に、抗うつ薬の調整を行い、臨床心理士は支持的な面接を短時間続けて、死を意識したBさんのつらい気持ちに寄り添っていきながら、チームでBさんの判断力や意欲の回復を見守ることになった。病棟看護師は、今まであまりネガティブな気持ちを表出してこなかったBさんに対し、つらさや怒りについても伝えてくれるように働きかけるとともに、怒りを表現してよいこと、痛みはすぐに伝えてくれたほうが疼痛コントロールをしやすいことを伝えるようにした。

　Bさんは臨床心理士との面接のなかで「死ぬのはある程度予測がついているが、母親が私によかれと思ってしてくれている内容がつらい。友人に弱った姿を見せたくなかった。それを母親に伝えるのは申しわけなくてもっとつらい」と述べて、涙を流し、「こんな病気になるとは思わなかったし、今まで母親とはよい距離感を保っていたと思うのに、この状態でうまく距離をとること自体が難しく、もどかしく、イライラしてしまう」と語った。この気持ちへの共感を伝えたうえで、母親に伝えたいことについても話し合ったところ、「会いに来てくれるだけでいい、むしろそれだけがよい」「人に会うのはもうしんどい」とのことであった。

　母親に対してはタイミングをみて「お母さんがよいと思うことが、必ずしも今、娘さんの望むこととは限らない」と伝えていくことになった。病棟看護師長が母親に対して面接を行った際には母親自身の不安が語られ、「ひとりで病室についていることが耐えられず、あちこちの人に声をかけてしまった」とのことであった。母親の看病の苦労をねぎらい、不安を受け止めるようなかかわりを行った。

　それぞれのかかわりを継続し、Bさんが再び安定してから、臨床心理士が訪室すると、Bさんは母親と談笑しており、「今日は3人で話したい」と希望された。

Bさんは母親に向かって「お母さんは心配性で先走って、私を困らせる。でも、それがいつものお母さんだと思う」と述べた。母親は「この子は人を頼ることをしないので、病気のときくらい頼ってほしいと思ったが、そうしないのがこの子らしいかもしれない」とのことであり、2人とも「結局もともとの自分がやっていたやり方しかできない」と穏やかに話していた。互いを思い合うがゆえの齟齬があったことが、双方認められたようであった。

　臨床心理士より「もともとのBさんらしく過ごすにはどうしたいか」と尋ねると、「自宅で家族や友人に囲まれて『明るく元気』と言われていた私に戻りたい」と自宅療養を希望した。退院に向け理学療法士によるリハビリテーションも行われたが、リハビリテーションはBさんの「しっかり者」「頑張り屋」というパーソナリティをよい意味で支えるのに有効であった。臨床心理士と話し合った「Bさんらしくいるためには、つらくなったらちょっとは人に助けを求めようと思い出す」「痛い、苦しいなどの症状が出たら、気持ちも一緒に落ち込むので早めに病院に来る」「ひとりで頑張りすぎる癖をゆるめて、自分に優しくなる」などを「落ち込まないためのコツ」として書きとめ、「これを実行できるようにします」と述べてBさんは退院し、自宅療養に切り替えられた。

4）重要な点

❶ Bさんの見立てを精神状態だけでなくパーソナリティの理解も含めて医療スタッフ間で共有すること

　もともとBさんは成績優秀でしっかり者と言われており、不安耐性の低い母親のことを気にかけ、心配をかけまいと気丈に振る舞っていたが、病状の悪化により気持ちのバランスを崩し、抑うつ状態に陥った。「人に迷惑をかけたくない」という思いが強いため、病棟看護師にも訴えがなく、また何でも母親が代弁してしまい、Bさんの気持ちは伝わってこなかった。若くして死を目の前にした患者にどう話しかけてよいかわからないという病棟看護師の迷いもあり、余計にBさんの気持ちが病棟看護師に伝わりづらくなっていた。

　母親の性格や母親との関係性も、今回の抑うつ状態に大きくかかわっていることが推察された。薬物療法だけでなく、抑うつ状態に至った複雑な経緯を整理してかかわり、それを医療スタッフ間で共有することで、Bさんへの理解が深まった。そして、Bさんには、考えの切り替えなど、簡易な認知行動療法を用いたかかわりを行い、セルフコントロールをできるようになることを目指した。

❷ 家族の気持ちも尊重してかかわりを行うこと

　Bさんに対する母親の行動は、Bさんの望むものではなかったが、Bさんを思うがゆえに生じていた。母親は母親なりに一生懸命なので、その気持ちを尊重し、かつ不適切な方向に進まないように母親への支援を行った。医療者としては「家族が患者の望まないことをしている」場面を見た場合に厳しく対応したくなるが、Bさんの場合は病棟看護師が母親のことをねぎらい、そのうえで母親の不安な思いも受け止めたことで、母親の言動がエスカレートすることを止めることができ

た。最終的にはBさんも母親も、互いを認め合えるようになった。

❸担当科スタッフのかかわりにくさについて共有すること

「うつ」は、担当科の治療が成功すれば改善するもの、少量の精神科薬物療法で解決できるもの、家族背景や人格病理が絡むもの、金銭的・社会的な不安が絡んでいるものなどさまざまである。「うつ」という表面的な事象のみにとらわれることなく、「うつ」の背景を知り、患者に対する支援として今何が必要かを総合的にアセスメントして担当科スタッフと共にかかわっていくことが重要である。

Bさんの場合、死への恐怖、不安や怒りの抑圧については、抑うつ状態がある程度落ち着き、対話により内省が進められると感じられた時点で介入を行った。Bさんは母親の振る舞いに対しては半ばあきらめもありつつ、自分の気持ちをくみ取ってもらえないことに怒りを感じていた。しかし、「人に迷惑をかけたくない」という思いから怒りは表出せず、自分自身で身体機能の衰えも感じ、抑うつ状態になっていたと考えられる。不安や抑うつの背後にある母子関係の葛藤についての情報を担当科スタッフと共有することでBさんは柔らかい雰囲気を取り戻していった。

精神科的な対応に慣れていない担当科スタッフが「死にたい」という発言をする患者や気持ちの表出をしたがらない患者に関与の困難を感じるのは当然であろう。また、若くて死を目前にしている患者に何を話しかけたらよいのかわからないという戸惑いも自然なことと思われる。そのような担当科スタッフの不安、思いを受け止めながら共にかかわりについて考えていくことがリエゾンチームにとって重要である。

うつ状態により悲観的思考になっていること、それには薬物療法が有効であることを担当科に伝える。そして、自殺のリスクも含めたアセスメントを行う。希死念慮につながる背景を理解し、病棟看護師と共有してかかわることが基本である。

（花村温子）

○精神科リエゾンチームの支援の原則からみた振り返り

❶病院システムのなかでの位置づけ

病棟看護師と主治医が同じタイミングで、リエゾンチームへの依頼を決定しているようであり、これ自体はよい状況を表している。

❷精神科リエゾンチームへの支援要請

Bさんが急に抑うつ的になった時点で、リエゾンチームへの依頼が行われており、支援要請に遅れはみられない。

❸関係者へのエンパワーメント

本事例のように、抑うつや希死念慮への対応を行う病棟看護師は、不安や恐怖を感じる。合同カンファレンスで、対応に関する病棟看護師の不安、ケア場面を

活用して患者対応について話し合い、精神看護専門看護師がかかわったのは、とてもよかったといえる。

❹支援者支援

　看護師が希死念慮に対する支援を行うツールとして、英国で考案されたタイダルモデルがある[3～6]。精神看護専門看護師がタイダルモデルの研修を受け、必要時に、モデルを用いた支援ができるように病棟看護師を指導できれば、理想的であろう。さらに病棟看護師の通常のケアを活用しながら、精神的ケアをどう入れこんだらいいのか、通常ケアを意識的に行うことで精神的ケアができることを伝えていくことで、病棟看護師が恐れず患者に対応できることを支援することが重要であろう。

　また、本事例のように根治的な治癒を目指す治療が不可能となった場合には、リエゾンチームと緩和ケアチームとの協働について検討する必要がある。本事例では、臨床心理士が活躍して患者を支援しているが、緩和ケアチームがかかわることで、病棟看護師への支援、患者のQOLを意識したより幅広い支援が可能になるだろう。

〈秋山　剛〉

〈文献〉

1) 日本専門看護師協議会編，宇佐美しおり，野末聖香編：精神看護スペシャリストに必要な理論と技法．日本看護協会出版会，2009．
2) 「精神科治療学」編集委員会編：精神科リエゾンガイドライン．星和書店，2004．
3) タイダルモデルウェブサイト　http：//www.tidal-model.com/
4) 萱間真美：バーカー先生とタイダルモデル．精神看護，9（6）：94-99，2006．
5) 大木千春・他：タイダルモデル（安全保障プラン）の看護面接における満足度調査．総合病院精神医学，22（Suppl）：S141，2010．
6) 秋山　剛・他：タイダルモデルで行なう院内自殺予防　NTT東日本関東病院の取り組みから．看護管理，23（6）：481-496，2013．

9. 低活動型せん妄で意識障害がある患者への対応

　ここでは、患者に低活動型せん妄で意識障害がみられた場合の対応について、担当科の医師や看護師は、意識障害に気づかず、うつ病あるいは認知症と思っていた事例について説明する。

1）事例の概要

（1）依頼内容

　食道がん術後の80歳代の男性。脳梗塞の既往があるが、後遺症はない。術後5日目に誤嚥性肺炎が疑われ、一時禁食となったが、術後12日目より食事が再

開された。以前から病棟看護師が離床を促しているが、気力なく離床が進んでいない。さらに、食事摂取も進まない。昼夜を問わず、ぼんやりと過ごしており、不眠に対し睡眠薬を使用しているが、眠れていない。入院が長引くことも予想され、ストレスが溜まっているものと思われていた。病棟看護師は、患者がうつ病を発症したのではないかと危惧し、術後14日目に精神科リエゾンチーム（以下リエゾンチーム）への依頼があった。

(2) 診察時の様子

リエゾンチームは、13時ごろ訪室した。病室は薄暗く、患者は入眠しており、上肢の身体拘束がされていた。声をかけると開眼するが、会話中にも入眠する様子がみられた。こちらの問いかけに対して的を射た回答ができず、見当識障害がみられ、手術をしたことも忘れていた。付き添っていた家族からの情報では、手術前にはADLも自立できており、会社役員として現役で働いていたという。日付を間違えることもこれまでほとんどなく、精神科受診歴もなかった。家族は、「認知症になってしまったんでしょうか？」「主治医の先生は、うつ病の可能性もあると話していましたが、うつ病ですか？」と不安そうに話していた。

精神看護専門看護師から病棟看護師に対して、患者はせん妄の可能性が高いのではないかと伝えると、病棟看護師は「患者は時折つじつまの合わないことを話すが、暴れることもなく、危険行動もないからせん妄の可能性は低いのではないか」と答えた。

2) アセスメント

(1) 患者のアセスメント

患者には、注意障害、見当識障害、認知機能障害が認められ、これらの精神症状は、術後に生じていた。リエゾンチームは、患者の症状がせん妄である可能性が高いと判断し、原因としては、高炎症状態、低ナトリウム血症、ベンゾジアゼピン系薬剤使用の影響が疑われた。

せん妄は、症状別に過活動型、低活動型、混合型の3つのタイプがある（表1）。過活動型のせん妄は、症状がわかりやすく、看護師や医師がすぐにせん妄であると気づくことが多い。一方、低活動型のせん妄は、見逃されることが多く、抑うつ状態になっていると誤解されることも多い。本事例は、低活動型せん妄と考えられた。

せん妄では認知機能が低下するために、認知症を発症したのではないかと思われることがある。しかし、認知症は数日で発症することはない（表2）。患者の認知機能低下がいつ頃始まったのか、どのように進行してきているのかを確認することが重要である。

せん妄は、身体的要因や薬剤による影響で発症する。せん妄に関連する要因を整理、分析し、要因にアプローチすることでせん妄が改善する場合がある（表3）。

本事例の患者がせん妄を引きおこした要因を表4に整理する。準備因子とは、

患者自身がもともともっている、せん妄を発症しやすい器質的な状態を指す。直接因子とは、直接に脳の機能不全を引きおこしうる要因であり、主に疾患による生理学的異常や薬物による影響があげられる。促進因子とは、せん妄の発症を遷延させたり、誘発させたりする因子を指す。

(2) 家族のアセスメント

主治医が患者の状態をうつ病や認知症の可能性を考えて依頼をしてきた場合、家族に対して「うつ病や認知症の可能性も考えて精神科に依頼した」と説明している場合がある。本事例の場合、家族はリエゾンチームに対して、「認知症になってしまったんでしょうか？」「主治医の先生は、うつ病の可能性もあると話していましたが、うつ病ですか？」と尋ね、患者の様子や主治医からの説明によって「認知症やうつ病になったのではないか」と不安に感じていた。家族が現在の患者の状態をどのように理解しているのかを確認し、せん妄についての正しい情報を提供することが重要である。

(3) 主治医や病棟看護師のアセスメント

主治医は、リエゾンチームにうつ病の可能性を考えて依頼している。また、病棟看護師は、精神看護専門看護師がせん妄の可能性について触れても「その可能

表1　せん妄の症状別タイプとその現れ方

せん妄のタイプ	過活動型せん妄	低活動型せん妄	混合型せん妄
活動状態	活動が激しい	活動が少なくなる	過活動と低活動の症状が時間帯によって異なる
症状の現れ方	・興奮しやすい、焦燥、不穏 ・暴力的 ・転倒・転落のリスクが高い ・ライン類の自己抜去 ・情緒不安定	・ぼんやりしている ・反応が乏しい ・離床が進まない ・あまり話さない	・過活動型と低活動型のどちらの症状も現れる

表2　せん妄と認知症の違い

	せん妄	認知症
基本症状	注意・意識・認知障害・しばしば幻視・不穏	記憶・認知障害（幻視を認める場合もある）
発症の仕方	急激	緩徐
動揺性	多い・夜間や夕方に悪化	少ない
症状の持続	数日間から数週間	永続的
睡眠リズムの障害	あり	まれ
身体疾患	多い	時にあり
薬物の関与	しばしばあり	なし
環境の関与	多い	なし

性は低い」と答えている。つまり、本事例の場合、主治医や病棟看護師には、低活動型せん妄への研修が十分に行われていなかった可能性が高い。

3）トラブルへの対応

（1）患者への対応

　患者は意識混濁が続いており、今自分の身に何がおきているのかが理解できていなかった。一般に意識障害やせん妄がある患者には、日中など患者の意識状態がよいタイミングに、以下の内容を伝える。
　①体調の回復とともに改善すること
　②早く改善するためには、昼夜のリズムをつけることが重要であり、リハビリテーションを行うことも改善に役立つこと
　③現在の症状を緩和するために夜間に睡眠がとれやすいように薬剤調整をしていること
　④看護師が何度も日時を伝えるが、それは改善のためのケアであること

表3　せん妄の3要因

	定義	要因となること	因子を特定する意味
準備因子	患者自身がもともともっている、せん妄を発症しやすい器質的な状態を指す	・高齢 ・頭蓋内病変の既往（脳卒中や頭部外傷など） ・せん妄の既往 ・アルコール多飲歴	せん妄を発症しやすい患者をスクリーニングする際に重要
直接因子	直接に脳の機能不全を引きおこしうる要因であり、主に疾患による生理学的異常や薬物による影響がある	【生理的異常】代謝性異常や電解質異常・低酸素血症・高二酸化炭素血症 【薬剤による影響】オピオイドやベンゾジアゼピン系薬剤・抗コリン薬・ステロイド・抗うつ薬など	せん妄の直接的な因子であるため、これらの因子が改善しなければせん妄は改善困難である。したがって、これらの要因をいかに特定できるかがせん妄改善への近道となる。主治医や薬剤師との連携をとりながら要因を減らしていくアプローチが重要となる
促進因子	せん妄の発症を遷延させたり、誘発させたりする	感覚遮断や疼痛、身体拘束や環境の変化など主に患者にとってストレスとなること	看護ケアによって減らすことができるものも多く、看護師がこの要因に気づいてケアすることが重要となる

表4　本事例の患者がせん妄を引きおこした要因

【準備因子】高齢　脳梗塞の既往あり
【直接因子】高炎症状態　ベンゾジアゼピン系薬剤の使用　低ナトリウム血症（依頼日でNa 126mg/dl）
【促進因子】身体拘束　感覚遮断　長期間の安静臥床　日中の刺激の少なさ　多数のライン類（ドレーン・点滴・膀胱留置カテーテルなど）の存在

⑤もし幻視や恐怖体験が生じていても、それは体調不良に伴う一時的な現象であること

患者によっては、せん妄が恐怖体験になっていることがあるため、患者の訴えを傾聴し、上記内容で心理教育を行って安心してもらうように働きかけることが重要である。

(2) 家族への対応

家族にせん妄について説明し、身体の状態が改善すれば現在の状態が改善可能であることを伝える。また、家族にもせん妄へのケアに協力してもらいたいことを伝える。せん妄への具体的なケアとは、カレンダーや時計を設置して会話をしながら日時を伝えてもらうこと、危険物を持ち込まないこと、日中は部屋を明るくしておくこと、日中の活動をサポートするような本や雑誌、ラジオなどを持ってきてもらうことなどである。

(3) 主治医や病棟看護師への対応

主治医がせん妄の可能性について考えておらず、リエゾンチームからの回答を意外に感じる場合がある。主治医が「身体疾患の治療がうまくいっていないから、せん妄が生じている」などと責められているように感じる可能性もあるので、このようなときは、直接会ってまたは電話で、リエゾンチームがせん妄と考える根拠や今後の対応方針について話し合う。何らかの事情で、主治医への直接の説明が困難である場合には、主治医が十分納得できるように、せん妄と判断した根拠や今後の対応方針をカルテに記載する。せん妄の要因への対応として主治医に検討してもらいたいことについても、明確に伝える。本事例の場合は、ベンゾジアゼピン系睡眠薬の中止と、低ナトリウム血症の補正を依頼した。

病棟看護師にもうつ病ではなくせん妄と判断した理由について伝え、直接因子への検討を主治医に依頼していることを伝える。また、促進因子になっている可能性がある身体拘束や感覚遮断などについて説明し、身体拘束以外の安全確保の方法がないか、身体拘束が解除できる方法がないか、感覚遮断が改善するように環境をどう整備できるかについて、病棟看護師とともに検討する。家族に情報提供した内容についても共有し、家族とともにせん妄へのケアが行えるように配慮する。

4) 重要な点

(1) 精神状態のアセスメント

身体疾患をもつ患者の精神状態のアセスメントとして重要なのは、まずは意識障害（せん妄）を鑑別することである（図1）。Japan Coma Scale（JCS）を使って意識レベルを評価する機会は多いと思われるが、脳外科や救急科以外の診療科のスタッフは、患者の意識の状態を正確に評価していない場合がある。特にJCSが一桁で自分の名前や生年月日が言えると「意識障害はなさそうだ」と判断する傾向がある。しかし、低活動型せん妄は意識障害が一見なさそうにみえても、注

意障害など「意識内容の変化」が生じる病態であり、より詳細に患者の言動や行動に注目して観察する必要がある。

せん妄は身体の問題に伴う意識障害であるにもかかわらず、医療スタッフが患者の状態をうつ病や認知症を発症したと誤解すると、患者の精神状態に注目が集まり、肝心の身体のアセスメントが後回しになることがある。せん妄は、精神症状であるが、患者の身体から発せられるSOSであり、患者のせん妄期間が短いほど1年後の死亡率が低いことも報告されている[3]。したがって、せん妄の症状をバイタルサインのひとつとして捉え、早期発見・早期介入につなげられるように支援を行う。

(2) せん妄にチームで取り組む

せん妄への対応は、多職種で取り組むことが重要である。直接因子は、身体的問題や薬剤が因子となるため、主に医師や薬剤師が介入する。一方、促進因子は、身体抑制や感覚遮断、環境が主な因子となるため、看護師が主に取り組む。

また、せん妄は意識障害であるために、嚥下機能が低下し、誤嚥性肺炎を合併しやすい。したがって、嚥下を評価し、嚥下訓練を行っていくためには言語聴覚士との協働が必要である。また、せん妄によって低下したADLを向上するため、あるいは予防的な介入として理学療法士との協働が重要となる。一度患者にせん妄が発症すると、退院が延期になったり、自宅への退院が困難になったりすることもある。したがって、ソーシャルワーカーや看護師、理学療法士が今後の療養場所に関して協働することが必要になる。リエゾンチームが機能するためには、せん妄の多職種研修会を開催することや、医療安全と連携を図るなど、組織をあげてせん妄への適切な対応ができるようにマネジメントすることが重要である。

(3) 身体拘束について

患者に意識障害・せん妄の症状が現れると、身体拘束が行われることがある。

図1 患者の精神状態のアセスメントのプロセス

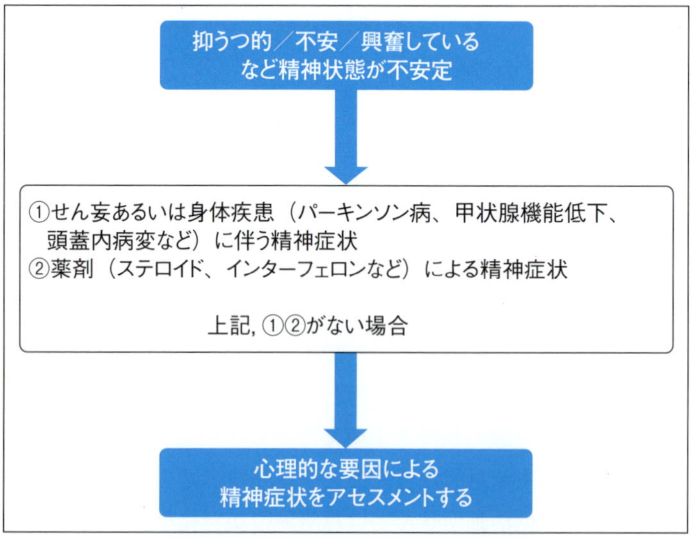

抑うつ的／不安／興奮している
など精神状態が不安定
　↓
①せん妄あるいは身体疾患（パーキンソン病、甲状腺機能低下、頭蓋内病変など）に伴う精神症状
②薬剤（ステロイド、インターフェロンなど）による精神症状

上記, ①②がない場合
　↓
心理的な要因による
精神症状をアセスメントする

身体拘束は、患者の尊厳にかかわる重大な事項であり、患者にとって大きな苦痛となるだけでなく、身体拘束によって合併症が引きおこされることもある。したがって、身体拘束は、最後の手段とすべきであり、安易に実施することはあってはならない。日本看護倫理学会が身体拘束予防ガイドライン[4]を出しており、こちらを参照されたい。

(4) 薬剤について

せん妄、特に過活動型せん妄の場合、医師は、抗精神病薬を中心とした向精神薬を投与することが多い。抗精神病薬は、悪性症候群や錐体外路症状など副作用が生じやすく、十分な注意が必要である。リエゾンチームとしては、薬剤師と協働しながら、せん妄に対する向精神薬の調整をしながら極力副作用のリスクを減らす処方を考える。さらに看護師は、向精神薬投与後の観察を十分に行い、副作用の出現に注意しながらせん妄の改善を目指すことが重要である。

(5) 早期発見・早期介入

せん妄は、早期発見と早期介入が重要である。入院前からせん妄のリスクが高い患者をスクリーニングし、患者・家族に対してせん妄へのオリエンテーションをする必要がある。また、睡眠薬やアルコールなど入院前から減量や調整が可能なものは、外来で調整して入院できるような配慮が必要である。

せん妄のリスクが高い患者が入院した場合には、せん妄発症前から見当識を補うようにコミュニケーションをとる、昼夜のリズムをつける、光のよく当たる位置にベッドを配置するなど、予防ケアを集中して行い、せん妄の発症を予防する。

リエゾンチームは、1事例に対して治療やケアを提案するだけでなく、アプローチ全体を通して、主治医や病棟看護師が今後、他の患者のせん妄を早期に発見し、早期治療やケアが行えるように意識的に教育的役割を果たすことが重要である。

(河野佐代子)

○精神科リエゾンチームの支援の原則からみた振り返り

❶病院システムのなかでの位置づけ

本事例の場合、病棟看護師が患者がうつ病を発症したのではないかと危惧し、術後14日目にリエゾンチームへの依頼を行っており、病院システムのなかでのリエゾンチームの位置づけには、問題はないと考えられる。

❷精神科リエゾンチームへの支援要請

病棟看護師は患者がうつ病を発症したのではないかと危惧したが、患者には見当識障害がみられ、手術をしたことを十分に考慮していなかった。スクリーニングにあたって、意識障害の可能性を考えることができなかったようで、リエゾンチームの指摘に対しても「患者は時折辻褄の合わないことを話すが、暴れることもなく、危険行動もないからせん妄の可能性は低いのではないか」と答えている。本事例の場合、術後14日目以前にも意識障害が発生していた可能性があり、今後、医師

や看護師に対して低活動型せん妄についての研修を行う必要があると思われる。

❸関係者へのエンパワーメント

　他科スタッフが、患者の状態をせん妄と思っていない場合、リエゾンチームがせん妄ではないかという指摘を行ったときに、「身体疾患に対する治療が適正でない」と責められていると誤解する可能性がある。このような事態を防ぐためには、本文で述べられている対応を行えばよい。

　また本事例のような場合、患者の家族が「認知症やうつ病になったのではないか」と心配することがあり、家族の認識を確認し、状況に応じて正しい情報を提供し、安心させるとともに、患者に対する注意障害や認知機能改善への働きかけを続けるように励ますことが大切である。患者にも、機会を捉えて安心するように働きかける。術後せん妄については、心理的ケアの必要があるという指摘がされている[2]。

❹支援者支援

　低活動型のせん妄は、他科スタッフにとって気がつくのが難しい、見逃しやすい症状であると思われる。またせん妄の場合には、日常生活のなかでの丁寧なケアが必要であるため、看護師ができる対応について支援することは必要不可欠である。精神看護専門看護師が病棟看護師を支援するとともに、精神看護専門看護師もしくはリエゾンチームが研修を行い、うつ病、認知症とともにせん妄の可能性について、考えることができるように支援することが、何よりも大切であると考えられる。

（秋山　剛）

〈文献〉

1) American Psychiatric Association：Desk reference to the diagnostic criteria from DSM-5. 2013/ 日本精神神経学会・監修，高橋三郎，大野　裕・翻訳：DSM-5 精神疾患の分類と診断の手引．p.276，医学書院，2015．
2) 高芝朋子・他：救命救急センターにおけるこころのケア〜第 1 報　患者や家族への介入〜．日赤医学，64（2）：433-436，2013．
3) Pisani, M.A. et al.：Days of delirium are associated with 1-year mortality in an older intensive care unit population．Am J Respir Crit Care Med，180（11）：1092-1097，2009．
4) 日本看護倫理学会 臨床倫理ガイドライン検討委員会：身体拘束予防ガイドライン．日本看護倫理学会，2015．http://jnea.net/pdf/guideline_shintai_2015.pdf

10. 怒り、担当科スタッフへの威嚇・攻撃への対応

　ここでは、患者の怒り、担当科スタッフへの威嚇・攻撃にどのように精神科リエゾンチーム（以下リエゾンチーム）が対応すればよいかについて、双極Ⅱ型障害の患者が入院後に躁転し、患者本人の治療経過に支障をきたし、病棟の療養環境にも大きな混乱を招いた事例をもとに説明する。リエゾンチームの早期介入の

重要性とその具体的方策、身体科との役割分担について検討する。

1）事例の概要

　事例：Cさん、64歳の女性。

　経過：30歳頃に双極Ⅱ型障害の診断を受け、近医で外来治療中であった。精神科病院への入院歴はない。経過のなかでうつ病相と躁病相の波があり、その都度薬物の微調整が行われてきた。直近の処方は、バルプロ酸ナトリウム200mg、オランザピン5mg、ゾルピデム5mgである。50歳代から両変形性膝関節症で近医整形外科に通院中であった。今回は、外出中に歩行者と接触して階段から転落し、大腿骨頸部骨折（garden Ⅰ）の診断で整形外科病棟に緊急入院となった。

　入院直後は、少し不安が高い印象を受けた程度で、気になることはなかった。入院2日目、麻酔科医が術前訪問した際にやや多弁な印象を受けたが、これも重要視される程度ではなかった。

　入院5日目の就寝時、入院時からジェネリック薬に変更されたゾルピデム5mgに関して、「この薬はいつもの薬ではない」と主張して拒薬した。病棟看護師が同じ薬であることや昨日も内服していることを説明しても理解せず、「何の薬かわからないものは飲まない」「こんな薬を持ってくるなんて信用できない」と怒り、その夜は不眠であった。翌朝から、自力で車椅子に移って病棟内を走り回り、大声で「看護師に変な薬を飲まされそうになった」「殺されるところだった」と訴え、多弁・多動となった。他の患者に過干渉となり、男性患者から「うるさい」と怒鳴られてトラブルになり、病棟看護師がCさんに付きっきりで対応する事態となった。対応した病棟看護師の些細な言葉に反応し、「その言い方は何だ。訴えてやる」などと威嚇して腕を叩く暴力行為も出現したため、主治医からリエゾンチームに介入依頼があった。

（1）病棟看護師からの情報収集とアセスメント

　リエゾンチームは、精神科医、精神看護専門看護師、精神保健福祉士の3名で構成されていた。まず精神科医と精神看護専門看護師が病棟に出向き、病棟看護師から情報収集を行った。病棟看護師は疲労困憊した様子で、「ジェネリック薬の理解ができず、変な薬を飲まされそうになったと繰り返し訴えている。話せば話すほど興奮してしまう」「他の患者からクレームがきている」と訴えた。情報から、Cさんは入院時にすでに躁転の兆候があり、その後急激に悪化したものと判断された。主治医の見解では、身体的にはあと数日間は入院継続が望ましいとのことであった。これらに鑑み、リエゾンチームの介入目的を「精神状態が身体治療の回復に支障をきたさないように、一般病棟で可能なかぎりの環境調整と薬物調整を行うこと」とした。同時に、一般病棟で対応困難な精神状態に至った場合にはその判断を行い、主治医に助言することとした。

(2) 面談時の様子

　Cさんを静かな個室環境である面談室に誘導し、精神科医と精神看護専門看護師で初回面接を行った。精神科の専門スタッフで身体治療中の患者に精神面の支援をしている旨を伝えると、Cさんは興奮しながらも「精神科に診てもらいたかった。とても不安だった」と泣き出した。「精神科としては今のCさんの状態を躁状態と判断している」「治療継続が困難になる恐れがある」「必要な身体治療を受け続けてもらえるように協力したい」と繰り返し伝え、Cさんにも協力してもらう必要があることを説明した。ジェネリック薬への理解は得られず、病棟看護師の対応への怒りや不満を訴え続けたが、個室への移動や薬物調整には理解が得られた。これを主治医と病棟師長に報告し、個室移動の調整がなされた。今後は精神科医が向精神薬の調整に責任をもつこととし、インフォームド・コンセントのうえ、ゾルピデムをブロチゾラムに変更し、情動の安定化を目的にオランザピンを10mgに増量した。

(3) 介入のポイント

　リエゾンチームのスタッフに対しては「精神科の専門家である」という点で安心感があった反面、やや理想化している面も見受けられた。また、同じ薬でも商品名が異なると理解できないように、担当科スタッフの対応が異なると不安が高まり混乱しやすい傾向があった。そこで、リエゾンチームがCさんと担当科スタッフのあいだの橋渡しとなるように介入した。具体的には、ラウンド時にCさんが治療上の制約をどのように理解しているかを確認し、誤解があれば修正した。担当科スタッフに対しては、リエゾンチームのアセスメントや介入意図を正確に伝えるため、カルテに詳細かつ専門的になり過ぎない表現で記録し、カンファレンスで情報共有した。

❶拒薬への対応

　精神科医が薬物調整を行うことを伝え、処方された薬は指示どおり服用する約束をした。Cさんは処方内容に敏感であったため、精神科医の説明の後には必ず病棟薬剤師が介入して関係者間の連携を図った。また、Cさんと担当科スタッフとのあいだにトラブルが生じないよう、処方変更の際は精神看護専門看護師が約束内容を書面に記し、Cさんと病棟看護師の双方に渡して活用してもらった。夜間不眠時に、Cさんがその書面を病棟看護師に見せ、「精神科の人と約束をしているから、この紙に書いてある薬が欲しい」と希望し、病棟看護師が速やかに対応できた場面もあった。

❷躁状態（怒りや攻撃）への対応

　カンファレンスにて、躁状態であるため入院継続のためには刺激の調整を行い、個室内安静を守ることが必要であると説明し、看護介入やリハビリテーションも病室内で行った。病室外に出てきた場合には、病室に戻るよう促すことで対応を

統一した。また、Cさんは不安が高まると混乱し易怒的になる傾向があるため、1日のスケジュールを書面化し、Cさんが今何をすべきかを理解できるようにした。

攻撃の対象とされた病棟看護師を担当から外したところ、病棟看護師は安堵する一方で、他の病棟看護師への申しわけなさ、「自分の対応が悪かった」という自責、Cさんや主治医への怒りを感じていた。他の病棟看護師の怒りや疲弊も強まったため、精神看護専門看護師が調整し、率直な気持ちを語り合うカンファレンスを行った。病棟看護師それぞれの患者への怒りの感情や無力感が吐露された後、病棟看護師も冷静さを取り戻し「寝つきがよくなった」「薬をスムーズに飲むようになった」「『ありがとう』と言われた」など、Cさんの回復の兆候が語られ、「もう少しなら耐えられると思う」という発言が聞かれた。

(4) 精神保健福祉士による転院調整

病棟担当の医療ソーシャルワーカーは、主治医の依頼を受けて回復期リハビリテーション病棟への転院調整を進めていたが、リエゾンチームの精神保健福祉士は、現在の躁状態では一般病院での対応は困難であり精神科病院への転院調整が必要と考え、精神科も対応可能な病院への転院調整を図った。しかし、身体リハビリテーションが必要な躁状態の患者を受け入れる転院先を見つけることは困難であった。精神科病院への転院に関してCさんは同意せず、家族も「しっかり歩行訓練をしてもらいたい」と回復期リハビリテーション病棟を強く希望し、リハビリテーションができない精神科病院を拒否したため、転院調整は難渋した。

(5) 介入の効果

Cさんの行動に病棟看護師たちが興奮することなく冷静かつ穏やかに対応できるようになり、Cさんもそのなかで安心感を得、病棟看護師とCさんとの対立関係も和らいでいった。オランザピン増量の効果もあり、次第に躁状態は安定し、セルフケアも改善していった。Cさんの術後経過は非常に順調で、回復期リハビリテーション病院への転院も不必要な状態にまで改善した。しかし、精神科病院への転院の同意は得られず、入院12日目に自宅退院となった。精神科はかかりつけ医での治療継続を希望され、リエゾンチームとしてサマリーを作成し、治療の継続につなげることができた。

2) アセスメント

(1) Cさんの状態

Cさんには、観念奔逸、多弁・多動、行為心拍、誇大性、過干渉、易刺激性、易怒性、睡眠時間の減少などが認められ、軽躁エピソードにあるとアセスメントされた。過活動ではあったが、術後経過に支障をきたすことはなく、むしろ疼痛にかまわずに動くことで早期の自立歩行につながっていた。躁転の要因としては、

バルプロ酸ナトリウムによる血清濃度の不足、急な受傷や環境の変化、今後への不安などが考えられた。Cさんは、脳梗塞後遺症で要介護状態の夫と二人暮らしをしており、Cさん自身の両変形性膝関節症は悪化傾向にあった。Cさん自身が介護で大変な思いをした体験から、「子どもたちには迷惑をかけたくない」という思いも強かった。そのようななかで転倒し受傷したことは、Cさんにとって耐え難いものであったと推察できる。

(2) 担当科チームの状況

Cさんが、怒りや担当科スタッフへの威嚇・攻撃を示したため、担当科スタッフにも怒りが生じ、Cさんの不安に対して受容的にかかわることが不可能となっていた。担当科スタッフは、他の患者を守るために、当然のことながらCさんに対して説得や注意を行わねばならず、それが刺激となってさらにCさんの怒りを助長するという状況になっていた。Cさんが、病棟看護師の対応や病棟運営に関しても干渉するため、担当科スタッフはCさんのほとんど根拠がない意見に対応せざるをえず、主導権争いのような対立構造になっていた。また、攻撃の対象となった病棟看護師の自責感や怒り、担当科スタッフの疲弊が強く、担当科スタッフのメンタルヘルス支援も重要であった。

(3) 精神科リエゾンチームの介入とその成果

速やかに精神科専門治療を行う必要があり、薬物療法、病室の選択や具体的なかかわり方、一般病棟での入院継続可否など、さまざまな側面でリエゾンチームがリーダーシップをとって関与した。目的はCさんの躁状態の改善と身体疾患への治療の継続であり、また他の患者の治療や病棟運営に支障をきたさないことであった。リエゾンチームメンバーは、担当科スタッフとCさんとの対立関係に巻き込まれずに状況を俯瞰し、集団のダイナミクスを理解して担当科スタッフにフィードバックすることができる。これにより担当科スタッフ側のコントロール感が取り戻され、ゆとりが生まれ、担当科スタッフがCさんに対して対立関係ではなく共感的な協働関係に移行することに貢献できた。

3) トラブルへの対応

❶怒りや威嚇・攻撃が他の患者に与えている影響を見極める

人間が示す怒りや興奮には、刺激に対する反応として理解できる部分もある。しかし、怒りや興奮が強まり他人に影響を与えるようになれば、理由を問わず、怒りや興奮は社会的に許容されない。これは、「静穏に治療を受ける」権利がある他の患者が多数入院している病院においては、なおさらのことである。こういった場合には、担当科スタッフが対応にあたり続ける必要はなく、状況によっては、事務職員、警備員や警察など適切な部門に対応を任せることが必要である。Cさんのように精神疾患の既往歴があり、怒りや興奮に精神疾患の影響があると認め

られる場合でも、患者が強制処遇ではなく通常の形で治療を受けているのであれば、他の患者に影響を与えている自らの怒りや興奮のコントロールについて、自己責任がある。

　本事例の場合は、リエゾンチームの介入によって、徐々にCさんの怒りや興奮が静まり、治療の継続が可能となった。

❷担当科スタッフが患者のみならず、他の患者の不満を抱えることができるように支える

　Cさんの行動は、病棟全体の治療環境に支障をきたしていた。他の患者が不安、苦痛、怒りや不満を担当科スタッフに訴え、担当科スタッフは、自分自身が怒りや自責感を抱えながら、他の患者の怒りや不満に対応することに、多大なエネルギーを要していた。リエゾンチームは、患者への直接介入だけでなく、カンファレンスに参加したり対応方法の助言などのコンサルテーションを行ったりして、担当科スタッフが他の患者の不満に対して適切に対応できるように支援する。また、担当科スタッフやリエゾンチームができるだけの介入を行っても、他の患者への影響が止まらない場合には、他の患者への責任として、Cさんに精神科病院への転院か退院を選択してもらうことになる、といった限界設定についても担当科スタッフに伝え、「我慢が無制限ではない」と理解してもらうことは、担当科スタッフのメンタルヘルスの維持上、重要である。

4) 重要な点

❶怒りの背景にある感情に関心を向ける

　Cさんの怒りの表出は、ジェネリック薬をめぐるやり取りが契機となっていた。病棟薬剤師は入院時の持参薬確認や服薬指導を行っていたが、急な受傷で不安が高かったCさんには十分理解できなかった可能性がある。しかし、これは単なる引き金であり、怒りの背景には不安や恐れ、後悔の念など、言葉にならないさまざまな感情が潜んでいる。

　怒りや攻撃性を表出する患者に対峙すると担当科スタッフにも怒りが生じ、患者に対して排除や過剰な支配をしがちである。担当科スタッフ間で、引き金を引いたスタッフを悪者にするなどチームの機能に支障をきたす恐れもある。患者の自己責任について明確に伝えたうえで、患者や治療スタッフ自身の怒りに振り回されず、患者の置かれた状況や感情に関心を寄せ、セルフコントロールを取り戻す支援ができるように、リエゾンチームのアセスメントを担当科スタッフとすり合わせて共有する。そのうえで、基本的な対応方法の統一を図り、担当科スタッフに感情コントロールの重要性を伝えることが重要である。

❷治療目的を一貫させ、精神科リエゾンチームの介入スタンスを見出す

　リエゾンチームは、通常コンサルテーションという形で活動を行うが、Cさんのように精神科の専門的な薬物調整や介入が求められる場合は、リエゾンチームがイニシアチブを取る。この際、精神症状の治療に力点をおきすぎると、入院治

療の目標の優先順位が混乱し、一般病棟の限界を超えた精神科的要求をしてしまう恐れがある。Cさんの場合は、リエゾンチームの介入で状態が改善したために、退院まで一般病棟で対応できた。もし、精神症状が悪化し、精神症状への治療が優先される状況になれば、合併症治療が可能な精神科病院などへの転院を図る必要がある。

❸担当科スタッフのメンタルヘルスを支援する

患者の怒りや威嚇、攻撃は、担当科スタッフにとって外傷体験となり得る。必要に応じてカンファレンスや個別介入を行うほか、興奮を助長させない対応方法などを伝達・実践して役割モデルとなり、タイムリーに精神科の介入技法について教育機能を果たすことができれば、担当科スタッフのメンタルヘルス支援につながるであろう。

（河野　伸子）

○精神科リエゾンチームの支援の原則からみた振り返り

❶病院システムのなかでの位置づけ

本事例は、30歳頃に双極Ⅱ型障害の診断を受け、近医で外来治療を受けており、バルプロ酸ナトリウム、オランザピンが処方されていた。バルプロ酸ナトリウムなどの気分安定薬、オランザピンなどの抗精神病薬、気分調整薬が処方されている場合は、入院時にリエゾンチームに連絡があるとよいであろう。

また、対応のなかで、理由を問わず、「静穏に治療を受ける」権利がある他の患者の静穏を乱す怒りや興奮は許容されないということが、整形外科部長、病棟師長といった管理スタッフからCさんに伝えられず、リエゾンチームが説明を行っている。治療は常に枠組みのなかで行われるものであり、枠組みについて説明する権限と責任を負うのは、管理スタッフである。管理スタッフから、Cさんに、上記の説明が行われた後、Cさんの要望を受けて、担当科スタッフであるリエゾンチームが介入することが望ましい。本事例の場合は、幸い、患者の症状が軽減し、治療を継続することができたが、もし患者の症状が好転せず、トラブル状況が悪化していれば、リエゾンチームの治療責任と（本来負うべきでない）管理責任が一緒くたになり、リエゾンチームが非常に困難な状況に陥った可能性がある。

また、こういった管理的説明は、Cさんだけでなく家族に対しても行う必要がある。本事例では、転院に家族が反対したという記載があるが、家族に事態の重大さが十分に伝わっていなかった可能性がある。

❷精神科リエゾンチームへの支援要請

本事例に関する支援要請は、本来、入院初日に行われるべきであった。経過をみても、入院2日目にはすでに変調がみられており、入院5日目にジェネリック薬でトラブルがおきてから支援要請となったのは、タイミングとして遅かったと思われる。

❸関係者へのエンパワーメント

　リエゾンチームは、Cさんに対しては、整形外科治療の完遂のために支援したいという姿勢を明確にしている。特に精神看護専門看護師は病棟看護師に対しても、特に自責感を感じたスタッフの無力感や怒りを受け止め、担当科スタッフへの精神的支持、対応方法の助言などを一貫して行うことでエンパワーメントを行っている。このことは、ひとりの専門家として病棟看護師が実践能力を発展させていくうえにおいても重要な支援といえよう。

❹支援者支援

　本事例では、リエゾンチームは、病棟看護師が患者によりよくかかわれるように「個室移動」「説明の肩代わり」「カルテでの情報共有」「カンファレンスの施行」「患者との約束内容の書面化」「対応方法の具体的な検討」など、有効な支援者支援を行っている。

　　　　　　　　　　　　　　　　　　　　　　　　　　　（秋山　剛）

〈文献〉

1) 新井　宏：総合病院での精神科リエゾンチーム．「精神科領域のチーム医療実践マニュアル」．山本賢司編著，pp.77-96，新興医学出版社，2016．

11. 特別扱いを要求する患者への対応

　ここでは、患者が特別扱いを要求してきたときに、リエゾンチームが担当科スタッフと協働してどのように対応するべきかについて、複雑な生育史を背景に、気管支喘息が改善した後にも、さまざまな症状を訴え、特別扱いを要求する患者の事例を取り上げながら説明する。

1）事例の概要

　事例：Dさん、36歳の女性。
　経過：28歳時、気管支喘息を発症し、吸入ステロイド薬でコントロールされていた。精神科歴はない。3カ月前に職場で部署異動があり、不慣れな仕事内容や人間関係にストレスを感じていた。1週間前に喘息発作が出現しステロイドの点滴により症状は改善していたが、発熱の出現や咳嗽・呼吸困難感の増悪がみられ、夜間に救急車で来院し、咽頭炎を契機とした喘息発作と診断され、呼吸器科に緊急入院した。
　入院後、胸部を冷やすための氷枕の交換を頻繁に要求し、対応が遅れると催促のナースコールをした。ステロイドの点滴やネブライザーなど標準的な治療で喘息発作は順調に改善したが、入院3日目から、めまい、皮膚搔痒感、下肢のだるさ、下痢など多彩な身体症状が出現した。耳鼻科や皮膚科、循環器科など、さまざまな診療科を受診したが、その都度異常はないと判断された。

不眠の訴えも強く、主治医から不眠時指示としてブロチゾラム0.25mgが処方され、服用時は熟睡感が得られていた。少し体調がよいと病棟外に出ていき、帰室後は呼吸困難感やさまざまな身体症状の訴えが強まることを繰り返していた。呼吸困難感に関しては、呼吸音や酸素飽和度や血液ガス分析では正常値を示し、呼吸器疾患による症状とは考えにくく、心因性が疑われた。

　安静を助言しても聞き入れず、閉塞感を理由に窓際へのベッド移動を希望したり、「入浴は不安だ」と言って連日病棟看護師による清拭を希望したり、美容目的でほくろ除去を希望したりするなど、要求がエスカレートしていった。同室のがん患者にアイスクリームや麺類などが提供されていることを知ると、咽頭痛やアレルギーを理由に、食事内容にも細かい要求をするようになった。

　病棟看護師はその都度できることとできないことを分けて対応していたが、入院10日目、退院許可が主治医から伝えられた途端、過呼吸発作が出現した。しばらくして発作は治まったが、Dさん自ら「息が苦しいと不安になるので不安を和らげる薬が欲しい」という希望があり、抗不安薬（エチゾラム0.5mg）を服用したところ、不安と呼吸困難感は軽減した。多様な身体症状は心因性の可能性が高いと判断され、主治医からリエゾンチームに介入依頼があった。

(1) 病棟看護師からの情報収集

　病棟看護師からの情報によると、気管支喘息が改善すると次々に身体症状を訴えるようになり、主治医も心因性を疑いつつも他科併診を依頼せざるを得ず対応に困っていること、病棟看護師からみると、夜間に訴えが多く、不眠に対してブロチゾラムを勧めてもここ数日は依存性を恐れて飲みたがらず、夜間に長時間病棟看護師につらさを訴えるとのことであった。Dさんに対しては「依存的で自分の要求を聞いてもらうのを待てず、特別扱いをしてほしい人」「退院したくないのだろう」という印象を抱いていた。

(2) 面談時の様子

　精神科医の診察時は、「ついに精神科ですか」と苦笑しつつ、饒舌にこれまでの状況や現在の不安を説明した。

　Dさんはアルコール依存症の父親と二人暮らしで、結婚の機会があったが父親が理由で破談になったこと、仕事に打ち込もうと思った途端に不本意な異動を命じられたこと、身体症状を訴えても担当科スタッフが信じてくれず、退院と言われて見放された気持ちになってしまったことなどを涙ながらに語り、自分は担当科スタッフに嫌われているから追い出されるのだと訴えた。過呼吸発作に関しては、初めての経験で驚いたこと、あの苦しみがまたおこったら今度は死ぬのではないかという恐怖を語った。

　リエゾンチームの介入には抵抗なく、むしろ「話をじっくり聞いてもらいたい」「このつらさが解決するのなら何でもしてもらいたい」と希望した。

(3) 介入のポイント

　当初の入院目的であった気管支喘息の入院治療の目的は達成されており、身体症状は心因によると考えられたため、入院治療を継続すること自体が特別扱いともいえた。Dさんが、精神科の介入を希望したので、リエゾンチームの介入目的を、入院治療の枠組みの範疇を逸脱せずに、外来で精神科治療が継続できる体制を整備すること、Dさんの早期退院への支援をすることとした。

❶担当科スタッフとリエゾンチームの役割や治療目標を、患者も交えて共有する

　呼吸器科主治医は、Dさんの気管支喘息は基本的に退院できる状態にあるが、呼吸困難感をはじめとするさまざまな症状の訴えがあり、退院の判断ができずにいた。精神科医もすべてが心因とは言い切れず、Dさんの訴えをどのようにアセスメントすればよいか困惑する面があった。しかし、気管支喘息の発作は改善しており、呼吸困難感などの症状が持続していても入院継続の理由とはならず、また、精神的要素が症状を修飾している可能性は十分考えられた。さらに入院生活が続くなかでDさんの要求は次第にエスカレートし、担当科スタッフの疲弊もみられはじめていた。

　そこで、呼吸器科主治医は、Dさんに入院治療の目標は達成されていること、退院後も気管支喘息の治療は継続できること、現在の症状には精神的要素が身体症状を修飾していると思われることを説明し、それを受けてリエゾンチームは、身体症状やそれに伴うDさんの苦痛は心身相関の概念から十分理解できること、退院後にも精神的支援が継続的に受けられるよう体制を整備することを説明した。

❷精神科継続治療への移行支援

　Dさんは、リエゾンチームに対して「じっくり話を聞いてもらいたい」「何でもしてもらいたい」と受動的な姿勢であった。依存的傾向や自己中心的な要求、即時の満足を得ようとする様子があり、これらが担当科スタッフから特別扱いを要求しているととらえられる理由であった。

　リエゾンチームが介入を開始するにあたり、過度の依存や受け身的な姿勢を受け入れることは逆効果になるため、Dさんの自宅での生活を想定して自己コントロールを取り戻し、現実に適応していくための側面的な支援をすることを強調した。具体的には、エチゾラムが処方されたので、これがDさんの症状コントロールにつながるように働きかけた。精神科医は、精神症状の評価と薬物療法の効果を判定し、精神看護専門看護師は、Dさんがどのようなときに不安や呼吸困難感が高まるのか、それに対してどのように対処したらよいかについて、振り返りをし、セルフケアの把握を行った。病棟看護師の日々の介入が、Dさんの自己コントロールへの支援につながるよう、Dさんができていることを認めてそれを言葉で伝えるように看護計画に反映した。病棟薬剤師は、身体疾患の治療に用いられている薬剤も含めてDさんが安心と納得のもとで服薬行動ができるよう、薬剤指導と経過のモニタリングを行った。

❸ 退院後の日常生活を維持する支援

気管支喘息の発作出現に関しては、職場での部署異動や人間関係のストレスが関与していたと思われる。家族背景では、幼少時に両親が離婚し、妹は母親、Dさんは父親に引き取られた。父親は次第にアルコールに依存するようになり、Dさんに暴言や暴力もあった。高校卒業後から継続して現在の会社に勤務し、経済的に自立できるようになった時期に父親との別居も考えたが、父親をひとりにすることへの不安や罪責感があり、結局家事や通院への付き添いなど父親の世話を続けてきた。その父親が原因で結婚の機会も破談となっており、このような境遇がDさんに大きな影響を及ぼしていると考えられた。

現実的課題として、父親との二人暮らしのなかでDさんがどのように自分の生活を整えていくか、職場でどのように適応していくかの2点に焦点を絞り、精神科外来で支援していくことにした。Dさんは、自分の治療や生活支援に父親が関与することを拒否したため、医療者が父親と接触することはなかった。

(4) 介入の効果

担当科スタッフとリエゾンチームの合同カンファレンスでは、病棟看護師からDさんの苦痛の訴えへの猜疑心や、訴えのままに対応すると本来必要のない治療を行うこととなり、Dさんの身体に悪影響を及ぼすのではないか、といった倫理的葛藤が表出された。また、患者を特別扱いしないという病棟看護師の価値観が、Dさんの要求を受け付けないという反応につながっていて、Dさんの不安や置かれている状況への理解につながっていないのではないか、といった新たな視点も見いだされた。その結果、早期退院のためにはDさんの不安が軽減しセルフケアを取り戻す支援が必要であることが確認された。

リエゾンチーム介入3日目、Dさんから病棟看護師に「いつまでもこのままではいけないと思う」「そろそろ自宅でやっていけそうな気がする」との発言があり、当日自宅退院となった。退院後は、職場復帰を目標に精神科外来でフォローをしている。

2) アセスメント

(1) 身体症状と心因との関連

Dさんは、複雑な家庭環境で生育し、自身の欲求を抑圧する傾向にあったと思われる。こういった背景の詳細は、通常の治療では医療者が情報収集することはなく、患者も積極的に語ることはあまりない。リエゾンチームの介入で、Dさんは初めて複雑な家庭環境を語り、心理社会的側面も含めた、深く包括的なアセスメントが可能となった。

この情報で、心因として理解可能な部分が浮かび上がり、また担当科スタッフがDさんの要求を受け入れなかったり退院を勧めたりすると身体症状が悪化し、逆に話を聞いたり抗不安薬を使用したりすることで症状の改善が認められたこと

からも、身体症状には心因が関与しているととらえられた。とはいえ、Dさんに気管支喘息があることは事実であり、その他の身体要因が潜んでいる可能性も視野に入れておく必要がある。

(2) 症状マネジメントとセルフケア

　Dさんのセルフケアレベルは、入院前より著しく低下している。これまで他者に上手に依存する体験が乏しく、不安やさまざまな葛藤が呼吸困難感や身体症状として表現され、特別扱いと受け止められる要望をするなど、非適応的な依存の仕方となっていた。担当科スタッフはDさんの苦痛に猜疑的となり、そのことによりDさんはさらに身体症状を強めるといった悪循環に陥り、Dさんへのセルフケア支援が適切に行われていない状況であった。

　Dさんが不安や苦痛を体験していることは事実として受け止めながら、セルフケアの自立に向けて、励まし、行動変容を働きかける必要がある。ストレスと呼吸困難感の心身相関の視点をDさん自身が理解して自己コントロールできるようになることが重要であるが、Dさんが十分に受容するまでには時間が必要であるため、原因の追究にこだわり過ぎず、Dさんに合った症状コントロール方法を共に見いだしていく作業が有効と考えられる。

(3) 患者と担当科スタッフとの関係性

　Dさんには、担当科スタッフから嫌われている、見放されるといった被害的なとらえ方がある。一方、担当科スタッフの側は、見放すつもりではないにせよ、「心因性は精神科で」といった思いが潜み、主軸は精神科であると考えがちである。Dさんは特別扱いと思えるさまざまな要望をするため、担当科スタッフとしてはDさんをさらに「精神科の患者」として位置づけてしまいやすい。しかし、今回の入院目的は気管支喘息の治療であり、担当科はあくまで呼吸器科である。こういった患者と担当科スタッフの関係性が身体治療に悪影響を及ぼさないよう、リエゾンチームが調整役を果たすことが必要である。

3) トラブルへの対応

　退院時期を巡るトラブルは、現場でしばしば生じる。本事例では、退院を勧める担当科スタッフと退院への不安が強く心の準備が整っていないDさんとのあいだの葛藤が、過呼吸発作の出現につながり、退院がさらに困難になっていた。このようなアセスメントについて、リエゾンチームが担当科スタッフに批判的にならないように心掛ける必要がある。Dさんと担当科スタッフとの関係で生じている葛藤が、担当科と精神科とのあいだでも生じ、「Dさんの治療をどちらが引き受けるか」といった新たなトラブルにつながる恐れもある。

　身体は担当科、精神は精神科といった分業体制ではリエゾンチームが行うチーム医療とはいえない。Dさんの不安に寄り添い、不安の軽減やセルフケアの維持・

向上を図るなど精神科としての専門的介入を実施することはもちろんのこと、担当科スタッフが患者に適切な治療を提供し続けるためのエンパワーメントなど、側面的な支援としてリエゾンチームが貢献できることは多い。特に、トラブル発生時にはそれに対処する担当科スタッフのストレスや疲弊は大きく、機能不全に陥りやすい。Dさんに最善の治療を提供できるよう、合同カンファレンスの開催や主治医によるインフォームド・コンセントの場にリエゾンチームメンバーが同席するなど、協働する姿勢を維持する。

4) 重要な点

❶患者の個別性に応じたニーズと特別扱いへの要求を区別する

　一般に、医療者には「患者には公平に対応し、特別扱いはしない」という価値観がある。また、身体疾患への治療の場においては、優先順位を決定する際は身体的重症度が重視される。そのためDさんのように、心因性が疑われたり、身体的重症度が低いにもかかわらず特別扱いを要求したりする患者には陰性感情を抱きやすい。その結果、医療者側が規則や順番などの決まりごとにこだわり、患者の個別性に応じたニーズを満たすことを躊躇する場合がある。さらには、患者に過度の制限をしたり要求を拒否したりする現象も生じやすいため、リエゾンチームがモニタリング機能を果たし、患者を取り巻く治療チームに生じている反応を理解することが重要である。

❷リエゾンチームの介入が特別扱いにならないように留意する

　精神科は全患者に介入するわけではないため、意図せずに精神科スタッフが対象患者に特別扱いをしてしまう結果となり、担当科治療を混乱させる場合がある。担当科の方針や病棟ルールを確認しながら介入することが必要である。また、患者の苦痛を十分に緩和できない状態に置かれる担当科スタッフは、医療者としての責務が果たせていないという罪責感や、「もっと何かできることがあるのではないか」といった思いを抱きやすく、リエゾンチームの力を理想化する場合もある。担当科治療も精神科治療も、現実的な限界のなかで行われていることを確認し合い、多職種チーム間の不要な葛藤を最小限にする努力も必要である。

（河野伸子）

○精神科リエゾンチームの支援の原則からみた振り返り

❶病院システムのなかでの位置づけ

　本事例では、入院10日目、退院許可が主治医から伝えられた途端過呼吸発作が出現し、抗不安薬の投与で不安と呼吸困難感は軽減し、多様な身体症状も心因性の可能性が高いと判断され、主治医からリエゾンチームに介入依頼が行われている。リエゾンチームの役割が適正に理解されており、病院システムのなかでの位置づけには、問題がないと考えられる。

❷精神科リエゾンチームへの支援要請

支援要請のタイミングにも、特に遅れはみられない。

❸関係者へのエンパワーメント

リエゾンチームの介入目的は、入院治療の枠組みの範疇を逸脱せずに外来で精神科治療が継続できる体制を整備すること、Dさんの早期退院への支援をすることとされ、介入開始後も、病棟看護師の猜疑心や倫理的葛藤への傾聴、共感が行われている。

❹支援者支援

合同カンファレンスで患者の心因への病棟看護師の理解を促している。またリエゾンチーム介入3日目には、Dさんは病棟看護師に「いつまでもこのままではいけないと思う」「そろそろ自宅でやっていけそうな気がする」と述べており、患者の自立への支援についても、リエゾンチームと病棟看護師がうまく協働できていたことが伺える。

❺特別扱いの対応の一般的な原則

一般論として、患者の特別扱いへの要求には慎重な対応が必要である。本事例もそうであるが、特別扱いを要求する患者は、病識が不十分であることが多い。病識が不十分である背後には、不安や不満があり、それを本来の治療に関係がない特別扱いの要求で満たそうとする。しかし、特別扱いの要求に無理して応えても、患者の不安や不満は解消しない。また特別扱いを放置し、要求が非常にエスカレートしてから「これは困る」と注意すると、「これまでは温かく認めてくれていたのに、なぜ、突然に冷酷なことを言うのか」と反撃されてしまう。

特別扱いへの要求については、担当科スタッフが安請け合いしないこと、仮に一時期的に要求に応じる場合でも、「通常はしないことであり、ずっと続けることはできない」と留保をつけること、それでも要求がエスカレートする場合は、「治療としては、通常するべきことをしていると考えている。治療以外のこういう要求には、自分の病院ではこれに応える能力がない。あなたの要求を満たしてくれるかもしれない医療機関を探したければ、セカンドオピニオンとして情報提供に喜んで協力するので、いつでも言ってほしい」と対応すればよい。

しかしながら、特別扱いの要求の背景には、抑圧された衝動や欲求があり、これらがこれまでの家庭や職場で満たされなかったという経緯もある。したがって、日々の治療や処置、看護ケアを通じて、病棟看護師が受け身にならず積極的にかかわりながら、患者に対し、やれることとやれないことを一貫して伝えていくことで、患者の要求を助長させずにすむ。病棟看護師が患者の要求をモニタリングしながらも、受け身にならず積極的に患者にかかわる姿勢をみせていけるように、病棟看護師を支えるスキルが精神看護専門看護師ならびにリエゾンチームには必要であろう。

（秋山　剛）

12. 既往の精神障害のある患者への対応

　ここでは、他科の入院患者に精神障害の既往があり、そのために治療に困難をきたしたときに、リエゾンチームが担当科スタッフと協働してどのような対応を行えばよいかについて、もともと抑うつ状態があり、後に脳梗塞と肺結核の合併で結核病棟に入院し、躁状態を呈したために看護ケアに大きな問題をきたした事例を取り上げ、検討する。

1）事例の概要

　事例：Eさん、40歳代の男性。
　経過：気分障害、肺結核、糖尿病の既往あり。家族は高齢な母親のみで、未婚である。Eさんはこだわりが強く、一級建築士として働いていたが、仕事相手の要求と折り合いがつかないことが多く、トラブルが絶えなかった。仕事を断られ、抑うつ状態となり休むことが多くなり、2年前から働くことができなくなった。退職してから、抑うつ状態が続くため、自宅近くのクリニックに通院し、内服治療がなされていた。現在は無職で、生活保護を受給している。
　脳梗塞で意識レベル JCS Ⅲ-200 と低下し、同時に肺結核も合併し、結核病棟の個室に緊急入院した。病棟看護師は女性のみで、気分障害の患者への看護を実践したことがある看護師はいなかった。輸液および経鼻栄養で栄養管理と糖尿病の血糖コントロールを行った。血糖コントロールは随時血糖が 300mg/dl 前後で不良であった。意識状態は次第に改善したが、左側麻痺が残遺した。
　意識状態が回復すると、空腹を訴え、気分高揚、易怒性を示し、頻回にナースコールをし、「幕の内弁当やお菓子を買ってきてほしい」「車椅子に乗るためにスタッフを2～3名よこしてください」など、身体的制約があるために自分では実行できない要求に執拗なこだわりをみせた。また、看護師の職業について話しているかと思えば、自分の学生時代の話をするなど話が途絶えることなく多弁で、「私は天皇の子孫です。あなたがたのような人たちが気安く話せる相手ではございません」と誇大的な言動も認められた。
　夜間にも空腹を訴え、ナースコールがあり、睡眠欲求の減少が認められた。落ち着いて過ごしているときには零戦が掲載されている本に夢中になり、尋ねると詳細に零戦の説明をしたり、難読漢字の問題を看護師に出し、答えられないと小ばかにしたような反応を示して「何も知らない人たちだな」と言っていたりした。
　脳梗塞および肺結核の治療を開始するとともに、バルプロ酸ナトリウムシロップ 900mg/ 日が投与された。主治医は、呼吸器内科専門医で、精神科医に相談することはなく、呼吸器疾患の治療の指示を出す際に患者のもとを訪れるだけであった。
　Eさんは「早く歩けるようになりたい」とリハビリテーションに意欲的でリハビリテーションは進んだが、ナースコールで病棟看護師が訪室したときにはすでにベッドから起き上がり、手を伸ばして車椅子を引き寄せようとしていたりする

など、転倒・転落のリスクが高かった。転倒・転落のリスクについてEさんに説明すると、落ち着いているときには「はい、はい、わかりました」と不満げではあるが返答し、無理やり車椅子に移乗しようとはしないが、空腹感が強かったり、自分が希望するときに車椅子に移乗できない状況が続いたりするとイライラし、看護師の制止を振り払って、車椅子に移乗しようとしたり、声を荒げたりすることがあった。

看護師のなかの数人は次第にEさんに陰性感情をもつようになり、病室担当の看護師は、「自分はEさんのところに行きたくないから」と若い看護師を行かせるようにしていた。また、Eさんは主治医には従順で、主治医の話には素直に反応していたため、病棟看護師がEさんに関する情報を主治医に伝えても主治医はEさんへの病棟看護師の対応の困難さや疲弊に関して理解を示さなかった。

病棟看護師のなかには、Eさんの才能や会話の面白さに気づき、どのようにすればEさんの精神状態が安定し、Eさんの希望にできるかぎり対応し安全を守ることができるかについて考える者もいた。しかし、病棟看護師間でEさんに関するカンファレンスを開くことはなく、Eさんの精神状態の不安定さや転倒・転落のリスクを検討している病棟看護師は、主治医に報告・相談したが主治医は取り合わず、病棟看護師がEさんの要求に対応し、疲弊していた。

今後のEさんの生活を考えるために受け持ち看護師が病棟看護師長に相談し、病棟看護師長より精神看護専門看護師に相談・依頼があった。

2）アセスメント

精神看護専門看護師に相談・依頼がなされ、精神看護専門看護師がEさんと面談し、病棟看護師に日々の状況を確認したところ、下記のようなアセスメントがなされた。

(1) Eさんの精神状態およびセルフケアのアセスメントの欠如

Eさんには、気分障害による精神症状と脳梗塞による精神症状が混在している可能性が考えられたが、精神症状のアセスメントが正確になされておらず、治療やケアが効果的に提供されていなかった。

易怒性や興奮があり、要求しがちで威圧的、自己主張的でときに攻撃的な発言もみられた。麻痺があることを自覚できておらず衝動的に車椅子に移乗しようとし、イライラしているときは叫び、繰り返し要求することがあり、気分が不安定であった。糖尿病を気にすることなく、食事の欲求があり、短絡的で注意力や集中力も低下し、転倒・転落のリスクの認識が不十分であった。一方、現実見当識はおおむね良好であり、また主治医には従順な態度をみせるなど、偏ってはいるがある種の現実的理解と対応を保持していた。

セルフケアのアセスメントでは、甘い食べ物や飲み物を過剰に欲し、偏食であった。また、麻痺があるために身体の保持バランスが不安定であった。結核の治療

は順調に進んでおり、呼吸状態は安定していたが、イライラや易怒的な際には呼吸が荒くなっていた。介助にて尿器やポータブルトイレを使用していた。清潔に関して意欲はなく、清拭や洗髪、病状が安定してからの入浴は、病室担当看護師（病棟看護師）の声かけによる促し、介助を要した。イライラしているときには、清潔ケアへの促しに拒否的となることがあったが、リハビリテーションによってADLは向上していった。単独歩行は困難で車椅子を使用し、身体的制限により過活動にはならなかったが、身体が思いどおりに動かないことへの怒りがあり、興奮することが多く、夜間中途覚醒があるときはナースコールが頻回であった。

空腹感や衝動性、欲求が高まらないときには、零戦の本を見たりして過ごすこともあった。個室であったために他の患者との付き合いはなかった。母親の面会はなく、友人が2～3週間に一度面会に来ていた。転倒・転落のリスクが高いが認識が不足しており、やり取りの多くは病棟看護師や主治医、リハビリテーションスタッフのみであったが、自傷や他者への暴力は認めなかった。

病棟看護師と主治医は精神疾患に関する知識、専門的な治療やケアの方向性の理解が乏しく、精神症状から引きおこされるEさんの言動やセルフケアの低下について十分なアセスメントができず、Eさんの精神症状に応じた的確な治療やケアが提供できていなかった。

Eさんは、突然脳梗塞および肺結核を発症し、個室隔離となり、自分自身の身体の状況を理解できず危機的状況にあった。意識レベルは回復したものの、食事や活動の欲求や衝動を満たすことができず不安が高まっていた。しかし、不安を言葉で表現することができないまま、孤独な環境で過ごしていた。また、自己の身体・精神状態を理解できず、病棟看護師や主治医からも病状や今後の生活についての説明がなされず今後の見通しもつかない状況であった。さらに自分でやりたいことができないことに不安と怒りを抱いていた。

(2) 病棟看護師間および病棟看護師、主治医の医療チームの機能低下

病棟看護師のなかには、Eさんに陰性感情をもつ者、Eさんの状態を改善したいが精神疾患に関する専門的知識が乏しく、どのようなかかわりをすればよいのかわからない者、病棟看護師間でEさんへのケアについてどのようにすれば協力していけるのかを悩んでいる者がいた。また、主治医にEさんの日々の様子や、病棟看護師が対応に困っていること・疲弊していることを伝えるが、主治医は、病棟看護師からのEさんに関する情報を聞き流し、積極的にEさんの状況を病棟看護師と共有することはなかった。そのため、病棟看護師は不満を募らせる一方で、主治医にEさんの状況を報告・相談することも次第になくなり、自分たちだけで悩んでいた。

(3) カンファレンスの場の欠如

Eさんは高齢の母親が唯一の家族であったが、母親も身体的に障害を有してお

り、受け持ち看護師はEさんが自宅で生活することは困難であるという情報をもっていた。しかし、受け持ち看護師のEさんの状態に関する理解は乏しく、一般的な結核のクリニカルパスを使用するのみで、結核の治療が進み、退院が決定してから退院後の生活について検討すればよいと考えていた。また、Eさんが示している問題行動のどの部分が精神症状そのものであり、どの部分が自己の状態を受け入れられない葛藤、将来の生活に関する不安からきているのか、今後どのような生活をしていきたいと考えているのかなどについて、Eさんと共有することができていなかった。

さらに通常のクリニカルパスに沿ったカンファレンスは病棟看護師間で実施していたが、精神看護専門看護師や主治医、薬剤師、理学療法士、ソーシャルワーカーとカンファレンスを設定することはなかった。

3) トラブルへの対応

(1) Eさんの精神状態およびセルフケアのアセスメントの欠如への対応

病棟看護師は精神看護の経験が皆無で、Eさんの言動が精神疾患による症状であるという理解が乏しく、頻回なナースコールや、Eさんの精神状態について正確にアセスメントすることなく「迷惑な患者」と認識していた。

主治医は、Eさんが主治医にみせる態度が病棟看護師への態度とは違い、比較的落ち着いているため、Eさんが精神疾患をもつ患者という認識が希薄であったと考えられる。そのため、主治医は精神科医との連携を必要と感じず、Eさんの精神状態に応じた治療がなされていなかった。

そこでリエゾンチームで検討が行われ、精神看護専門看護師はEさんのことで疲弊している病棟看護師への早急な支援、当該病棟における状況のアセスメント、家族との連絡調整を行い、精神科医は主治医との調整、精神保健福祉士は退院後のEさんの治療および生活の場を調整することが決定された。

精神看護専門看護師は、病棟看護師に、Eさんの精神状態に影響されているセルフケアの状態について専門的な知識を用いて説明し、具体的にどのようにかかわるとよいのかを丁寧に説明した。週に一度、Eさんに関するカンファレンスを設定し、精神看護専門看護師が同席して、看護を実践してどうだったか、困った点やわからないことを何度も確認できる機会を設けた。また、病棟看護師が実践し、うまくいった部分は称賛し、病棟看護師のモチベーションを高めるようにかかわった。さらに、Eさんの精神症状について、主治医に伝えた。精神看護専門看護師は、病棟看護師が非常に疲弊していること、Eさんの転倒・転落のリスクが高いこと、向精神薬の必要性や重要性を主治医に説明し、向精神薬の適切な使用によってEさんの精神症状が安定し、Eさんの結核の治療が進み、ADLやQOLが向上することを具体的に伝えた。精神科医がEさんと面接したところ、仕事上のトラブルがあった頃にすでに軽躁状態がみられていたことが判明した。また、精神科医は、主治医との関係性を構築しながらEさんの他にも身体疾患の

ある患者について他科の医師からの相談にのっていることも伝えた。

このように、精神看護専門看護師がEさんの困難へのかかわり方について病棟看護師と話し合いを行う一方で、主治医と精神科医がEさんの治療について相談しEさんのもとを訪室し、病棟看護師および精神看護専門看護師から得たEさんの状況についての情報を共有したうえで、易怒性をコントロールするために血糖値を観察しながらアリピプラゾール12mg/日を開始した。精神看護専門看護師は病棟看護師とEさんの精神状態に関するアセスメントを共有し、主治医に対してもEさんの精神症状の変化を説明し、精神科医が向精神薬の調整を行い、Eさんへの対応を一貫させ、刺激を調整することでEさんの精神症状が落ち着いていった。

(2) 病棟看護師間および病棟看護師、主治医の医療チームの機能低下への対応

病棟内では、病棟看護師間、病棟看護師と主治医とのあいだで、「どうせわかってくれない」と互いに連携できずにEさんに関する建設的な検討を行う機会が設けられていなかった。Eさんに安全・安楽を提供するために、医療チーム内がどのような状態にあるのかを客観的にアセスメントし、組織内の否定的な状況を改善するための方向性を検討する必要があった。

そこで、精神看護専門看護師が中心となり、病棟看護師長に病棟全体のチーム力が乏しいことを説明した。週に一度、精神看護専門看護師がカンファレンスに同席することにし、主治医にも同席を求めたが、拒否された。病棟看護師同士は、精神看護専門看護師の介入後、専門的な知識の獲得とかかわり方を工夫していくことでEさんへの理解が高まり、ケア能力の向上や、チーム内でEさんの情報を共有する機会が高まった。

(3) カンファレンスの場の欠如への対応

精神看護専門看護師は、病棟看護師にコンサルテーションを実施し、Eさんに対する陰性感情や嫌悪感、怒り、ケアの虚無感について、表現できる場をつくりながら、病棟看護師がEさんに対する自己の感情を客観的に考え、どのように対応できるかを検討していった。Eさんの精神症状の理解が進むと同時に、病棟看護師はEさんの言動の意味を理解し、精神症状のあるEさんの苦痛を理解できるようになっていった。少しずつであるがEさんがイライラしているときには、Eさんの思いを想像し、言葉で表現してみて、Eさんの思いに寄り添うかかわりを行うようになった。そうすることで、病棟看護師に対するEさんの易怒性は低下し、病棟看護師はEさんの健康的な側面にも視点がいくようになり、陰性感情が軽減していった。Eさんは、今後の生活についてどのような希望があるのかを受け持ち看護師と話し合うようになった。

精神看護専門看護師が介入し、リエゾンチームでそれぞれの役割を担い、Eさんの安全・安楽、QOLの向上を目指した。また病棟看護師のEさんに対するア

セスメントを促進し、主治医が精神科医と協働で治療を行うことができたことによって、Ｅさんの精神症状が安定し、結核の治療が順調に進み、2カ月経過したところで結核病床のある単科精神科病院に転院した。しかし、主治医は精神看護専門看護師が同席しているカンファレンスには参加せず、チーム力として課題が残された。

4）重要な点

本事例の重要な視点として、
①精神疾患の知識が乏しい医療チームへの患者の精神状態の安定やセルフケア・QOLの向上を目指す専門的な看護を提供するリエゾンチームの介入
②精神障害の既往に対する確認
③精神看護専門看護師による病棟看護師を支援する場やケアの具体的示唆
④看護管理者が病棟組織を早期にアセスメントし、病棟組織全体で検討する場を設けること
⑤患者の病気の経過に伴う怒りや悲しみに焦点をあてて、丁寧に身体疾患とその治療に対して日々の支援を行うことで、患者の精神状態を改善していくことの5つがあげられる。

（石飛マリコ）

○精神科リエゾンチームの支援の原則からみた振り返り

❶病院システムのなかでの位置づけ

本事例では、受け持ち看護師が病棟看護師長に相談し、病棟看護師長より精神看護専門看護師に相談・依頼できるシステムは存在していた。この意味で、病棟看護師のニーズに応えるためにリエゾンチームが機能するという基本的な体制はできていたと考えられる。

❷精神科リエゾンチームへの支援要請

本事例ではリエゾンチームへの支援要請が遅れている。「気分障害の患者への看護を実践したことがある看護師がいない病棟」に気分障害の既往がある患者が入院する段階で、病棟看護師長からリエゾンチームへの連絡が行われているとよかったであろう。経過をみると、病棟看護師が対応に苦しみ続け、主治医の無理解もあり、病棟看護師がほとんど燃え尽き状態になっていたのではないかと思われる頃に、「Ｅさんの今後の生活を考えるために」相談・依頼されている。「入院患者に統合失調症や気分障害などの精神疾患の既往があるとわかったらリエゾンチームに連絡する」といった流れをつくっておくとよいであろう。また、主治医の無理解で病棟看護師が苦しんでいる状況があれば、躊躇なくリエゾンチームに支援要請が行われるべきである。あるいは精神看護専門看護師が患者への対応方法、一貫したケアの必要性と方法を病棟に伝えながら、患者が支えられている実感を強化し、退院後の生活への移行を促進するためにもリエゾンチームを巻き込

む必要があるだろう。

❸関係者へのエンパワーメント

いったんかかわりが開始されてからは、精神看護専門看護師は、「病棟看護師が実践し、うまくいった部分は称賛し、病棟看護師のモチベーションを高めるように」かかわっている。主治医についても、「精神科医は、いつでも連絡や相談を待っている」など、主治医と関係性の構築に配慮している。

❹支援者支援

精神看護専門看護師は、病棟看護師に、精神疾患や精神症状および精神症状によって影響されているセルフケアの状態について専門的な知識を用いて説明し、具体的にどのようにかかわるとよいのかを丁寧に説明している。また、週に一度、Eさんに関するカンファレンスを設定し、精神看護専門看護師が同席して、実践してどうだったか、困った点やわからないことを何度も確認できるような機会を設けている。また、主治医へも精神症状の変化を説明しながら向精神薬の調整を行っており、かかわりを開始した後、リエゾンチームはきめ細かい支援者支援を行ったといえよう。

（秋山　剛）

13. 患者の病状進行が受け入れられず一過性に操作的になった家族への対応

ここでは、家族が治療やスタッフの対応を操作しようとする行動を示した場合に、リエゾンチームが担当科スタッフと協働して、どのように対応するべきかについて、緩和ケアを受け入れるのが困難であった患者と家族の事例を取り上げながら検討する。

1）事例の概要

事例：Fさん、58歳の女性。
経過：学校の教員だったが乳がんとなり55歳で退職した。設計事務所を自営している夫（60歳）と二人暮らしをしている。長男は遠方の他県に在住し、次男は地元で就職して生活している。

Fさんは50歳のときに乳がんと診断され、X病院で抗がん剤治療を受け、定期的に受診していたが、3年前にY病院に転院し外来で化学療法を受けていた。しかし、突然歩けなくなり、Y病院の乳腺外科に入院となった。

乳がん多発性骨転移の診断で、転移は骨の他に肺などにも及んでおり、抗がん剤治療は困難であった。主治医からの「放射線治療で歩行困難を一時的に緩和できるかもしれないが、きちんと歩けるようになるかどうかはわからない」という

説明をFさんと夫が理解したうえで、放射線治療が開始された。しかし、夜間不眠、食欲不振、痛みの訴えが多く、「主治医が若くて、病気に関する十分な治療実績をもっているかどうかわからないので信用できない」「看護師がすぐにきてくれない」「看護師が自分の痛みに気をつけてケアしてくれなかった」と怒り、主治医、病棟看護師に対し攻撃的であった。

夫はFさんの現状を受け止めることができず、Fさんとともに主治医、病棟看護師に対し同様の内容で攻撃していた。また、夫の場合は、「抗がん剤治療の可能性、重粒子線治療の可能性について説明をしてほしい」「今の治療の説明はいいので今後の可能性について十分な説明をしてほしい」と主治医に直接話すのではなく、病棟看護師に対して「主治医を説得してほしい」と訴え続けた。夫は要求が通らないとケアに訪室した病棟看護師に怒りをぶつけていたため、病棟看護師は疲弊していた。さらに、新薬の抗がん剤、重粒子線治療について持参した資料を見せて、病棟看護師に「この治療が効果があることを主治医に伝えてほしい」と言い、病棟看護師が「直接主治医に言ってください」と伝えても、「病棟看護師から主治医を説得してほしい」と執拗に訴えていた。夫は毎日面会にきていたため、特に準夜勤務の病棟看護師が夫に対する陰性感情を強くしていた。

そこで、病棟での対応は困難であると、病棟看護師長から精神看護専門看護師に依頼があった。精神看護専門看護師は、Fさんが現在の病状を受け入れられず、抑うつ状態、不安が強くなっていると判断し、精神症状のコントロールとセルフケアの改善、QOLの改善を目的としてかかわることとした。またリエゾンチームとして介入を行い、夫の怒りや不満、ストレスを受け止め、患者の病状経過において、一時的と考えられる操作的な言動を和らげ、夫が主治医と直接話をし、患者とより有意義な時間を過ごせるようにかかわることとした。

2）アセスメント

Fさんは50歳時に乳がんの診断を受けてから落ち込み、抑うつ状態が強く、X病院の内科医から抗不安薬が処方されていた。今回、歩行できなくなったことから、夜間不眠、食欲低下、体重減少、倦怠感などが強まり、抑うつ状態が悪化していた。Fさんは精神科受診を拒み、「精神看護専門看護師であれば看護師なので会ってもいい」と話したため看護面接を行った。

夫は、「妻は繊細だから」と、病棟看護師が行う入浴や排泄への支援に細かい注文をつけ、また「（患者に訴えがあるときは）時間を限定せず、ずっと話を聞くべきだ」と要求し、病棟看護師を長時間叱責した。また、精神看護専門看護師と患者のやり取りを録音させてほしいと言い、緩和ケアや在宅への移行の提案に納得がいかず、病棟看護師や精神看護専門看護師に、主治医は妻の病気に対し、積極的な治療をすべきと訴え、特に拒絶できない病棟看護師たちに対し、自分がいかに今回のことで精神的苦労をしているのかを主治医に伝えてほしいと話していた。主治医は夫の希望する治療に可能性がないことを伝えたが、夫は話をする病棟看護師を変えながら、自分の現状、つらさ・悲しみ、怒り、ストレスを話し（病棟看護師によって話す内容が異なっていたが）、主治医を説得してほしいと要

求していた。

3) トラブルへの対応

(1) 精神看護専門看護師による介入

　精神看護専門看護師は、状況がかなり切迫していると判断し、Fさんと1週間に2回看護面接を行うこととした。

　Fさんの怒りは、根本的治療に関する治療方針が、主治医から示されないことにあった。そして主治医や病棟看護師が、一方的に緩和ケアや自宅療養を勧めていると思い込んでいた。「何とか歩けるようにしてほしい」「まだ自分にはやることがある」と泣きながら話していた。夜間も死ぬことばかりを考え、いつ息が止まるのかとても怖い、なぜ自分を救ってくれないのか、と怒りと悲しみを表出した。

　夫は、「重粒子線治療について、セカンドオピニオンがほしい。まだいい治療があるはず。ここの主治医がそれを知らないだけだ」と話したため、重粒子線治療を専門とする医療機関にセカンドオピニオンについての情報提供を行ったが、該当の医療機関からは、「現在の病状は重粒子線治療の適応ではない」という回答であった。

　Fさんが、緩和ケアについてのインフォームド・コンセントを再度受けたいと希望したため、精神看護専門看護師も同席した。しかし、Fさんはインフォームド・コンセントの最中に真っ青になってパニックをおこし退室した。Fさんはこの後、「インフォームド・コンセントは今後必要ないし、何も聞く必要はない。精神看護専門看護師が聞いて自分に伝えてくれればいい」と話した。また、夫は、「主治医の説明には、妻も自分も納得しない」と述べた。

(2) 精神科リエゾンチームの介入

　精神看護専門看護師は、Fさんのニーズは精神的苦痛や不安の緩和、今後の生活や治療への不安の緩和、身体的機能に関する不安の緩和、と多岐にわたっているので、リエゾンチームでかかわる必要があると判断した。主治医、精神科医、病棟看護師長、病棟看護師、精神保健福祉士とカンファレンスを開き、病棟看護師や主治医がFさんや夫への対応に多くの時間を割いて他責的な言動に耐えてきたことに対して共感、支持を行った後、具体的な対応策について話し合った。

①Fさんは、まだ今の自分の状態を認められないので、緩和ケアや在宅療養を積極的に勧めるより、病棟看護師は、Fさんの希望を尊重する形で、歩行、外出、生活におけるセルフケアへの支援を行う

②Fさんは、入浴と排泄が自分でできないことへの恐怖感、不安感が強いので、病棟看護師が定期的に声をかけながら入浴と排泄のニーズの確認と支援を行う

③Fさんは、歩行したいという希望が強いので、結果的には歩くことができない可能性もあるが、病棟看護師はFさんの希望に沿ってリハビリテーションの依頼を出し、歩行への欲求を満たしながら現状を受け止めていくことを促してい

く。また理学療法士はＦさんの歩きたいというニーズに沿って支援を行う
　④精神看護専門看護師は、Ｆさんの恐怖、怒りの表出を促しながら、何がそれを強くしているのか、どうしていきたいのかを話し合って抑うつ状態の改善を促す。また、今後の生活に向けて緩和ケアか在宅療養かの選択についても話し合う。さらに必要に応じて、抗不安薬、抗うつ薬の内服を勧めていく
　⑤抗不安薬の量が増えていることに対して、精神科医はこれ以上抗不安薬を増量するよりは抗不安作用がある抗うつ薬を処方する
　⑥精神保健福祉士は、今後のＦさんの身体的機能の状態に合わせた生活場所の工夫に対して、自宅の改修の必要性、緩和ケアへ移行する場合の緩和ケア病棟の入院先の検討を行う

こととなった。

　これらのケアプランについては、主治医、病棟看護師、精神看護専門看護師がＦさんと夫に合同面接で伝えた。また、夫の不満、疑問、不安からくる操作性に対処するために、精神看護専門看護師が、夫とも1週間に1回面接を行い、夫の予期不安を減らし、怒り、悲しみを受け入れながらＦさんの病状と向き合えるように精神的な支えを行うこととした。夫の訴えに対しては、精神看護専門看護師が窓口となり、対応することとした。

(3) 経過

　その後の精神看護専門看護師との面接時にＦさんは、助けてくれない医師、気の利かない看護師への怒り、夜間眠れないこと、誰も自分を励ましてくれず自分が死ぬ人間だと思われているのではないかということ、そして夜は怖くて仕方がないことを話した。また、脳転移で、呼吸が突然止まってしまうのではないかという恐怖、足が動かず放射線治療でも改善していないという失望感などを話し、流涙した。

　抗うつ薬には抵抗を示したが、誰でも抑うつ状態のときには内服すること、永遠に内服するわけではないこと、元気に歩けるように一時的な抑うつ状態を改善するために内服することを精神看護専門看護師が伝えると内服を始め、夜間7時間ほど睡眠がとれるようになった。

　リハビリテーションが開始となると、生きていける希望をもち始めながらも、今後の生活の話になると「この病院にずっとおいてください」と話した。精神看護専門看護師が「気が済むまでこの病院にずっといられるように、私から主治医、看護師長にお願いしてほしいですか？」と尋ねてみると、「あなたが困るだろうから私は今後のことを考える」と述べた。「あなたに話を聞いてもらって、少しだけ気持ちが落ち着きました。まだ考えが混乱していることもたくさんありますが、いったん自宅に戻ろうと思います。それで痛みが強くなったら、みなさんが言うように緩和ケア病棟へ行くのがよいのでしょうね」と話すようになった。精神看護専門看護師が、夫との有意義な時間を最大限にするためにとても賢明な決定であることを支持したところ、「あなたと一緒に緩和ケアの転院先を決めたい」と述べ、いったん自宅へ帰り、再度入院するときの緩和ケア病棟を精神保健福祉

士の紹介で見学し、入院予約をした。

（4）夫に対する精神科リエゾンチームの対応

夫は、面接の当初、「これだけ医学が進んでいるのに、妻の病気を治す手立てがないはずがない」「なぜ、この病院の医師や看護師は、こんなに冷たいのか」「病棟看護師は、心を込めてケアしていない」と他罰的な内容を述べていた。精神看護専門看護師は、妻がターミナルの状況にあると知らされた夫の悲しみ、絶望に対して傾聴、共感しつつ、医療としての限界について繰り返し説明を行った。また、夫も仕事が忙しいなか、Ｆさんのケアをよくやっていること、Ｆさんも夫が面会に来ることで安心していることを伝えた。病棟看護師のケアについては、通常のケアはきちんと行っていること、病棟には他の患者もいるのでＦさんに付きっきりにはなれないこと、もし病棟看護師の対応に不満がある場合でも、病棟看護師を直接叱責するのではなく、病棟看護師長や主任病棟看護師と話してほしいことを伝えた。

病棟看護師、リエゾンチームが、前述したＦさんへの対応を丁寧に行っていることを知ることで、夫からの積極的な治療の要求、病棟看護師を操作しての主治医への伝言と説得はなくなっていった。

Ｆさんが自宅へ帰りたいと希望していること、痛みが強くなり歩行、セルフケアが困難になれば、緩和ケア病棟入院を決断していることを夫に伝えた。またＦさんが夫のケアに感謝しつつも夫の積極的な治療の話に苦痛を感じ始めていることを伝えた。すると、夫は精神看護専門看護師に、「妻が、緩和ケア病棟への入院を決めたんですね。妻には、私たちには、今、これが一番よい決定なのですね。決めてくれた妻、妻を支援してくれた看護師さんたちに感謝します。これまで、いろいろ申し上げて申しわけありませんでした」と寂しそうな顔で述べ、現状を受け入れ、在宅から緩和ケアへ向けての転院に同意するようになった。

（5）予後

Ｆさんの不眠、抑うつは改善し、抗うつ薬の服用量も減り、退院された。そして、自宅を改修して生活し、訪問看護、ヘルパー、夜間排泄支援を活用した。精神看護専門看護師と話したいとのことで、外来で、1週間に1回面接を行ったが、痛みが強くなり、Ｆさん自身が決断、希望して退院2ヵ月後に緩和ケア病棟に入院し、その1ヵ月後に永眠された。

4）重要な点

本事例における重要な点として、以下の3つがあげられる。
①操作性が高い家族に対しては、操作性の裏側にある、不満、不安、絶望などに傾聴、共感し、そのうえで現実的な枠組みや限界について繰り返し説明することが重要である。本事例では、患者と医療スタッフ、夫と医療スタッフ

とのあいだに信頼関係をつくっていくようにかかわった。その際、それぞれの怒り、感情を十分に表現してもらい、何がどう患者を悲しませているのかを話し合い、悲しみを表現してもらいながら、悲しみを受け止め、克服していけるよう定期的に話す時間をとった。

②不満、不安、絶望には、診断や治療に関する説明の理解、受け取り方もかかわってくる。本事例では、インフォームド・コンセントについて、患者と夫それぞれがどう受け止めているのかを確認し、それをもとにどうしていきたいのか、患者、夫それぞれに聞いて確かめ、患者、夫、医療スタッフ間で話し合う時間をもった。

③患者の家族からの要求や操作性が強い場合、まず患者に対して精神状態、セルフケアのアセスメントをしながらチームで丁寧にかかわり、それを家族にみてもらったり説明したりしながらも、患者自身に現状を受け入れてもらうことが重要である。家族もその様子をみながら、患者の変化を受け入れ、現状を受け入れるようになる。そのうえで、家族に対し、操作性を強化している怒り、悲しみ、喪失の不安を面接を通じて軽減していくことが必要となる。操作性に対しては、一貫した対応が重要であることが指摘されるが、それと同時に、操作性を強めている悲しみ、不安に焦点をあて、何がそうさせているのか、悲しみ・不安の表出を促しながら喪失を受け入れることを助けていくことが重要である。

（宇佐美しおり）

○精神科リエゾンチームの支援の原則からみた振り返り

❶病院システムのなかでの位置づけ

　Fさんの夜間不眠の訴え、攻撃的な訴え、夫の操作的な言動に対して、病棟でのかかわりに困難があると判断され、精神看護専門看護師への依頼となっており、病院システムのなかでの位置づけには、問題はみられない。

❷精神科リエゾンチームへの支援要請

　支援要請が行われたタイミングについては、夫の他責・攻撃がみられ始めた頃に要請があればより望ましかったと考えられる。

❸関係者へのエンパワーメント

　病棟看護師、主治医が、Fさんや夫への対応に多くの時間を割き、他責的な言動に耐えてきたことへの共感、支持を行っている。

❹支援者支援

　上記の後に具体的な対応について話し合っており、病棟看護師、主治医、精神保健福祉士が、それぞれの立場で支援を行ううえで、役立ったと思われる。

❺操作性への対応の一般的な原則

一般論として、操作性への対応の原則は以下のとおりである。

①操作されないこと

「操作」とは、本来権利がないことへの要求、あるいは、自分で責任を取らないで、何かを要求することである。操作性への対応の大原則は「操作されないこと」、つまり操作的な要求に反応しないことである。「なぜ、対応してくれないのか」と言われたら、「○○を対応の原則とさせていただいております」と正論を述べればよい。特別扱いへの要求と同じで、一時的に要求に応じる場合は、「これは特別な対応なので、ずっと続けることはできません」と留保をつけながら応じる。何のやり取りもしないで操作に応じると、相手は「こちらが応じて当然」と思い込み、操作的な要求がエスカレートし、後になってから「こういう要求は困る」と言うと、トラブルになるので注意する。

②願望と現実のギャップへのサポート

なぜ「操作」をするかと言えば、相手の願望と現実のあいだにギャップがあるからである。つまり、相手はある願望を抱いているが、その願望は現実には満たされていないのである。願望が満たされていないため、失望、悔しさ、絶望を感じているはずだが、これらの感情を直視できないため、操作という行動化に走るわけである。行動化の裏にある相手の失望、悔しさ、絶望に対して、医療スタッフ側から「寂しい気持ちがあるのですね」と積極的な傾聴、共感を行う必要がある。

③現実原則は曲げない

失望、悔しさ、絶望に傾聴、共感しても、現実原則は曲げない。「お気持ちは大変よくわかりますが、○○という原則になっております」と説明する。一時的に要求に応じる場合の対応は、前述したとおりである。

④他の患者と平等に扱う

特別扱いを求めたり操作的な言動をとったりする患者や家族は、他の患者のことは念頭になく自分たちだけが不幸な目にあっていると思っている。現実原則を説明したときに、「なんでそんな杓子定規なことを言うのだ」と攻撃されたら、「病棟には他にも患者さんがいて、患者さんはみなよいケアを受ける同じ権利をもっているので、○○という対応を原則にさせていただいています」と説明する。これは、ケアにあたる医療スタッフの現実でもあり、また、病識不十分な患者や家族に対して、「自分だけが病気で不幸だ」という思い込みから、「苦しい気持ちはよくわかりますが、病気は他の患者さんも同じです」へと視点を転換するための支援でもる。

⑤早期の気づき、早期の対応

特別扱いの要求、操作的な言動がみられた場合は、できるかぎり早く事態を把握し、対応したほうがよい。「しばらく様子をみよう」という方針をとると、後になって、大きなトラブルにつながることがある。また対応には、上に述べた「視点を転換するための支援」という意味があり、対応を遅らせることは、病識不十分でもがき苦しんでいる患者や家族を放置することにもなる。

（秋山　剛）

14. 患者・家族の意思決定能力に問題がある場合の対応

ここでは患者・家族の意思決定能力に問題がある可能性をもつ事例に出会ったときの、リエゾンチームの問題評価、および意思決定能力についての基本的な考え方について、腎不全に伴ってせん妄が出現した事例を取り上げながら整理する。

1) 事例の概要

事例：70歳代後半の男性。

経過：中学卒業後、実家の自営業を継ぎ、60歳代半ばまで仕事を続けていた。頑固だが家族想いで、元来健康に過ごしていた。2人の子どもはすでに独立し、数年前に妻を亡くしてからは一人暮らしであった。健康診断もほとんど受けず、「子どもに迷惑かけずに、ぽっくり逝きたいね」などと周囲に話していた。息子夫婦が週1回訪問し、食事の準備などの家事を支援することで日常生活はなんとか維持できていたが、徐々に物忘れが目立つようになっていた。

息切れやむくみがひどくなり、日常生活動作もひとりでは難しいと感じるようになったため、近医を受診したところ腎不全に起因する急性心不全と診断され、緊急入院となった。医師から人工透析の必要性が説明されたが、患者は「透析をしてもすぐに死んでしまう」「機械につながれるのはいやだ」と透析導入を拒否した。

数日経つと患者は徐々にイライラする様子が強くなり、日常的な介助も拒否するようになった。「病院に殺される」といった発言や今どこにいるのかわからなくなるといった混乱した様子がみられ、病棟での管理にも困難が生じるようになった。患者の長男はこうした患者の様子に困惑しながらも、「元のようにひとりで生活できるくらい元気になるなら、透析をしてほしい」と希望を述べ、患者の意思との食い違いが生じた。患者の発言に従って、透析導入を見送るかどうか、判断に困った主治医よりリエゾンチームに依頼となった。

2) アセスメント

本事例では、尿毒症によって意識障害（せん妄）が生じたために、意思決定能力が低下した可能性が大きいと考えられた。同時に、腎不全および急性心不全による身体症状が患者の苦痛を増大させていた。また、入院前の生活状況からは軽度の認知症の存在が疑われたが、情報が不足しており、正確な評価が困難であった。リエゾンチームによる介入開始時の精神科診断は、①せん妄（尿毒症による）、②認知症疑いとした。

リエゾンチームへの依頼理由の焦点は、患者および家族が適切な意思決定能力を有したうえで、治療に同意している（あるいは同意していない）のかを評価す

ることであった。意思決定能力の評価、意思決定能力を阻害する要因の同定、可逆的な阻害要因への介入可能性の検討、などが課題になった。

これらのアセスメントにはさまざまな検査結果に基づく身体状況の推移、入院前からの継時的な状態像の変化、家族からの客観的な情報などが必要と考えられた。

3) トラブルへの対応

本事例においてせん妄の直接的な原因は尿毒症と考えられたため、その改善には患者が拒否している透析の実施が不可欠であった。しかし、患者の拒否により実施が不可能であったため、家族の同意を得て対症療法的に向精神薬（オランザピン）の内服が開始されたところ、せん妄がやや軽症化し、多少コミュニケーションがとりやすくなった。

通常、意思決定能力の低下が疑われる場合には、丁寧でわかりやすい情報提供を行い、対象者にその説明内容を話してもらうことを通して、対象者が説明内容を理解し、自らの問題として「認識」したうえで、いくつかの選択肢を「論理的に」比較検討し、「選択を表明」しているかを評価するといった手続きをとる[1]。

本事例においては、主治医チームより現在の患者の病状全般、透析を行うことで予測される効果、透析を行わないことを選択することでおこりうる結果について患者と家族にあらためて説明が行われた（リエゾンチームの助言に従い、この説明は患者の疎通が比較的良好である時間帯に行われた）。また、同時に、精神症状に関しては、リエゾンチームの精神科医より腎不全による尿毒症によってせん妄が生じていること、透析によってせん妄は改善する可能性が高いことを説明した。これらの説明を聞き、患者も「楽になるのならやってみる」と話し、家族も同意したため、透析導入となった。

4) 重要な点

家族の意思決定能力が問題になるのは、患者自身の意思決定能力がないことがはっきりしていて、家族に代諾を求めなければならない場合である。実際には患者に意思決定能力があるか否か、明確に線引きすることは困難であることが多い。リエゾンチームと主治医チームとの協働による評価と対応が不可欠となる。また、現在の状態と介入による改善可能性について、家族への丁寧な説明を行い、理解と協力を得る必要がある。

本事例においては、明確なせん妄に至る以前の患者の言動から、透析という治療に対する十分な理解が得られていない可能性が考えられた。その理由として知識不足以外に軽度の認知症が存在することが疑われ、どの程度患者の意思決定能力が保たれているかの評価が求められていた最中に、尿毒症によるせん妄が重畳し、意思決定能力評価がさらに困難になった。こうした際には、現在患者の示している精神症状のどの部分が治療可能なのか（可逆的なものか）をアセスメントして必要な対応を行うほか、代諾者となりうる、あるいは推定意思にかかわる情報をもつ家族との協働・協力関係を構築することも必要となる。

実臨床では患者の表明する意思に対して、医療者がどのように意思決定するかも重要な課題になる。医療者の倫理的意思決定は「自律原則」「善行原則」「無危害原則」「正義・公正原則」からなる医療倫理の基本4原則[2]を基盤とするが、この原則同士が対立し、倫理的ジレンマを生じることもある[3,4]。

本事例のように患者の意思を優先するか医学的処置による改善を優先するかの判断を迫られることだけでなく、終末期の患者が医療者からみると生命を脅かすような処置や治療効果の期待しにくい治療を求めてくる場合もある。また、家族がほとんど効果の期待できないような治療を求めたり、延命を過度に期待したりすることも少なくない。家族のなかでの意見が異なることや、いったん決定されたようにみえた意思がひるがえされることもある。

例えば全身麻酔下に行われる手術は、侵襲性は高いものの患者の同意は主に手術前の短期間に限られる。一方、人工透析においては年余に渡る治療期間中の持続的な理解と同意が必要となる[5]。患者や家族が一度表明した意思を維持することができるかも、臨床上重要な意味をもつことが少なくない。

(1) 意思決定能力の基本的な考え方

「意思決定能力＝治療やケアに同意する、あるいは同意しない能力」を構成する能力は、治療の意思決定に関連する情報を理解できる能力、自分の病気とその治療を選択した場合におこりうる結果に関する情報の重要性を認識する能力、関連情報をもとに論理的な過程で治療の選択を比較考察する能力、選択を表明する能力の4つの機能を中核とするという考え方がある[1]。つまり適切な判断を行うためには疾患や治療についての情報を「理解」し、自らの問題として「認識」したうえで、その治療の影響性などについて「論理的に思考」して、「選択を表明」する力が必要とされている。

(2) 意思決定能力に影響する要因

意思決定能力が疑わしいときには、まず、意思決定能力が阻害されている原因を明らかにする必要がある。意思決定能力に問題影響をきたす要因としては、以下のような可能性が考えられる。

①精神疾患
②せん妄
③知的能力（認知症や知的障害など）
④強い心理的負荷による不安や混乱
⑤知覚障害（難聴や視力の低下など）：必要な情報が十分に取り入れられない
⑥個人の信念・価値観

要因が明らかにされたら、それが可逆的に改善可能なものか否かの検討を行う。それによってとるべき対応が異なってくる。

個人の理解力に合わせて、わかりやすく丁寧な説明を重ねること自体が適切な意思決定支援につながることも少なくない。また、「この治療をすると、○○で

きなくなる」というような患者や家族の極端な解釈や誤解が、治療拒否につながっていることもある。患者や家族が、自らの置かれた状況や提案された治療およびその結果をどのように捉えているかについて、彼ら自身の言葉で話すように促し、彼らの受け止め方、理解のあり様を医療者が適切に丁寧に評価する必要がある。

(3) 医療者の対応

　患者の意思決定能力が障害されていると判断された場合、治療を行うか否かの意思決定が一部医療者に委ねられることがある。主治医などひとりの医療者に判断が課されることなく、患者の意思を推定できるような家族がいればその家族を含めたチームで話し合い、慎重に判断する。また、患者・家族が示している判断が生命予後に大きく影響する場合には施設内の倫理委員会などの第三者の判断を仰ぐ必要がある。いずれにしても、医療者側の意思決定のプロセスが、倫理的に許容される方針を選んだ理由を論理的に説明できることが重要である[4]。

　近年では、疾患の進行や加齢によって予測される意思決定能力の低下に備え、また認知症などですでに意思決定能力が低下している場合でも、患者にとっての最善の利益を第一に意思決定支援をしていく対話のプロセスによって、その人らしい最期を迎えられるように支援する Advanced Care Planning（ACP）の考え方が広まりつつある[6]。

（小林清香）

○精神科リエゾンチームの支援の原則からみた振り返り

❶病院システムのなかでの位置づけ

　この問題は、病院にとって非常に重要性が高い問題であり、かつ対応が進んでいない領域である。主な問題点は以下のようである。

①患者の同意なしにリスクが高い治療を行うことはできないが、意思決定能力に制限が生じている場合の評価や支援のガイドラインが存在しない。

②「エビデンス」に基づく治療方針と患者の願望が食い違う場合、患者の主観的な価値観を取り入れた方針を共同意思決定として行えるかが、明確でない。

③患者の意思、価値観を尊重した方針決定の結果として、生命予後など客観的指標について不利益な転帰をたどった場合の、医師の責任についての判断根拠が明確でない。

④患者の能力については、治療方針を決定する意思決定能力と、治療の完遂に必要な「治療実行力」の2点に関する評価と支援が必要であり、患者の意志決定能力の評価については、MacArthur Competence Assessment Tool for Treatment[5] をはじめとする有力な評価ツールがいくつか知られているが、日本の臨床現場には普及していない。治療実行力については評価ツールそのものがまだ存在していない。

❷精神科リエゾンチームへの支援要請

状況として、本事例のように「有効と思われる治療を拒否する」という場合と、「無効と思われる治療を希望する」という場合が想定される。後者の場合は、判断を下すのに時間的な余裕があるが、前者の場合には、状況の切迫性によっては、時間的な余裕があまりない場合もありうる。

❸関係者へのエンパワーメント

有効と思われる治療を行わないとか、無効と思われる治療を行うという事態は、医療者に大きな心理的葛藤を引きおこす。本事例のような依頼があった場合には、関係者に強力なサポートを行う必要がある。

❹支援者支援

ガイドラインは存在しないが、臨床現場では当面以下の対応を行えば、法的に大きな問題になることはないと考えられる。

①リエゾンチームが、可能なかぎりの意思決定支援、意思決定能力へのエンパワーメントを行う（例：意識障害や認知機能の評価を行いながら、患者の意思を確認する）。

②患者に意思決定能力があるのかどうか、すぐに判断する必要がある場合には、インフォームド・コンセントの内容を再度自分で説明してもらい、治療の選択肢のメリット、デメリットを語ってもらう。これが語れなければ正しく意思決定ができたとはいえない。

③意識障害などでは患者の反応が変化するので、上記②を複数回行う。

④意思決定能力が不十分と考えられる場合は、ツールを用いた評価を行う。

⑤侵襲性が高いが標準的とされる治療を行わないと決定する場合には、患者の生命予後に不利益が生じること、重度の精神疾患をもつ患者でも標準的な治療を受けられる場合があることから、外部の担当科の医師、精神科医、リエゾンチームの看護師や臨床心理士、代諾者、法律家、医療倫理専門家などによって構成される倫理委員会での決定を行う（平成26年12月22日に、文部科学省、厚生労働省から発表された「人を対象とする医学系研究に関する倫理指針」に則った倫理審査委員会の構成は、ほぼ上記の要請を満たしているので、こういった委員会に審査を要請すればよいであろう）。

近年腎不全、心不全の患者に対し、尿毒症やせん妄をおこす前に、治療に関する選択肢の決定の機会を提供することも多くなってきている。今回は、急性心不全であったため、その機会がなかったが、今後、外来で、治療の選択に関するメリット、デメリット、緊急事態に関する治療の選択肢を伝え、患者の年齢によってはQOLの維持も考慮しながら、意思決定をしてもらい、その意思決定を家族と十分に話し合ってもらっておくことで、緊急の状態においての意思決定が可能になると考えられる。

〔秋山　剛〕

〈文献〉

1) Grisso, T., Appelbaum, P.S.：Assessing competence to consent to treatment. Oxford University Press. New York, 1998/ 北村總子，北村俊則・訳：治療に同意する能力を測定する．日本評論社，2000．
2) Beauchamp, T.L., Childress, J.F.：Principles of biomedical ethics. Oxford University Press, New York, 1979.
3) 瀧本禎之：心身医学で知っておきたい臨床倫理の基礎と実践（第2回）臨床倫理の実践　医療倫理の基本四原則．心身医学，54：371-372，2014．
4) 瀧本禎之：心身医学で知っておきたい臨床倫理の基礎と実践（第4回）臨床倫理の実践　ケースを検討する．心身医学，54：945-947，2014．
5) 高取由紀子・他：精神疾患患者における身体的治療の同意についての問題提起−特徴的な4症例を通して．総合病院精神医学，26：397-403，2014．
6) 西川満則：認知症高齢者の看取りに向けたアドバンス・ケア・プランニング．コミュニティケア，17：50-55，2015．

おわりに

　医療の進歩により、平均寿命は延び続けている。総合病院で入院治療を受ける患者さんは、高齢化し、より多数の疾病を抱え、より高度で複雑な治療を受けるようになっている。精神科以外の病棟に入院する患者さんに精神症状が出現するリスクは高まり続けている。

　厚生労働省が診療報酬に精神科リエゾンチーム加算を認めたことは喜ばしいが、精神科リエゾンチームが総合病院で果たすべき役割は、今後さらに高度になり複雑化すると思われる。例えば、現在は医師、精神看護専門看護師、もうひとつの職種というチーム構成が基準になっているが、将来的には、より多くの職種からなるチームの支援に対して、より高額の診療報酬を支払うという方向性にならざるを得ないのではないだろうか？

　そういう状況では、総合病院のシステムのなかで、精神科リエゾンチームがどのように位置づけられ、また精神科リエゾンチームが、多くの職種からなるチームとしてどう機能できるかという、「組織性」が重要になると考えられる。

　精神科リエゾンチーム加算が実現する過程では、医師、精神看護専門看護師、心理士など、リエゾン治療に関心をもった心ある方々が、孤軍奮闘しながら患者のケアにあたり成果を認めさせたという事実がある。報酬が支払われない状況で、患者のケアために行われたこの尊い努力のことを、私たちはけっして忘れるべきではない。

　一方、精神科リエゾンチームがおかれている現況や将来のためには、上に述べたように組織性をより重視した運営が必要であると考えられる。本書では、各職種のスタッフがどのようにそれぞれのケアを行えるかという職種ごとの個別の努力と、各職種がどのように協働し、どのように精神科リエゾンチームが病院システムのなかで位置づけられることが重要かの両面について述べた。精神科リエゾンチームのスタッフは、プレイング・コンサルタントである。自分もある職種として活躍するが、それよりも、他科のスタッフや精神科リエゾンチームの他のメンバーがよりよく機能できるように、どうコンサルテーションできるかが、より重要である。個人の努力から組織化へ発展するためには、組織のなかで柔軟なチーム医療が展開されること、チーム医療の枠組みのなかで個々の卓越した支援能力が活用されることが有効であろうという視点で、編者としての意見を書き加えた。しっかりした組織づくりの基盤のうえで、個々のスタッフの努力がよりよい患者のケアにつながる、精神科リエゾンチームの運営がこのように豊かに展開される可能性に、本書がわずかでも寄与できれば、編者として望外の喜びである。

　最後に、報酬が支払われない状況で孤軍奮闘しながら患者のケアにあたってこられた貴重な経験を、これからの精神科リエゾンチームスタッフが学習の糧とできるように、執筆の労をおとりいただいた筆者の先生方、そして筆者の先生方を柔らかく広くサポートしてまとめていただいた共同編者の宇佐美しおり先生に、私から、言葉に表せない感謝の気持ちを申し上げたい。

2017年9月

秋山　剛

索引 INDEX

あ

アウトリーチ	25, 84, 134
アサーティブなコミュニケーション	117
アセスメント	7, 30, 31, 32, 44, 132, 167

い

威嚇	170
怒り	170
意識障害	94, 103, 163
意思決定能力	197
依頼	29, 130
依頼システム	25, 85
医療倫理	199

う

うつ病	163

え

エンパワーメント	7, 26, 40, 44, 51, 86, 106

お

オピオイドスイッチング	126

か

回診	69
過活動型せん妄	165
家族支援	52
環境調整	38
カンファレンス	152, 187, 192
管理医師	76
看護部長	9

き

キーパーソン	59
希死念慮	93, 100, 157
虐待	59
救急入院患者精神症状確認	19
教育	45
拒否	120, 125, 135, 141, 147

く

グループダイナミクス	139

け

ケアプラン	95
研修	84, 89, 95, 97, 98, 133
研修会	40

こ

攻撃	170
拘束回診	13, 25
行動・心理症状	90
高度な精神科治療	34
コーディネーター	37
コミュニケーション	92, 111, 118, 137
混合型せん妄	165
コンサルテーション	2, 8, 26, 33, 51, 138, 188
コンサルテーション・リエゾン精神医学	1
コンフリクト	75, 108, 137

さ

作業療法士	67

し

ジェネリック薬	171
支援者支援	26
支援資料	104
支援プラン	33
自殺企図	93, 100
周知	83, 133
処方支援	64
身体拘束	13, 93, 101, 168
心理アセスメント	50
心理面接	51
診療実施計画書	70
診療報酬	22, 23

索引 INDEX

す

スクリーニング	7, 89, 132

せ

正確な精神科診断	38
精神科医	37, 87
精神科作業療法	68
精神科的治療	38
精神科薬物療法	38
精神科リエゾンチーム加算	3
精神看護専門看護師	1, 6, 44
精神障害	184
精神病症状	79
精神保健福祉士	55
精神療法	38
せん妄	91, 95, 106, 164, 197
せん妄カンファレンス	25
せん妄対策プラン	95
せん妄の診断予防管理ガイドライン	96
せん妄薬物療法プロトコール	106

そ

早期介入	170
操作	190

た

退院調整	58
対象患者	28
タイダルモデル	100, 163

ち

地域医療在宅支援部門	57
チームカンファレンス	24, 29, 45, 52, 55, 69
調整役	45
直接ケア	8, 33
治療評価書	70

つ

通院中断	122

て

低活動型せん妄	163
抵抗	120, 125, 135, 141, 147
転倒	185
転落	185

と

特別扱い	177

に

日本精神保健看護学会	3
日本総合病院精神医学会	1, 3
妊産婦	58
認知症	57, 90, 94, 98, 103, 163

は

パートナーシップ	114
ハラスメント	117
パンフレット	107

ひ

病院管理責任者	8, 22, 83
病棟回診	25, 56, 86
病棟看護管理者	135

ふ

ファシリテーション	73, 77
不安	92, 99, 151
フィードバック	86
フォローアップ	39
服薬指導	64
服用歴	90

ほ

暴言	79, 139

INDEX 索引

め

メンタルヘルス	40, 45

や

薬剤師	63
役割分担	24, 171

よ

抑うつ	99, 157
抑うつ状態	92, 184

り

リーダーシップ	10
リエゾン精神医学	1
リエゾン精神看護専門看護師	87
リエゾン精神看護領域ケアガイドライン	93
リエゾンチーム	22
リハビリテーション	68
臨床心理技術者	50
臨床心理士	50

れ

レジリエンス	32
レスキュー	126

欧文

A

Advanced Care Planning	200

H

HELP	96
Hospital Elder Life program	96

M

MacArthur Competence Assessment Tool for Treatment	200

P

PAD ガイドライン	96
PR	25, 83

精神科リエゾンチームガイドブック
―はじめ方からトラブル対応まで―　ISBN978-4-263-23692-5

2017年9月25日　第1版第1刷発行

　　　　　　編　者　秋　山　　　剛
　　　　　　　　　　宇佐美　しおり
　　　　　　発行者　白　石　泰　夫
　　　　　　発行所　医歯薬出版株式会社
　　　　〒113-8612　東京都文京区本駒込1-7-10
　　　　TEL.（03）5395-7618（編集）・7616（販売）
　　　　FAX.（03）5395-7609（編集）・8563（販売）
　　　　　　　　　　http://www.ishiyaku.co.jp/
　　　　　　　　　　郵便振替番号 00190-5-13816

　　　乱丁，落丁の際はお取り替えいたします　　　印刷・木元省美堂／製本・愛千製本所
　　　　　　　　　　Ⓒ Ishiyaku Publishers, Inc., 2017. Printed in Japan

本書の複製権・翻訳権・翻案権・上映権・譲渡権・貸与権・公衆送信権（送信可能化権を含む）・口述権は，医歯薬出版㈱が保有します．
本書を無断で複製する行為（コピー，スキャン，デジタルデータ化など）は，「私的使用のための複製」などの著作権法上の限られた例外を除き禁じられています．また私的使用に該当する場合であっても，請負業者等の第三者に依頼し上記の行為を行うことは違法となります．

[JCOPY]＜㈳出版者著作権管理機構　委託出版物＞
本書をコピーやスキャン等により複製される場合は，そのつど事前に㈳出版者著作権管理機構（電話 03-3513-6969，FAX 03-3513-6979，e-mail：info@jcopy.or.jp）の許諾を得てください．